Erste Hilfe
Bergrettung

Erste Hilfe im Gebirge
Klassische Erste Hilfe

Bergrettung im Sommer
Bergrettung im Winter

Impressum

Erste Hilfe Bergrettung
Erschienen im AM-Berg Verlag
Günter Durner
Burgfeldstraße 71
82467 Garmisch-Partenkirchen

ISBN 3-9807 101-2-2
Dieses Buch ist in allen Buchhandlungen in Deutschland und in der Schweiz, in den Niederlanden, in Österreich sowie Südtirol erhältlich; oder direkt über den online-Shop vom AM-Berg Verlag unter **www.am-berg-verlag.de**

Zusätzlich zu diesem Buch ist für Ausbildungszwecke auch ein Foliensatz beim AM-Berg Verlag erhältlich. Die Bilder können auf einer CD im jpg-Dateiformat beim Verlag erworben werden.

Text:	Alexander Römer, www.personaltrain.de
	Günter Durner, www.am-berg.de
Layout, Grafik, Satz:	Ulrike Wiesner, www.graphixs.de
Fotos/Bildnachweis:	Günter Durner, Alexander Römer
Lektorat:	Thomas Dürst, Sigrid Moller
Modelle:	Claudia Neuberger, Andreas Zapf, Susi Plott
	Thomas Neuberger, Thomas Dürst
Druck:	Athesia, Innsbruck

1. Auflage 2002
Copyright © 2002 AM-Berg Verlag, Günter Durner
Das gesamte Werk ist urheberrechtlich geschützt. Jede Verwertung ist ohne Zustimmung des AM-Berg Verlages, Günter Durner, unzulässig und strafbar. Dies gilt insbesondere für Vervielfältigungen, Übersetzungen, Mikroverfilmungen und Vorlesungen. Darüber hinaus ist das Einspeichern und Verarbeiten in elektronischen Systemen unzulässig und strafbar.
Eine auszugsweise Verwertung im Rahmen von Ausbildungen, Vorträgen und Referaten ist grundsätzlich genehmigungspflichtig.

Über konstruktive Kritik, Kommentare und Verbesserungsvorschläge würden wir uns freuen. Die gesamte Information in diesem Buch wurde von den Autoren gewissenhaft und mit größter Sorgfalt gesammelt und überprüft. Da inhaltliche und sachliche Fehler nicht ausgeschlossen werden können, erklärt der AM-Berg Verlag, dass alle Angaben im Sinne der Produkthaftung ohne Garantie erfolgen und dass Verlag sowie Autoren keinerlei Verantwortung und Haftung für inhaltliche und sachliche Fehler übernehmen.

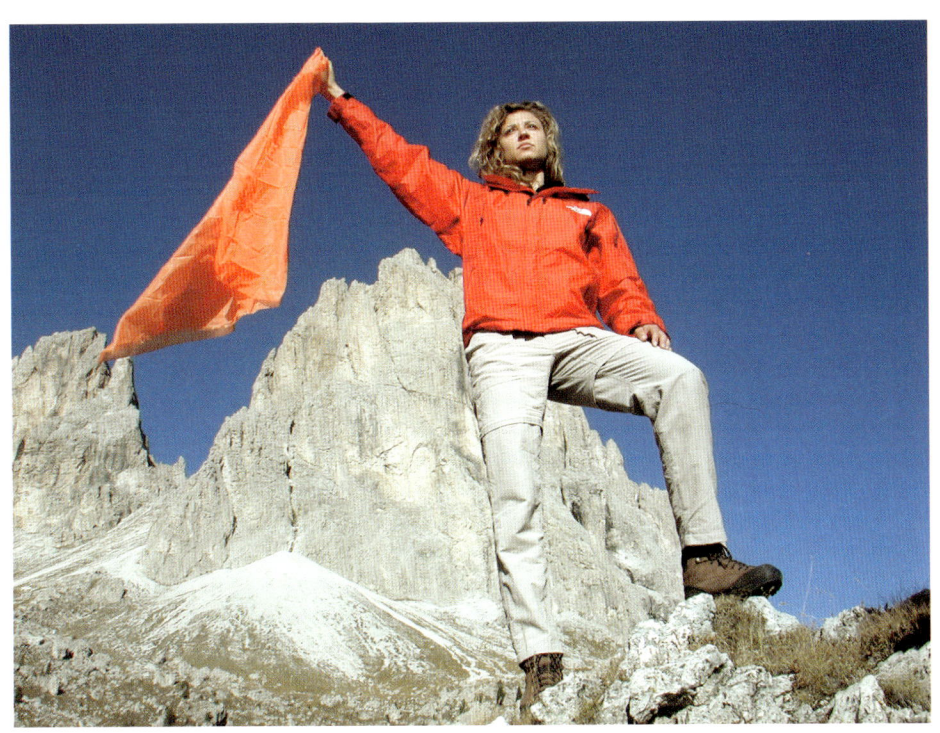

Es ist nicht genug zu wissen, man muss es auch anwenden.

Es ist nicht genug zu wollen, man muss es auch tun.

Johann Wolfgang von Goethe

Erste Hilfe und Bergrettung

1. **Vorwort der Autoren** — 10
2. **Geleitwort Dr. med. Trapp** — 11
3. **Einleitung** — 12
   - 3.1 Erste-Hilfe-Ausstattung — 12
   - 3.2 Sofortmaßnahmen nach einem Bergunfall — 16
   - 3.3 Die Notfallmeldung — 17
   - 3.4 Alpines Notsignal — 18
   - 3.5 Signale für die Luftrettung — 19

Erste Hilfe

4. **Sofortmaßnahmen bei akuter Lebensbedrohung** — 20
   - 4.1 ABC Regel — 20
     - Atemstörung — 21
     - Bewusstseinstörungen — 22
     - Cirkulation — 23
   - 4.2 Herz-Lungen-Wiederbelebung — 24
     - 4.2.1 Basismaßnahmen – Atemstörungen — 25
     - 4.2.2 Basismaßnahmen – Kreislaufstillstand — 33
     - 4.2.3 Basismaßnahmen – Herzddruckmassage — 34
   - 4.3 Bodycheck — 41
   - 4.4 Lebensbedrohliche Blutungen — 45
   - 4.5 Schock — 49
   - 4.6 Lagerungen — 56

5. **Verletzungen des knöchernen Apparates** — 62
   - 5.1 Knochenbrüche — 62
   - 5.2 Wirbelsäulenverletzung — 75
   - 5.3 Brustkorbverletzung — 76
   - 5.4 Amputationsverletzung — 77

6. **Häufige andere Verletzungen und Beschwerden** — 78
   - 6.1 Verletzungen am Kopf — 78
   - 6.2 Verletzungen durch Blitzeinschlag — 79
   - 6.3 Verletzungen durch Sturz ins Seil (Hängetrauma) — 81
   - 6.4 Verletzungen und Beschwerden im Bauchraum — 83
     - 6.4.1 Stumpfe Bauchverletzungen — 83
     - 6.4.2 Offene Bauchverletzungen — 83
     - 6.4.3 Bauchschmerzen — 84
   - 6.5 Verletzungen der Muskeln und Sehnen — 85
   - 6.6 Herzbeschwerden — 86
     - 6.6.1 Brustschmerz — 86
     - 6.6.2 Herzinfarkt — 87

Erste Hilfe und Bergrettung

6.7	Atembeschwerden	88
6.8	Unterzucker	89

7. Dreiecktuchverbände — 90
- 7.1 Handverband — 90
- 7.2 Kopfverband — 91
- 7.3 Knieverband / Ellbogenverband — 91
- 7.4 Dreiecktuch-Krawatte — 92

8. Kälteschäden — 93
- 8.1 Allgemeine Unterkühlung — 93
- 8.2 Örtliche Erfrierungen — 100

9. Sonnenbedingte Schäden — 103
- 9.1 Sonnenbrand — 103
- 9.2 Sonnenstich — 104
- 9.3 Hitzschlag — 105
- 9.4 Hitzeerschöpfung — 106
- 9.5 Schneeblindheit — 107

10. Erste Hilfe bei Lawinenverschütteten — 108

11. Höhenkrankheiten — 110

Erste Hilfe und Bergrettung

Bergrettung
1. **Einleitung Bergrettung** — 112
2. **Grundlagen** — 112
   - 2.1 Knoten — 113
   - 2.2 Anseilen — 115
   - 2.3 Sturzfixierungen — 116
   - 2.4 Seilklemmen — 117
   - 2.5 Umlenkungen — 118
   - 2.6 Rücklaufsperren — 120
   - 2.7 Seilbremsen — 122

3. **Rettung aus Klettergelände** — 124
   - 3.1 Ablassen — 124
   - 3.2 Seilverlängerung — 125
   - 3.3 Prusiken — 127
   - 3.4 Lose Rolle — 129
   - 3.5 Expressflaschenzug — 131
   - 3.6 Schweizer Flaschenzug — 132
   - 3.7 Ein-Mann-Bergetechnik — 135
   - 3.8 Selbstseilrolle — 138

4. **Rettung aus Gletscherspalte** — 139

5. **Transport eines Verletzten** — 141
   - 5.1 Seilsitz — 141
   - 5.2 Rucksacksitz — 143
   - 5.3 Jackentrage — 144
   - 5.4 Biwaksackverschnürung — 145
   - 5.5 Seiltrage — 148
   - 5.6 Behelfsmäßiger Trage- und Abseilsitz — 151

6. **Lawinenverschütteten-Rettung** — 154
   - 6.1 Überlebenswahrscheinlichkeit — 154
   - 6.2 Richtiges Verhalten bei Lawinenabgängen — 155
   - 6.3 Verschüttetensuche mit VS-Gerät — 156
   - 6.4 Verschüttetensuche ohne VS-Gerät — 159
   - 6.5 Europäische Lawinen-Gefahrenskala — 159

7. **Rettung mit Hubschrauber** — 160
   - 7.1 Grundsätze — 160
   - 7.2 Wissenswertes über Hubschraubereinsätze — 162

8. **Stichwortregister** — 164

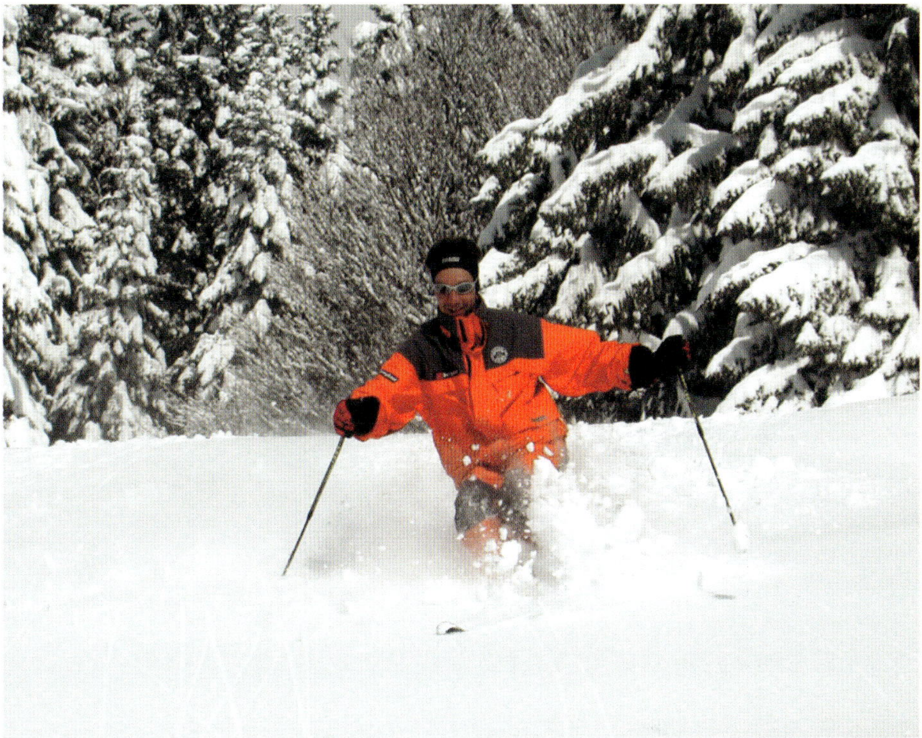

Danke

Das Projekt unterstützten

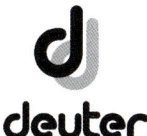 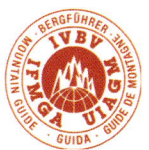 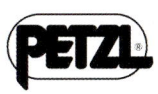 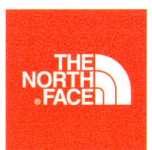 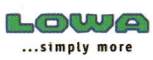

Vorwort

Die Zeit ist schnell vergangen.
Stunden, Tage und Monate, in denen das Thema Erste Hilfe und Bergrettung vorherrschte. Es wurde viel diskutiert, geschrieben, gezeichnet, fotografiert, hart gearbeitet, aber auch viel gelacht und gealbert. Kurzum, es war traumhaft, dieses Buch auf die Beine zu stellen.

Erste Hilfe und Bergrettung modern und innovativ aufzuarbeiten, Sie für diese Themen zu motivieren und zu sensibilisieren – das war unser Ziel.

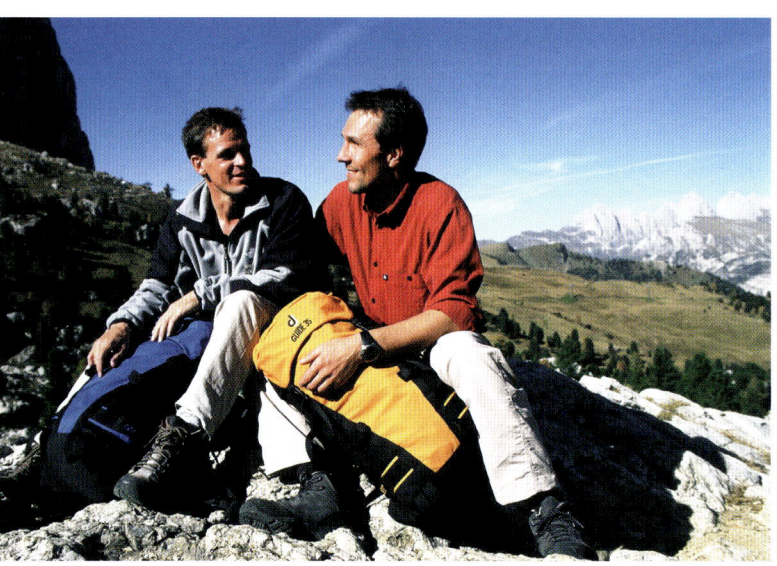

Die Autoren: Günter Durner und Alexander Römer

"Wenn einer alleine träumt, ist es nur ein Traum.
Wenn Menschen gemeinsam träumen,
ist es der Beginn einer neuen Wirklichkeit."

Geleitwort

Bunte Blumenwiesen, warmer Fels, in der Sonne glitzernde Schneehänge und darüber der strahlend blaue Himmel – die Berge sind herrlich. Wie einmalig schön ist es, sich hier bewegen zu dürfen; als Wanderer, als Kletterer, als Radler oder als Skifahrer, Gefahr?

Gefährlich ist es vielleicht auf der Autobahn, aber doch nicht in dieser traumhaft schönen Bergwelt und passieren tut ja sowieso nur den "Extremen" was. Ja und..., ja und wenn mir dann wirklich was passiert, hab' ich ja immer mein Handy im Rucksack.
Also, was soll ich als "Normal"-Bergsteiger mit einem Buch über ERSTE HILFE IM GEBIRGE? Diese oder ähnliche Gedanken werden vermutlich viele Bergbegeisterte beim Anblick des vorliegenden Buches beschleichen. Und falls sich vielleicht doch das schlechte Gewissen regt – "für alle Fälle habe ich ja meine Rucksackapotheke dabei!" Doch wann hat man diese zum letzten Mal geöffnet, den Inhalt inspiziert oder sich gar Gedanken darüber gemacht, wie man diesen sinnvoll nutzt? Dabei zeigen uns die Bergwachtstatistiken Jahr für Jahr, dass eben das Gros der in den Bergen Verunglückten nicht aus der kleinen Gruppe der Extrembergsteiger, sondern aus der großen Schar der "Normal"-Bergsteiger kommt.

Viele unserer Mitmenschen haben sich in ihrem Leben seit dem "Pflichtkurs" zum Erwerb des Führerscheins mit dem Thema "Erste Hilfe" nicht mehr befasst. Und aus meiner langjährigen Tätigkeit als Notarzt weiß ich, dass die Fähigkeit, auch nur Basismaßnahmen der Ersten Hilfe durchzuführen in unserer Bevölkerung sehr gering ausgeprägt ist. Das liegt sicherlich nicht an mangelnder Hilfsbereitschaft, sondern viel eher an einem eklatanten Mangel an einfachsten Kenntnissen. Dabei könnte allein durch Beherrschen der "stabilen Seitenlage" so mancher Bewusstlose vor dem Erstickungstod gerettet werden!

Nun wird man sich im "normalen" Leben über solche Tatsachen noch dadurch "hinwegmogeln" können, dass schnell professionelles Rettungspersonal vor Ort ist, das dann schon helfen kann. Doch in den Bergen nutzen solche Ausreden nichts, aber auch gar nichts! Schlechtes Wetter, Dunkelheit, "Funkschatten" oder auch einfach nur der weite, schlecht zugängliche Weg aus dem Tal machen schnelle Hilfe auch per Hubschrauber oft unmöglich. Man ist ganz allein auf sich gestellt in der Verantwortung für das Leben und die Gesundheit des Anderen. Und dieser Andere ist häufig ein langjähriger Bergkamerad, ein guter Freund, ein Mensch, den man liebt...!

Alexander Römer und Günter Durner beschreiben in dem vorliegenden Buch die wesentlichen Ersthelfer-Maßnahmen sowie Bergrettungsmethoden, um in solchen Situationen helfen zu können. Häufig ist sicher Improvisationstalent gefragt, aber die Basis kann man anhand dieses Buches sehr gut rekapitulieren und lernen.
Bewusst haben die Autoren den einen oder anderen Algorithmus aus der professionellen Rettungsmedizin auf die Bedürfnisse bzw. das Können des Laien abgewandelt.
Aber gerade an jenen richtet sich das Buch schließlich auch. Er soll die Zeit bis zum Eintreffen der "Profis" überbrücken können und wird dadurch häufig die Gesundheit und das Leben Verunglückter oder akut Erkrankter im Gebirge sichern können.

Ist das die wenigen Stunden, die man zum Durchlesen des Buches benötigt, nicht wert? In diesem Sinne kann man diesem Buch nur weite Verbreitung und viele aufmerksame Leser wünschen!

DR. NORBERT TRAPP
ANÄSTHESIST UND NOTARZT

3. Einleitung

3.1 Erste-Hilfe-Ausstattung

Die Rucksackapotheke darf bei keiner Bergtour fehlen. Sorgfältig zusammengestellt ermöglicht sie einfache Erste-Hilfe-Maßnahmen bei typischen Bergunfällen mit kleineren Verletzungen.
Je vollständiger die Ausstattung ist – abhängig vom Ausbildungsstand der einzelnen Person – desto effektiver kann geholfen werden. Im Handel erhältliche Erste-Hilfe-Sets enthalten lediglich eine Grundausstattung, die Sie anhand der nachstehend aufgelisteten Materialien aufrüsten sollten. Nicht zu vergessen ist das Mitführen "spezieller" Medikamente.
Bergsteiger, die selbst regelmäßig Medikamente zu sich nehmen und darauf angewiesen sind, sollten immer an ihre eigene Sicherheit denken und die benötigte Menge mit sich führen. Sprechen Sie vorab mit ihrem Arzt, um eventuelle nachteilige Auswirkungen der Höhe auf Ihr Präparat auszuschließen.

Grundsätzlich lässt sich feststellen:
Je besser Ihre Kenntnisse in Erster Hilfe sind, desto besser können Sie in einer Unglückssituation Ihren Bergkameraden Hilfe leisten und desto reichlicher sollte demgemäß ihre Rucksackapotheke ausgestattet sein. Die nun folgenden Erste-Hilfe-Materialien beruhen auf langjährigen Erfahrungen in der behelfsmäßigen Bergrettung und stellen eine Empfehlung dar.

Basis-Set **Medikamente**	Anzahl	Anwendung
▶ Desinfektionstinktur	1 Fl.	Zur Hautdesinfektion u. Wundversorgung
▶ Wund- u. Hautantiseptikum (z. B. Mercuchrom)	1 Fl.	Hervorragend geeignet zur Behandlung bei Marschblasen
▶ Schmerztabletten (Aspirin)	3–4 St.	Gegen Kopfschmerzen, Gliederschmerzen
▶ Stärkere Schmerztabletten (z. B. Gelonida)	2–3 St.	Gegen starke Schmerzen
▶ Kohletabletten	3–4 St.	Bei Durchfallerkrankungen
▶ Elektrolytpulver (Magnesium)	2–3 Pck.	Bei Elektrolytverlust
▶ Kleine Sonnencreme	1 Tube	Sonnenschutz

3.1 Erste-Hilfe-Ausstattung

Basis-Set **Material**	Anzahl	Anwendung
Verbandpäckchen	2 St.	Als Druckverband
Einzelne Mullkompressen	2 St.	Als zusätzliche Wundauflage zur Blutstillung
Elastische Binden	1 St.	Zur Stabilisierung bei Verstauchungen und zum Anlegen eines Druckverbandes
Verbandtuch	1 St.	Zur Versorgung von großflächigen Hautabschürfungen
Heftpflaster (Wundschnellverband)	5 Pck.	Für kleinere Blutungen und Verletzungen
Einmalhandschuhe	1 Paar	Als Eigenschutz und für Sauberkeit bei der Wundversorgung
Dreiecktuch (grelle Farbe)	1 St.	**Armtragetuch, Verbände, Druckverband, Signaltuch**
Alu-Rettungsdecke	1 St.	Schutz vor Sonnenlicht, Wärmepackung
Sterile Wundgaze	2 St.	Zum Auflegen auf infizierte oder infektionsgefährdete Wunden (Schürfwunden)
Tape	1 Rolle	Als Tapeverband bei Verstauchungen, Bänderüberdehnung, Zerrungen und zur Prophylaxe von Blasenbildung
Klammerpflaster	1 Pck.	"Provisorische" Versorgung von Riss- und Platzwunden
Blasenpflaster (second-skin)	1 Pck.	Vorbeugung und Behandlung von Marschblasen
Verbandschlauch (Stülpa), 30 cm	1 St.	Versorgung großflächiger Wunden an Kopf Armen, Ober- und Unterschenkeln
Kleinschere	1 St.	Zum Trennen von Verbandstoffen
Sicherheitsnadeln	3 St.	Zum Befestigen von Verbänden
Beatmungsfolie	1 St.	Gesichtsschutz verhindert direkte Berührung mit dem Verletzten
Signalpfeife / Leuchte	1 St.	Hilferuf bei Nacht oder bei schlechter Sicht

3.1 Erste-Hilfe-Ausstattung

Erweitertes Basis-Set **Medikamente**	Anzahl	Anwendung
▸ Augentropfen (Nacl)	1 Fl.	Augenverletzungen (Schneeblindheit)
▸ Zahnfüllmaterial	1 Tube	Provisorische Verschlussmasse bei Verlust von Zahnfüllungen
▸ Lutschtabletten	3–4 St.	Gegen Halsschmerzen
▸ Augen und Nasensalbe	1 Pack.	Bei Entzündungen (Augen)
▸ Imodium	3–4 St.	Gegen starke Durchfälle
▸ Buscopan comp.	2–3 St.	Gegen Bauchkrämpfe u. Koliken
▸ Nasentropfen	1 Fl.	Bei trockenen Nasenschleimhäuten (z. B. Otriven Einzelpipetten)
▸ Starkes Schmerzmittel (z. B. Tramal)		Bei schweren Verletzungen

Erweitertes Basis-Set **Material**	Anzahl	Anwendung
▸ Chemischer Wärmebeutel	1 St.	Zur Anwendung bei Unterkühlungen, prophylaktisch gegen Erfrierungen, Notbiwak
▸ Snögg-Softbinde 15 cm	1 St.	Modellierbares Pflaster für Finger- und Fußverletzungen
▸ Sterile Kanüle	2 St.	Zur Behandlung bei Marschblasen
▸ Spritze (2 ml)	1 St.	Verabreichung von Desinfektionsmittel bei Marschblasen
▸ Pinzette	1 St.	Zum Entfernen von Schmutz und Gegenständen aus Wunden
▸ Taschenmaske (Laerdal)	1 St.	Optional zur Beatmungsfolie

Wichtig
Einige der Medikamente sind rezeptpflichtig und müssen daher von einem Arzt verschrieben werden. Lassen Sie sich von Ihrem Arzt Wirkung, Nebenwirkung und Anwendung genau erklären.
Nie einfach Symptome behandeln und weitergehen. Besonders bei unklaren Bauchbeschwerden bzw. Schmerzzuständen sollten die angegebenen Medikamente nur überbrückend, bis zur schnellstmöglichen ärztlichen Abklärung, eingenommen werden.

3.1 Erste-Hilfe-Ausstattung

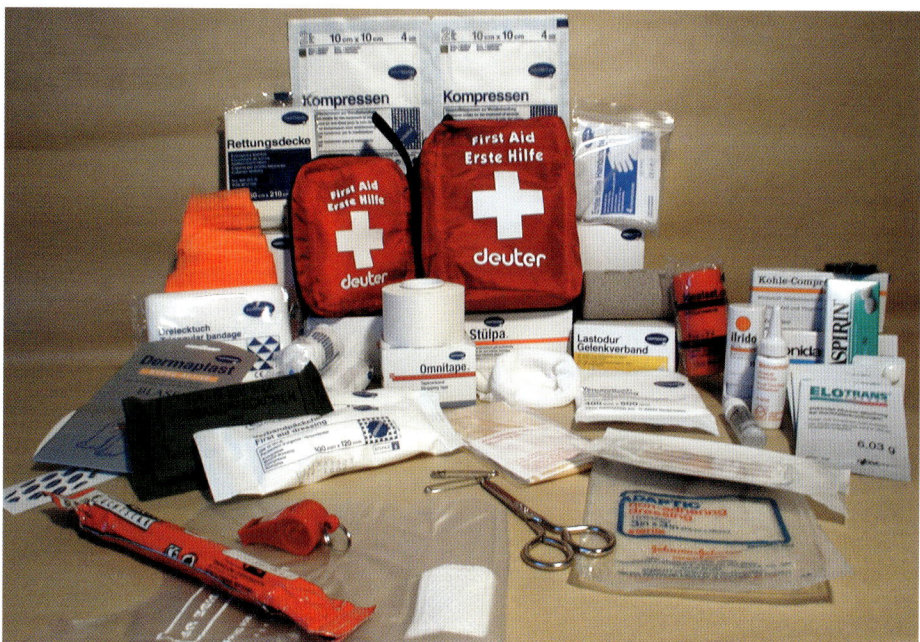

Basis-Set

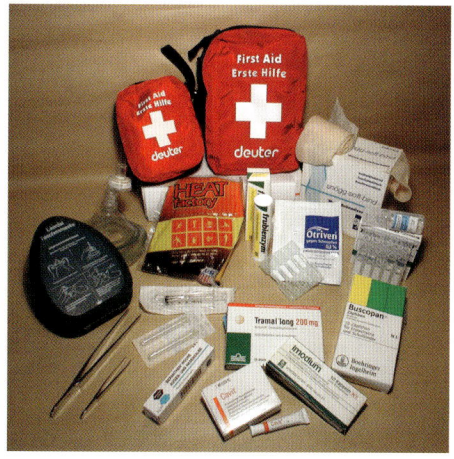

Erweitertes Basis-Set

*Tipp:
In regelmäßigen Abständen die Verfallsdaten der Medikamente überprüfen!*

3.2 Sofortmaßnahmen nach einem Bergunfall

Leichtsinn ist in den Bergen fehl am Platz. Trotz ausreichender Hinweise werden die Gefahren in den Bergen nach wie vor unterschätzt. So kommt es nicht nur bei Klettereien in Fels und Eis, sondern auch beim klassischen Wandern immer wieder zu Unfällen und Verletzungen.

Bei schweren Unfällen und lebensbedrohlichen Verletzungen nehmen im Rahmen der Ersten-Hilfe-Maßnahmen die sogenannten "Sofortmaßnahmen" eine besondere Stellung ein. Sofortmaßnahmen sind unmittelbar durchgeführte Tätigkeiten, die das Überleben in den ersten Sekunden nach einem Unfall sichern. Darunter fällt das Beatmen, das Stillen einer starken Blutung und das Bergen aus dem Gefahrenbereich (Steinschlag, Lawinen).

Um in jeder Notfallsituation die richtigen Sofortmaßnahmen einleiten zu können, bedarf es der Hilfe einer einfachen Regel: **ABC-Regel**, siehe Seite 20

Nie vergessen!
Nachdem die Sofortmaßnahmen eingeleitet sind, besser noch zeitgleich, muss eine Notfallmeldung abgesetzt werden.

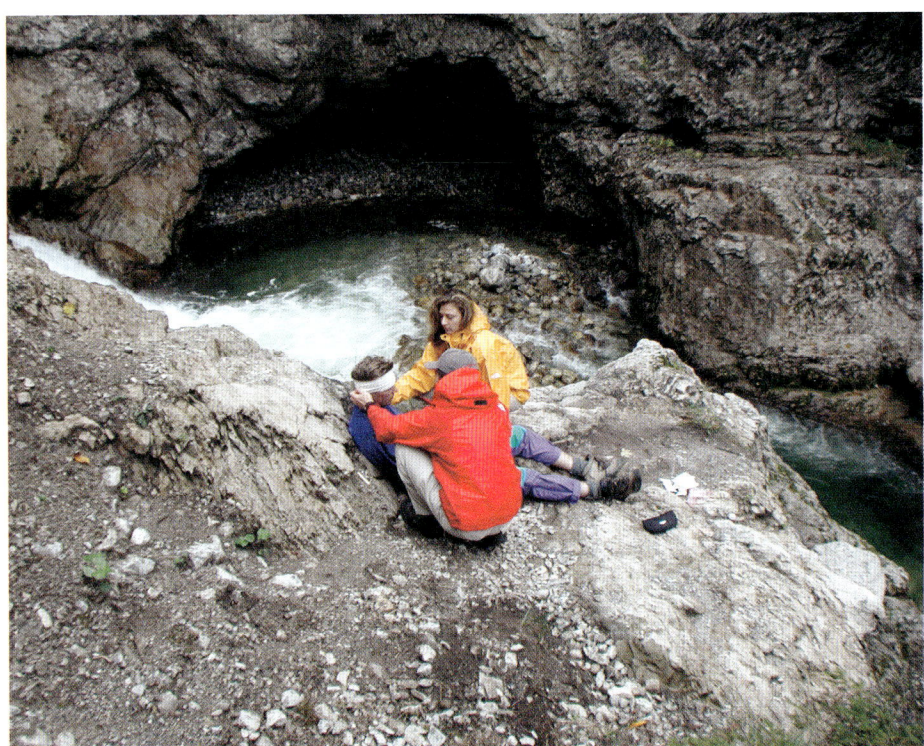

3.3 Die Notfallmeldung

Kennen Sie die Notrufnummer der Alpenländer? Handy sei Dank, braucht man sich darüber kein Kopfzerbrechen mehr zu machen. Die meisten Mobilfunkbetreiber loggen sich unter der Notrufnummer 112 automatisch in die entsprechende Leitstelle des jeweiligen Landes ein (funktioniert ohne SIM-Karte).

▶ Vervollständigen der Notfallmeldung
Um eine Rettung taktisch sinnvoll und zielgerecht planen zu können, benötigen die Leitstellen einen exakt detaillierten Unfallbericht. Dieser sollte aus folgenden Angaben bestehen:

1. **Was** ist passiert?
2. **Wieviele** Verletzte?
3. **Wo** ist es passiert?
4. **Wer** meldet?
5. **Wann** ist es passiert?
6. **Wetter** am Unfallort?
   Bei einem eventuellen Hubschraubereinsatz ist es von großer Bedeutung, welche Sichtweiten, Windrichtungen und Windstärken am Einsatzort vorherrschen.

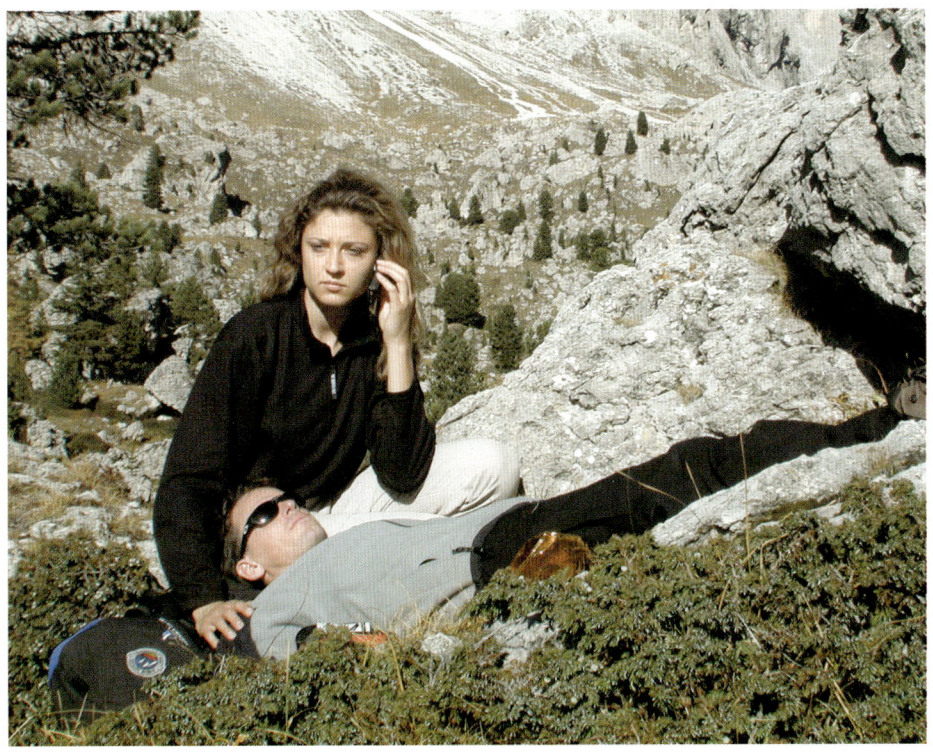

3.4 Alpines Notsignal

Das im ganzen Alpenraum gültige Alpine Notsignal dient zur Verständigung der Verunfallten mit den Rettern: Bergsteiger, die Hilfe benötigen, geben **innerhalb einer Minute sechsmal** in regelmäßigen Abständen ein **sichtbares** oder **akkustisches Zeichen**. Nach einer **Pause von einer Minute** wird der Vorgang wiederholt, solange bis Antwort in Form eines akkustischen oder sichtbaren Zeichens wahrzunehmen ist. Die "Retter" antworten, indem sie **innerhalb einer Minute dreimal,** in regelmäßigen Abständen, ein entsprechendes, **sichtbares** oder **akkustisches Zeichen** zurückgeben.

▶ **Hilfe wird benötigt**
6 x in der Minute akkustisches, sichtbares Zeichen

▶ **Retter antwortet**
3 x in der Minute akkustisches, sichtbares Zeichen

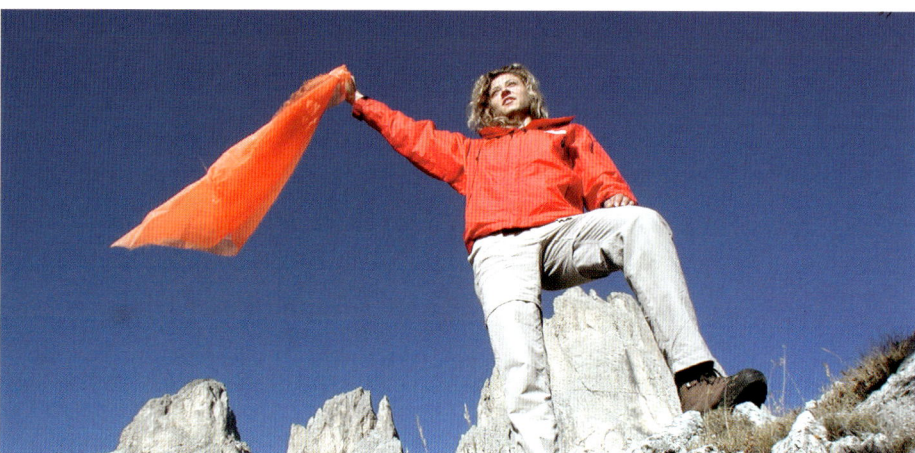

Sichtbares Zeichen

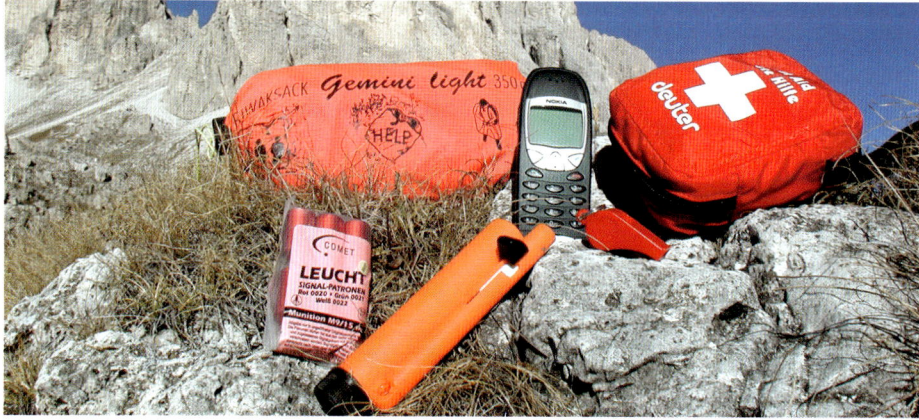

Notfallausrüstung

3.5 Signale für die Luftrettung

Zusätzlich sollte man sich zur Verständigung mit der Luftrettung die internationale Zeichengebung **Y für Yes** (erhobene Arme), ich brauche Hilfe, und **N für NO** (ein Arm gehoben, der andere gesenkt), ich brauche keine Hilfe, merken.

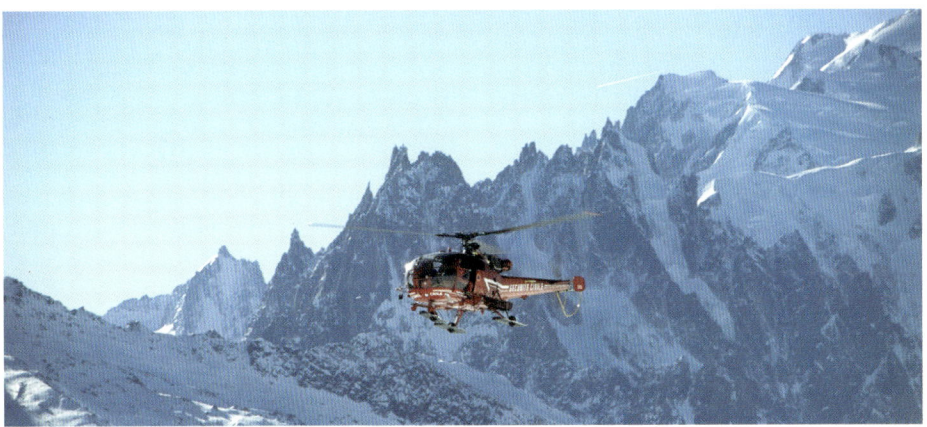

Tipp:
Das Alpine Notsignal ist in Wander- und Kletterführern, auf dem Alpenvereinsausweis oder auf verschiedenen Ausrüstungsgegenständen, wie z. B. in der Deckeltasche von Deuter Rucksäcken, beschrieben.

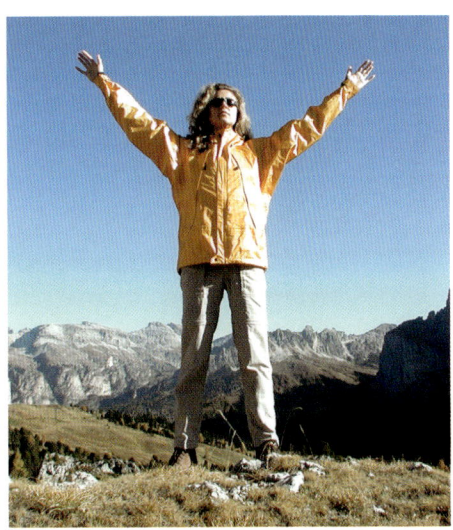

Yes – Ich brauche Hilfe

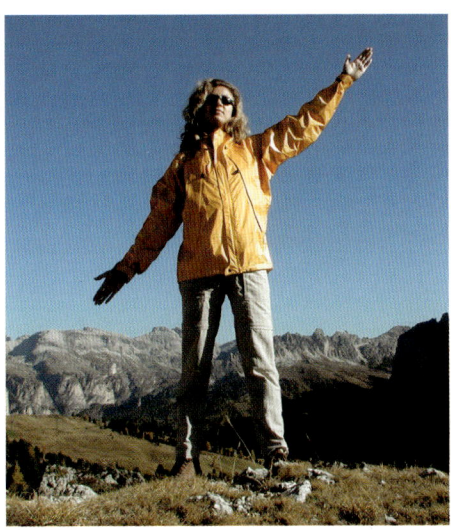

No – Ich brauche keine Hilfe

4. Sofortmaßnahmen bei akuter Lebensbedrohung

Das rasche Erkennen einer medizinischen Notfallsituation infolge akut auftretender Funktionsstörungen der lebenswichtigen Organe.

Lunge-Herz-Gehirn

erfordert zunächst die Klärung folgender Fragen:

1. Atmet der Verletzte nicht oder lediglich ungenügend?
   Bereich: Atmung = A

2. Ist der Verletzte bewusstlos oder bewusstseinseingetrübt?
   Bereich: Bewusstsein = B

3. Hat der Verletzte eine akute Kreislaufstörung (Schock) oder einen Kreislaufstillstand?
   Bereich: Circulation = C

Aus diesen Bereichen ergibt sich das **A B C** der Elementarmaßnahmen.

Das rasche Erkennen einer Störung der Vitalfunktionen und die unverzügliche Einleitung von Gegenmaßnahmen gehören nicht nur zu den elementaren Kenntnissen eines Arztes, sondern auch zu den wünschenswerten Fähigkeiten eines Ersthelfers.

Will man eine akut lebensbedrohliche Störung beheben, so stehen die Sofortmaßnahmen fast immer vor der genauen Diagnose oder der pathophysiologischen Erklärung.

Ziel der elementaren Erstmaßnahmen ist die Wiederherstellung und Sicherung einer ausreichenden Sauerstoffversorgung des Verletzten.

4.1 ABC Regel

Mit dieser einfachen Regel können Sie nicht nur dem Verletzten professionelle Hilfe zukommen lassen, sondern haben besonders in Extremsituationen ein einfaches, immer funktionierendes Handlungsschema zur Verfügung. Gehen Sie die Buchstaben der Reihe nach durch und handeln sie dementsprechend.

▶ A = Atmung
Kontrollieren Sie, ob eine Eigenatmung vorhanden ist. Dazu überstrecken Sie den Kopf des Verletzten und hören, sehen (Bauchdecke) und fühlen, ob der Betroffene atmet.
Wenn nötig, Atemwege freimachen.

▶ B = Bewusstsein
Das Bewusstsein wird überprüft, indem Sie den Verletzten ansprechen und an der Oberschenkelinnenseite oder am Kinn kneifen.

▶ C = Circulation
Kontrollieren Sie, ob Herzschläge vorhanden sind. Fühlen Sie dazu den Puls an der Halsschlagader (a. carotis) oder an der Handschlagader (a. radialis). Pulskontrolle immer auf beiden Seiten durchführen, jedoch nie gleichzeitig.

4.1. A – Atemstörungen

Bei Atemstörungen jeglicher Art muss der Kopf des Betroffenen umgehend überstreckt werden. Durch vorheriges Säubern der Mundhöhle werden die Atemwege frei gehalten. Bei einer Atemspende wird grundsätzlich mit **zwei Atemspenden begonnen**.

Erkennen einer gestörten Atmung

▶ **Sehen:** Brustkorbbewegung   ▶ **Fühlen:** Brustkorbbewegung, Luftstrom vor Mund und Nase

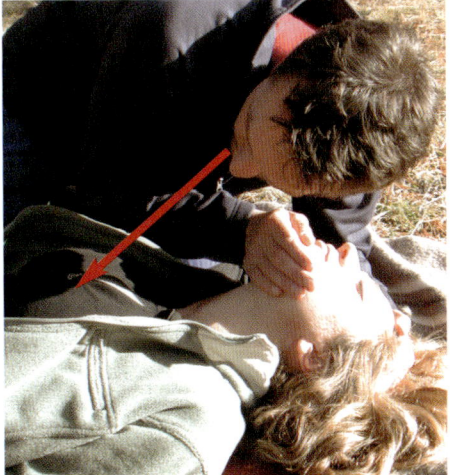 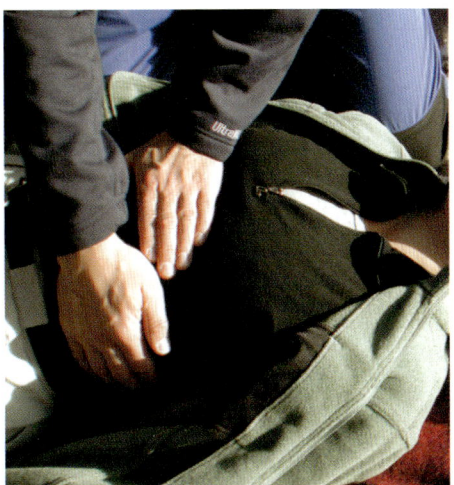

▶ **Hören:** Ein- und Ausatemgeräusche vor Mund und Nase

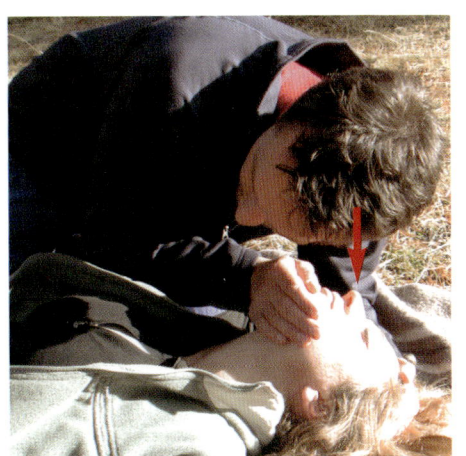

Tipp:
Halten Sie den Kopf aktiv überstreckt. Bei einem Bewusstlosen wird der Kopf meist von selbst zurückfallen.

Ausführlicher im Kapitel
Erste-Hilfe-Maßnahmen bei Kreislaufstillstand:
Basismaßnahmen Atemstörung, siehe Seite 33

4.1. B – Bewusstseinsstörung

Jegliche Bewusstseinsstörung ist lebensbedrohlich und erfordert elementare Sofortmaßnahmen!

Ursachen

- Verletzungen mit starken Schmerzen
- Atemnot – Atemstillstand
- Schock

Erkennen

Eine Bewusstseinsstörung wird überprüft, indem Sie den Verletzten ansprechen und an der Oberschenkelinnenseite oder am Kinn kneifen.

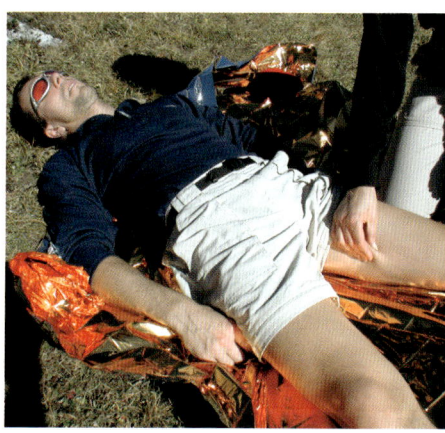

Bewusstseinsprüfung durch Kneifen an der Innenseite des Oberschenkels

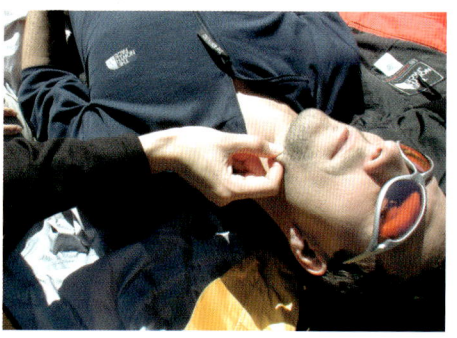

Bewusstseinsprüfung durch Kneifen am Kinn

Zeichen und Grade der Störung

▶ **bewusstseinsklar**
wach, wahrnehmungsfähig
▶ **bewusstseineingetrübt** (somnolent)
desorientiert, schläfrig,
vermindert wahrnehmungsfähig
▶ **bewusstlos** (Koma)
nicht ansprechbar,
kein Augenöffnen auf Schmerzreize
= nicht erweckbar

Die Erschlaffung der Muskulatur und der Verlust wichtiger Schutzreflexe wie Husten, Niesen, Würgen begleiten jede Bewusstlosigkeit.
Deshalb kann der Bewusstlose Fremdkörper im Rachen nicht aushusten. Blut, Erbrochenes und andere Fremdkörper gelangen somit in die Luftröhre und verlegen die Atemwege.
Folge: Die Atmung wird unmöglich gemacht.

Erste-Hilfe-Maßnahmen

- **Bewusstlose mit erhaltener Eigenatmung und nicht verlegten Atemwegen:**
  Werden umgehendst in die stabile Seitenlage gebracht.

  Achtung:
  Bei Hals-Wirbelsäulen-Verletzungen!

- **Bewusstlose ohne Eigenatmung oder mit verlegten Atemwegen:**
  Es ist sofort das ABC der Wiederbelebung einzuleiten!

4.1. C – Circulation

Bedeutung der Pulskontrolle

Die Kontrolle der Kreislauf-Funktion erfolgt durch Fühlen der **Pulsqualität** und **Pulsfrequenz**.
Große, offene Wunden mit schnell fließender Blutung müssen natürlich vorab versorgt werden (siehe Kapitel: Blutungen).
Bei einem Verunfallten können sich Herz-Kreislauf-Funktionen bis auf ein Minimum beschränken. Es werden nur noch die lebenswichtigen Organe durchblutet. Aus diesem Grund wird getestet, ob ein funktionsfähiger Kreislauf vorhanden ist oder nicht. Dazu suchen Sie die Halsschlagader (a. carotis) auf und fühlen mit zwei Fingern (Zeige- und Mittelfinger) den Puls.

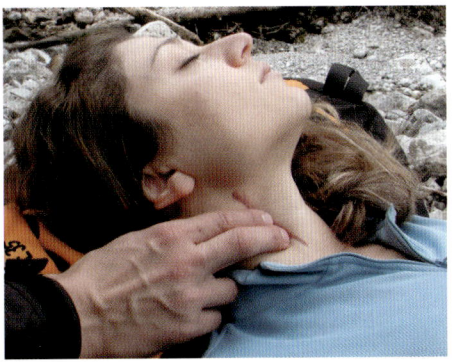

Puls fühlen an der a. carotis

Möglich wäre auch, die Pulsation am Handgelenk zu testen (a. radialis).

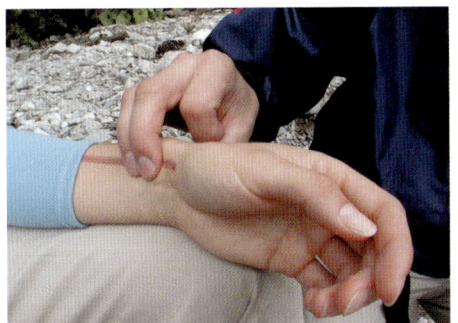

Puls fühlen an der a. radialis

Jedoch werden bei einer Verminderung der Durchblutung auf die lebenswichtigen Organe die Arme nicht mehr voll durchblutet, so dass der Puls kaum oder nicht mehr tastbar ist, obwohl das Herz noch arbeitet.

Folgenschwerer Fehler:
Patient wird trotz vorhandenem Puls reanimiert.

Grundsätzlich gilt:
- Testen Sie die Arterie, die dem Herzen näher liegt, also die linke Halsschlag- oder Handgelenksschlagader
- Keinen stärkeren Druck ausüben und nicht massieren
- Carotispuls auf beiden Seiten testen, **jedoch nie gleichzeitig auf beiden Seiten**

Pulsfrequenz und Pulsqualität

- Herzfrequenz bei Erwachsenen / Minute: 60 bis 80 Schläge
- Herzfrequenz bei Kindern / Minute: 80 bis 120 Schläge
- Pulsqualität sollte rhythmisch und gleichmäßig sein

Tipp:
Messen Sie niemals den Puls des Verletzten mit Ihrem eigenen Daumen. Der starke Eigenpuls führt vor allem in Stress-Situationen zu Fehlinterpretationen.

4.2 Herz-Lungen-Wiederbelebung

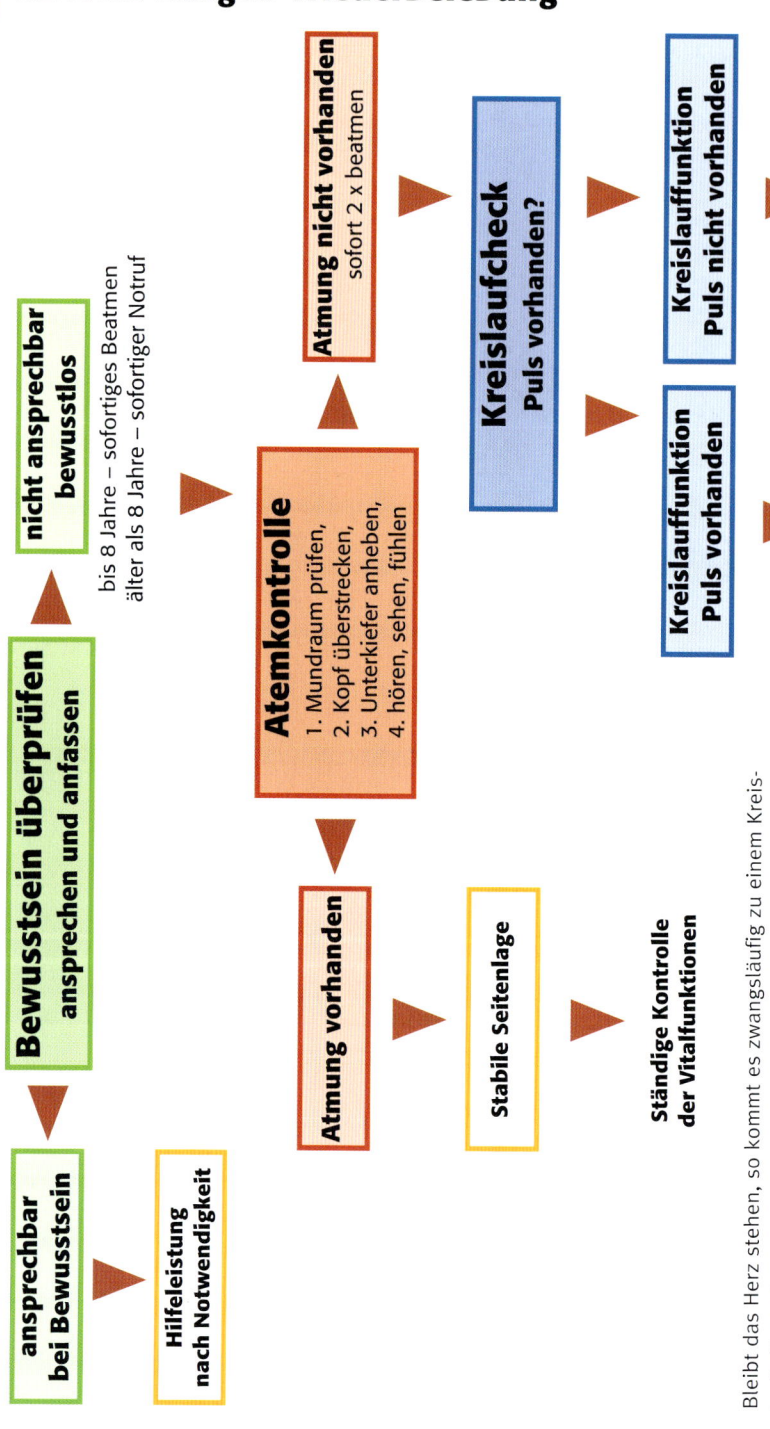

Bleibt das Herz stehen, so kommt es zwangsläufig zu einem Kreislaufstillstand. Ein akut einsetzender Kreislaufstillstand führt jedoch nicht unmittelbar zum Todesfall. Da jedoch aus biologischen Gründen für eine erfolgversprechende Wiederbelebung nur wenige Minuten zur Verfügung stehen, müssen alle Sofortmaßnahmen unverzüglich eingeleitet werden.

4.2.1 Basismaßnahmen – Atemstörungen

Erkennen von Atemstörungen

1. **Ateminsuffizienz erkennbar durch:**
- Blaufärbung der Lippen (Zyanose)
- Atemnot (Dyspnoe)

2. **Atemstillstand erkennbar durch:**
- Fehlende Exkursion am Thorax und / oder am Oberbauch
- Fehlender spürbarer oder hörbarer Atemluftstrom
- Blaufärbung der Lippen
- Bewusslosigkeit
- Erweiterte Pupillen

Freimachen der Atemwege

Für das Freimachen der Atemwege werden nachstehende Verfahren angewendet:

- **Überstrecken des Kopfes**
- **Ausräumen des Rachenraumes**

▶ Überstrecken des Kopfes

Meistens liegt eine Verlegung der Atemwege durch den zurückgesunkenen Zungengrund vor. Bei jedem Bewusstlosen muss zur Überprüfung der Atmung sofort der Kopf im Nacken überstreckt werden.

Dies ist besonders wichtig, wenn der Patient in Rückenlage aufgefunden wird. Wird der Verletzte in Seitenlage positioniert, wird erneut die Überstreckung des Kopfes durchgeführt. Durch diese Maßnahme werden Unterkiefer und Zungengrund angehoben und vorverlegt.

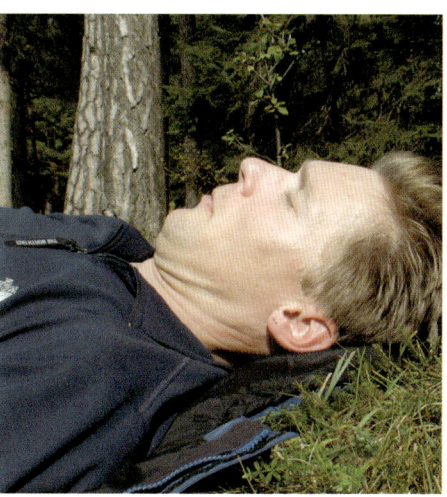

Verlegung der Atemwege durch Zurücksinken des Zungengrundes

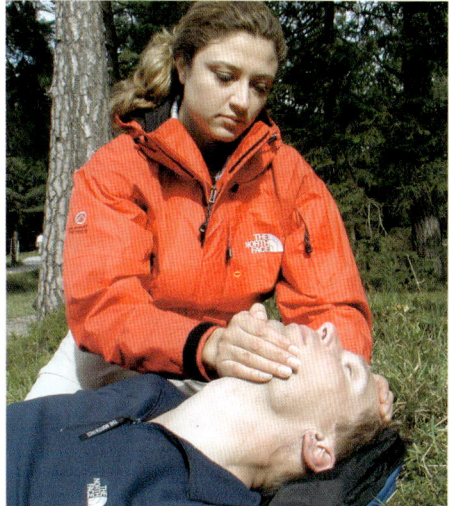

Überstrecken des Kopfes

▶ Vorgehensweise

1. Der Helfer kniet seitlich neben dem Kopf des Patienten
2. Eine Hand liegt auf der Stirn-Haar-Grenze, die andere unterhalb des Kinns
3. Der Daumen liegt zwischen Unterlippe und Kinnspitze
4. Kopf nackenwerts so weit als möglich überstrecken, Unterkiefer anheben und den Mund schließen
5. Falls Nase verlegt, Mund querfingerbreit öffnen

4.2.1 Basismaßnahmen – Atemstörungen

▶ **Kontrolle**
- Atemgeräusch hörbar
  = Spontanatmung vorhanden
- Atemgeräusch nicht hörbar
  = Atemstillstand wahrscheinlich

▶ **Gefahr**
Bei Verdacht auf Querschnittslähmung (Symptomatik: Gefühllosigkeit der Extremitäten) durch Verletzung des Rückenmarks im Halswirbelbereich (z. B. Sturz aus großer Höhe) sollte eine Überstreckung zur Vermeidung zusätzlicher Schäden am Rückenmark unterbleiben, **solange die Atemfunktion ausreichend erscheint**.
Unter diesen Umständen ist es wichtig, dass ein Helfer während der gesamten Zeit bis zur endgültigen ärztlichen Versorgung, durch seitliches Umfassen des Kopfes einen kontinuierlichen leichten Zug in Verlängerung der Längsachse des Betroffenen aufrecht erhält.

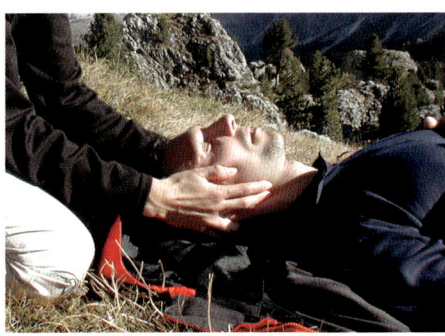

Stabilisierung bei Verdacht auf Querschnittslähmung

Reinigung der Mundhöhle

Wenn keine ausreichende Spontanatmung vorhanden ist oder ein Widerstand bei der Beatmung zu spüren ist (trotz Kopfüberstreckung) muss die Mundhöhle gereinigt werden.
Wahrscheinlich handelt es sich dabei um eine Verunreinigung der Mundhöhle durch Fremdkörper, Blut oder Erbrochenes.

▶ **Esmarch´scher Handgriff**
Dieser Handgriff dient zum Öffnen des Mundes bei starkem Tonus der Kaumuskulatur.
1. Der Helfer kniet hinter dem Kopf des Patienten
2. Die Finger beider Hände umgreifen den Kieferwinkel, der Daumen liegt am Kinn
3. Die Finger schieben den Unterkiefer nach vorn, durch Daumendruck auf das Kinn öffnet sich der Mund

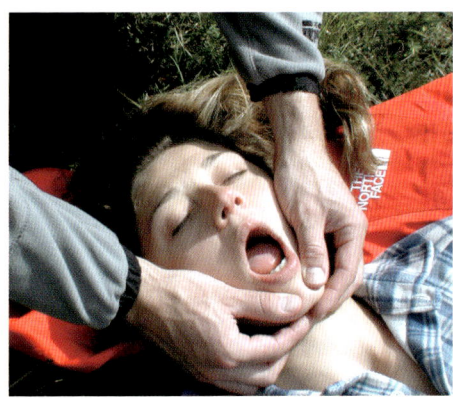

4. Austasten der Mund- und Rachenhöhle mit dem Zeige- und Mittelfinger der freien Hand, Entfernen der Fremdkörper mit einer wischenden Bewegung.
Zum Entfernen von flüssigen Bestandteilen werden die Finger mit einem Taschentuch umwickelt.

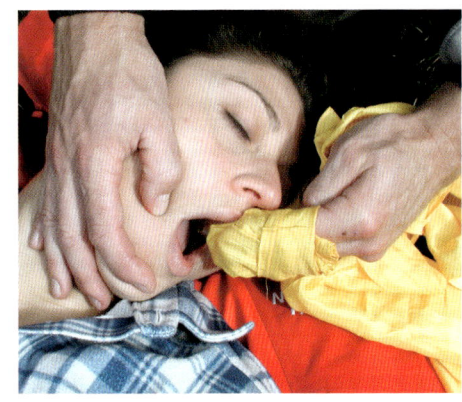

4.2.1 Basismaßnahmen – Atemstörungen

Tipp:
Die starke Kieferspannung kann zum Einklemmen der Finger und somit zu Bissverletzungen führen. Durch das Einschieben der Wangenschleimhaut zwischen die Zähne von Ober- und Unterkiefer des Verletzten kann man sich relativ sicher vor Bissverletzungen schützen.
Deshalb drücken Sie während der Säuberung der Mundhöhle mit Ihrem Daumen der freien Hand von außen in die Wangenschleimhaut des Verunglückten. Somit verhindern sie ein Zubeißen des Mundes während der Säuberung.

Was tun bei tiefsitzenden Fremdkörpern?

Unter einem Bolusgeschehen versteht man das Ansaugen von großen Fremdkörpern, z. B. festen Nahrungsbestandteilen oder Erbrochenem.
In solch einem Fall besteht Erstickungsgefahr. Der Betroffene ist nicht mehr fähig zu sprechen. Weiter droht der Atemstillstand, gekennzeichnet durch Zyanose (Blaufärbung der Lippen).

Folge: Der respiratorisch (Atemweg) bedingte Kreislaufstillstand

▶ **Technik 1: Ausräumen durch Schlag**
Kräftige Schläge mit der flachen Hand zwischen die Schulterblätter des sich in Bauch/Seitenlage befindlichen Patienten können eine Lösung tiefsitzender Fremdkörper bewirken.

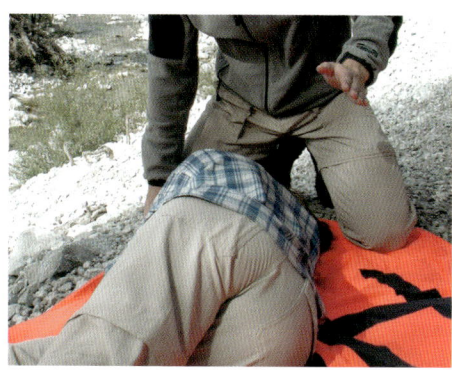

▶ **Technik 2: Heimlich-Handgriff**
Der Heimlich-Handgriff kann beim stehenden, sitzenden oder liegenden Patienten angewandt werden. Beim Stehenden oder Sitzenden umfasst der Helfer von hinten die Person, legt beide Hände im Bereich zwischen Nabel und Rippenbogen (epigastrischer Winkel) übereinander und führt einen, bei fehlendem Erfolg mehrere, kräftige Druckstöße durch.

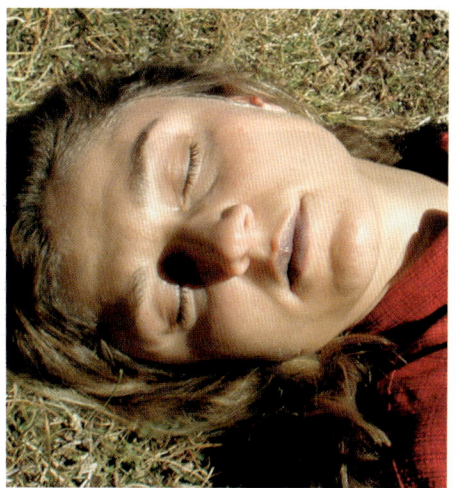

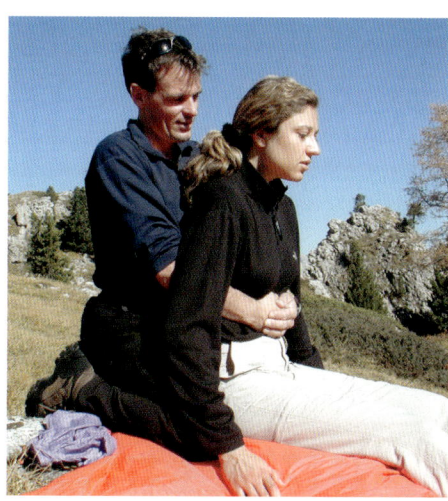

4.2.1 Basismaßnahmen – Atemstörungen

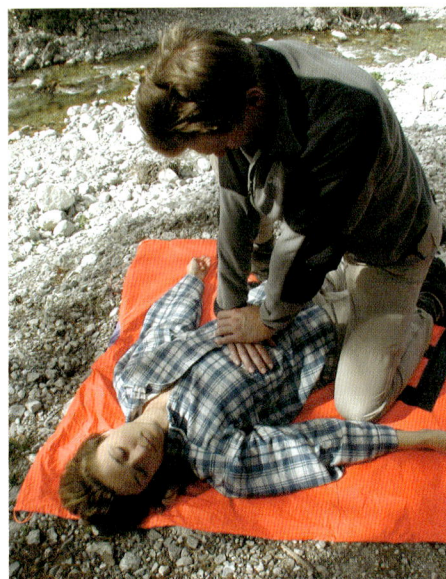

Heimlich-Handgriff liegend

Bei liegenden Patienten kniet sich der Helfer über ihn, bringt seine Hände an der gleichen Stelle in Position und drückt senkrecht nach unten. Der Bolus (Fremdkörper) soll sich durch die Druckerhöhung im Thorax lösen.

Mund zu Nase Beatmung

Diese Technik wird angewandt bei Atemstillstand oder bei einer Ateminsuffizienz.

▶ Warum Beatmung über Mund zu Nase?
Die Mund zu Nase Methode ist in der Regel hygienischer als die Atemspende von Mund zu Mund. Erheblich leichter fällt mit dieser Methode das Abdichten der Nase bei der Beatmung.
Durch den völligen Mundschluss und das Anheben des Unterkiefers ist eine Einengung der Atemwege durch den Zungengrund weniger wahrscheinlich. Außerdem wird durch den längeren Raum bis zum Kehlkopfeingang eine Reduzierung der Beatmungsdruckspitze erreicht.

▶ Vorgehensweise bei der Beatmung

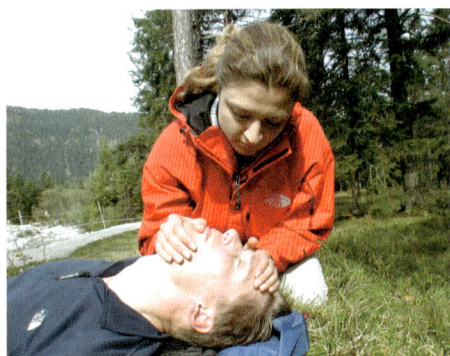

1. Position des Helfers und Kopf des Patienten
- Der Helfer kniet seitlich neben dem Kopf des Patienten
- Der Kopf wird überstreckt, der Unterkiefer vorgezogen und der Mund geschlossen
- Daumen der unteren Hand liegt zwischen Unterlippe und Kinnspitze und verschließt den Mund des Bewusstlosen

2. Vorbereitung der Beatmung
- Der Helfer atmet normal ein
- Öffnet seinen Mund weit
- Er setzt ihn über die Nasenöffnung des Patienten so auf, dass seine Lippen rundum an der Nase des Patienten aufliegen und durch Ausübung eines leichten Druckes gut abgedichtet sind

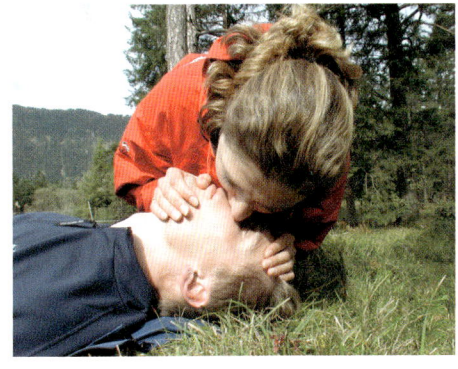

4.2.1 Basismaßnahmen – Atemstörungen

3. **Durchführung der Beatmung**
- Der Helfer bläst seine Expirationsluft in die Nasenlöcher des Patienten, dabei darf keine Nebenluft entweichen
- Er hebt den Mund ab und atmet wieder ein

4. **Dosierung der Beatmung**
- Der Helfer versucht seine Atemspende zu dosieren, indem er etwas tiefer als normal einatmet und mit geringerem Druck seine Ausatemluft in beide Nasenlöcher bläst

5. **Beobachtung der Expiration des Patienten**
- Der Helfer hebt seinen Kopf und macht eine Blickbewegung zum Brustkorb des Patienten **(Sehen)**. Dabei ist das Helferohr etwa 20 cm über dessen Nasenöffnung. Dieser Abstand wird benötig, damit der Helfer nicht die Ausatemluft des Patienten einatmet

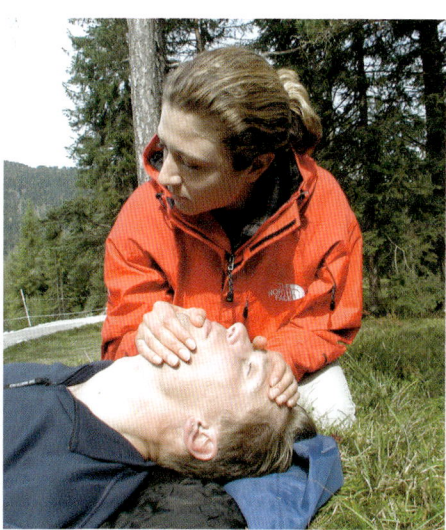

- Ein Ohr in der Nähe der Nasenlöcher registriert das Ausatemgeräusch **(Hören, Fühlen)**

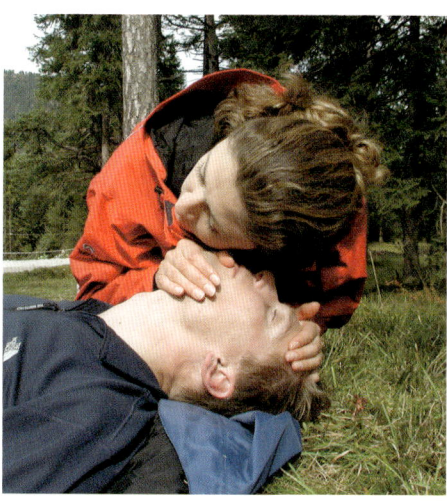

- Es folgt die Einatmung des Helfers für die nächste Beatmung

Effektivitätskontrolle der Beatmung durch Hören, Fühlen und Sehen.

Tipp:
Beatmen Sie immer ruhig und im eigenen Atemrhythmus. Danach immer die Ausatmung abwarten. Vermeiden Sie zu hastige und kräftige Atemstöße, da Sie sonst den Speiseröhren-Öffnungsdruck überschreiten und Luft in den Magen insufflieren. Die Folge: Der Mageninhalt fließt über die Speiseröhre zurück in den Mundbereich.

4.2.1 Basismaßnahmen – Atemstörungen

Mund zu Mund Beatmung

Diese Technik wird angewendet bei Atemstillstand, Ateminsuffizienz oder wenn die Nasenwege verlegt oder verletzt sind!

1. **Position des Helfers und Kopf des Patienten**

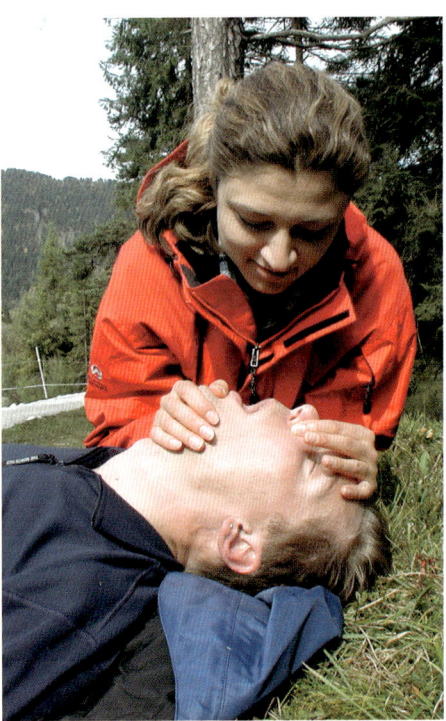

2. **Vorbereiten der Beatmung**

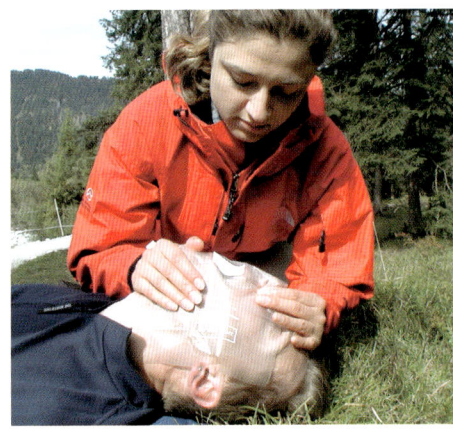

Atemspende mit Beatmungsfolie

- Der Helfer atmet normal ein
- Der weit geöffnete Mund des Helfers wird über den Mund des Patienten gesetzt und rundum gut abgedichtet

Anmerkung:
Erschwert wird eine Abdichtung durch das Vorhandensein eines Bartes.

3. **Durchführung der Beatmung**

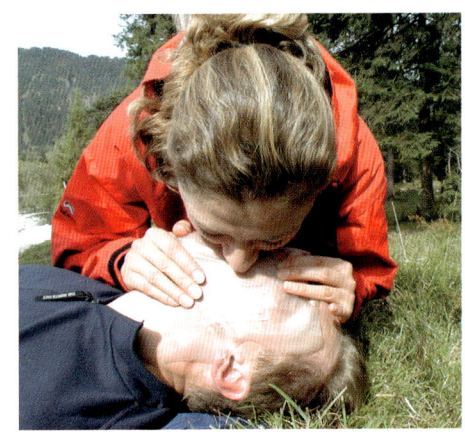

- Der Helfer kniet seitlich neben dem Kopf des Patienten
- Eine Hand befindet sich an der Stirn-Haar-Grenze und schließt gleichzeitig mit Daumen und Zeigefinger die Nasenöffnung durch Zusammendrücken der Nasenflügel. Dabei bleibt der Handballen auf der Stirn liegen und hält dadurch die Überstreckung des Kopfes aufrecht
- Der Daumen der anderen Hand liegt direkt auf der Kinnspitze und öffnet den Mund einen Querfinger weit

4.2.1 Basismaßnahmen – Atemstörungen

- Die Expirationsluft wird in den Mund des Patienten eingeblasen. Dabei darf keine Nebenluft entweichen
- Der Helfer hebt den Mund ab und atmet erneut ein

4. Dosierung der Beatmung
- Der Helfer versucht seine Atemspende zu dosieren, indem er etwas tiefer als normal einatmet und mit geringerem Druck seine Ausatemluft in den Mund des Patienten bläst

5. Beobachtung der Expiration des Patienten

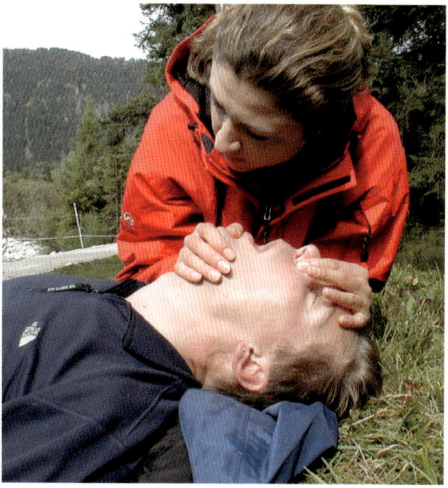

- Der Helfer hebt seinen Kopf und macht eine Blickbewegung zum Brustkorb des Patienten **(Sehen)**. Dabei ist das Helferohr etwa 20 cm über dessen Nasenöffnung. Dieser Abstand wird benötigt, damit der Helfer nicht die Ausatemluft des Patienten einatmet
- Ein Ohr in der Nähe der Nasenlöcher registriert das Ausatemgeräusch **(Hören, Fühlen)**

Effektivitätskontrolle der Beatmung durch Hören, Fühlen und Sehen

Tipp:
Achten Sie bei all diesen Maßnahmen darauf, dass der Kopf des Betroffenen ständig in gleicher Position gehalten wird (Atemwege frei, Kopf überstreckt). Falls notwendig, muss eine Korrektur erfolgen.

4.2.1 Basismaßnahmen – Atemstörungen

Fehler und Gefahren der Atemspende

1. **Unzureichende Abdichtung des aufgesetzten Mundes**
   Patient bekommt ein zu kleines Beatmungsvolumen, da der größte Teil des gespendeten Volumens verloren geht (einer der häufigsten Fehler!).

2. **Atemwege nicht frei**
   Sind die Atemwege verlegt, ist eine effektive Beatmung unmöglich. Der Helfer baut unter Umständen einen sehr hohen Beatmungsdruck auf, der zu einer Überwindung des Ösophagusverschlussdruckes (Speiseröhre) und nachfolgend zur Magenüberblähung führt. Hochsteigen des Zwerchfells mit Behinderung der Lungenfüllung und plötzliches Erbrechen mit nachfolgender Aspiration kann die Folge sein.

3. **Zu starkes Einblasen**
   Bei Verabreichung zu großer Atemhubvolumina, insbesondere bei eingeschränkter Lungendehnbarkeit, kann es ebenfalls zur Magenüberblähung kommen.

4. **Zu schwaches Einblasen**
   Durch zu kleine Atemhubvolumina bekommt der Patient nicht genügend Sauerstoff zugeführt und kann sein Kohlendioxid nur unzureichend abatmen.

5. **Zu hohe Beatmungsfrequenz**
   Bei zu hoher Beatmungsfrequenz erfolgt die nächste Insufflation des Betroffenen, bevor er vollständig ausgeatmet hat. Dadurch kommt es zur Superposition von Atemzügen mit entsprechender Drucksteigerung in den Atemwegen und deren nachteiligen Folgen wie Magenüberblähung.

6. **Zu tiefes Einatmen des Helfers**
   Ein zu tiefes Luftholen verursacht ein zu großes Beatmungsvolumen des Betroffenen mit den bekannten Folgen wie Magenüberblähung. Noch dazu verausgabt sich der Helfer unnötig, kann vorzeitig ermüden und in den Zustand einer Hyperventilationstetanie fallen.

7. **Gefährdung des Helfers durch Kontaktgifte**
   Besteht der Verdacht, dass Kontaktgifte, wie z. B. Pflanzenschutzmittel, eingenommen wurden, darf der Helfer keinesfalls in direkten Kontakt mit dem Mund des Patienten kommen (Vergiftungsgefahr).

Tipp:
Benutzen Sie eine Beatmungsfolie.

4.2.2 Basismaßnahmen – Kreislaufstillstand

Ursachen für Kreislaufstillstand

1. **Sauerstoffmangel durch**
- Verlegung der Atemwege
- Vergiftung
2. **Herzstillstand durch**
- Herz-Rhythmusstörungen
- Stromunfall
3. **Versagen des Kreislaufes durch**
- Volumenmangel durch starken Blutverlust
- Anaphylaktische Reaktionen
- Überdosierung von Medikamenten

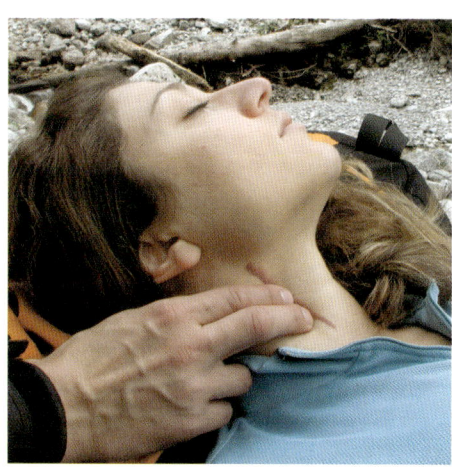

Den Kreislaufstillstand erkennen

- Fehlender Puls an der Arterie carotis (Halsschlagader) – **Kardinalsymptom**!
  Weitere Symptome sind
- Bewusstlosigkeit
- Atemstillstand oder Schnappatmung
- Hautblässe
- Blaufärbung der Lippen (Zyanose)
- Weite, reaktionslose Pupillen

Kontrolle des Carotis-Pulses

▶ Durchführung

1. Der Helfer kniet neben dem Betroffenen, Kopf etwas gestreckt halten
2. Mit Zeige- und Mittelfinger suchen Sie den Kehlkopf auf
3. Nun führen Sie beide Finger nach hinten in die Rinne zwischen Halsmuskulatur und Kehlkopf
4. Puls für mind. 30 Sekunden fühlen, immer (nacheinander) beide Seiten prüfen

Tipp:
Bei Unterkühlten für mind. 60 Sekunden fühlen, da der Puls sehr langsam sein kann.

▶ Beurteilung

- Sind Pulsschläge vorhanden, wird eine begonnene Beatmung fortgesetzt. Bei vorhandener Spontanatmung wird der Verunglückte in die stabile Seitenlage gebracht. Sind keine Pulsschläge fühlbar, muss sofort mit der Herzdruckmassage begonnen werden.

▶ Wann wird der Carotis-Puls geprüft?

- Bei Kontrolle der Vitalfunktionen
- Vor jeder Reanimation
- Effektivitätskontrolle während der Reanimation

4.2.3 Basismaßnahmen – Herzdruckmassage

Die Wirkungsweise

Die Wirksamkeit der Herzdruckmassage beruht auf einem einfachen, aber wirkungsvollen Mechanismus. Durch direkte Kompression zwischen Brustbein und Wirbelsäule entsteht der notwendige Minimalkreislauf. Bei diesem Wirkungsprinzip arbeitet der gesamte Brustkorb ähnlich einer Druckpumpe. Diese passive Pumpaktion des Herzens lässt einen Minimalkreiskauf entstehen, der zum Überleben notwendig ist.

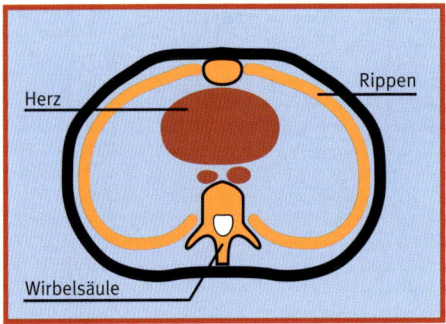

Ohne Druckausübung auf den Thorax

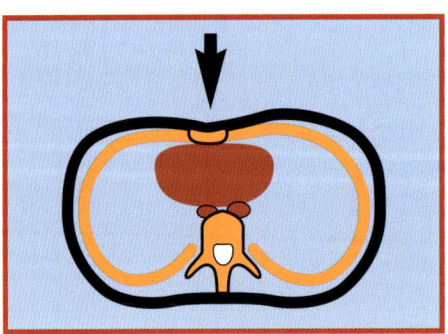

Mit Druckausübung auf den Thorax

Einsatz der Herzdruckmassage

Die Herzdruckmassage wird immer dann ausgeführt, wenn ein Kreislaufstillstand diagnostiziert ist. Das bedeutet, es sind keine Vitalfunktionen vorhanden (**A**tmung, **B**ewusstsein, **C**irkulation/Puls).

1. Vorbereitende Maßnahmen

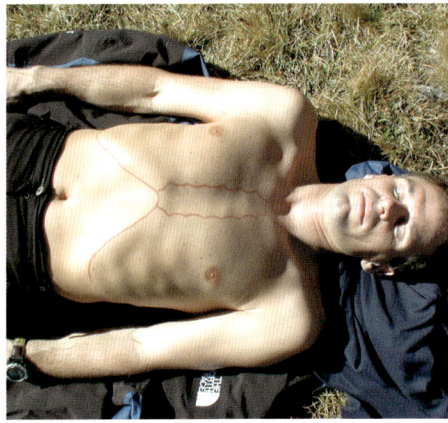

- Patient in Rückenlage auf eine harte, flache Unterlage bringen
- Der Helfer kniet seitlich ganz dicht am Thorax des Verunglückten
- Oberkörper freimachen

2. Lokalisation des Druckpunktes

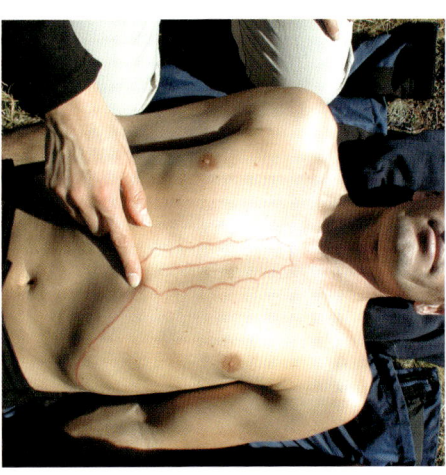

- Aufsuchen der Schwertfortsatzspitze, indem Sie am Rippenbogen von unten nach oben entlangfahrend auf den Schwertfortsatz stoßen.

4.2.3 Basismaßnahmen – Herzdruckmassage

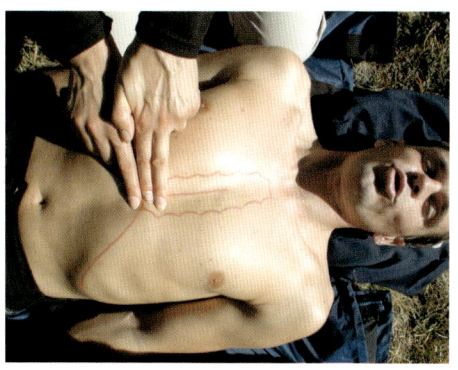

- Zwei Querfinger oberhalb der Schwertfortsatzspitze

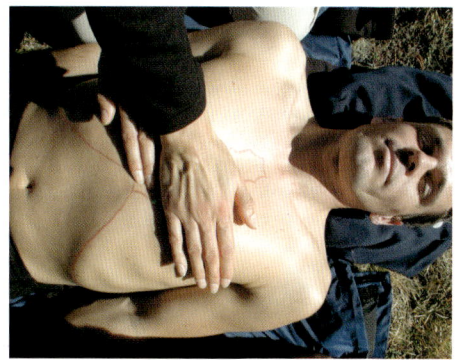

- wird der Handballen der anderen Hand aufgesetzt
- Nun liegen sie genau auf dem Druckpunkt

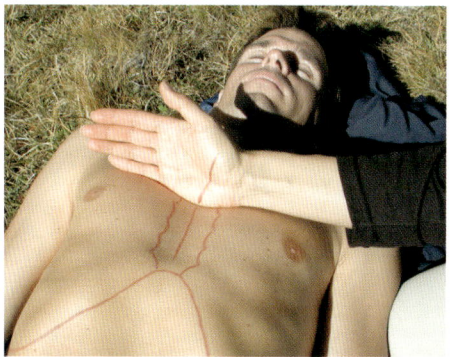

3. **Handposition**

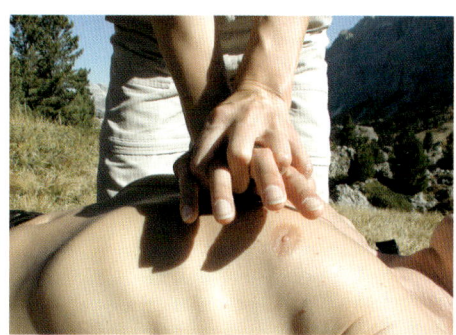

- Die untere Hand liegt nun genau zur Brustbeinachse (Finger weisen vom Helfer weg)
- Die Finger werden gestreckt und angehoben
- Die obere Hand liegt mit dem Handballen auf dem Handrücken der unteren Hand, so dass Sie den Druck des Handballens der unten liegenden Hand unterstützt
- Die Fingerspitzen der oben liegenden Hand werden ebenfalls gestreckt

4. **Arm und Körperhaltung**
- Die Ellenbogen werden gestreckt
- Der Helfer beugt sich so über den Betroffenen, dass seine Schultern senkrecht über dem Druckpunkt sind

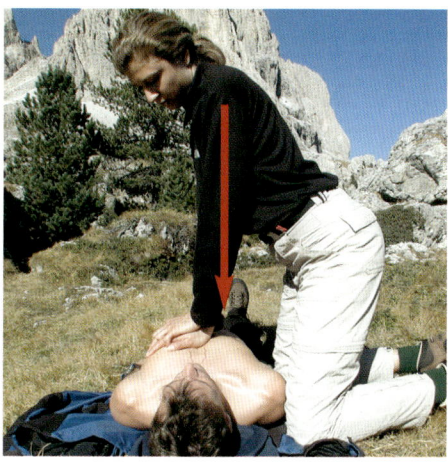

4.2.3 Basismaßnahmen – Herzdruckmassage

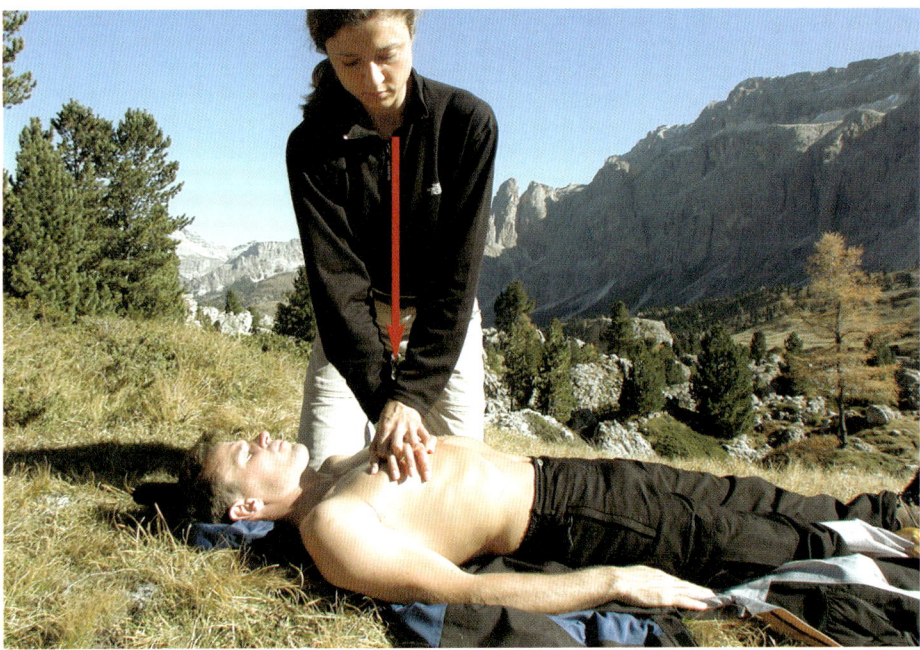

5. **Erzeugen des Druckpunktes**
- Der Druck muss aus der Schulterpartie des Helfers kommen, indem er sein Körpergewicht senkrecht von oben bei gestrecktem Ellenbogen mit sanftem Druck auf das Brustbein des Patienten überträgt, so dass das Brustbein nach unten ausweicht
- Die Druckentfaltung muss weich, mit Nachdruck und nicht zu ruckartig geschehen
- **Druck halten:** Das Gewicht über dem Patienten lassen, dabei die Arme ganz steif halten. Das Brustbein muss für einen Moment eingedrückt bleiben
- **Druck entlasten:** Der Helfer geht mit seinen Armen/Schultern soweit nach oben, dass das Brustbein in seine Ausgangslage zurückfedern kann, ohne dass dabei die Hände abheben oder verrutschen
- **Richtige Eindrucktiefe:** Das Brustbein sollte ca. 4 bis 5 cm abwärts, in Richtung Wirbelsäule, gedrückt werden, damit die Herzdruckmassage effektiv ist

4.2.3 Basismaßnahmen – Herzdruckmassage

Methode der Herz-Lungen-Wiederbelebung

Da die Wiederbelebung körperlich anstrengend ist, ist die Zwei-Helfer-Methode in jedem Fall vorzuziehen. So ist es empfehlenswert bei der Pulskontrolle die Positionen zu tauschen.
D. h., der Helfer, der beatmet hat, übernimmt die Herzdruckmassage und umgekehrt.

> *Achtung:*
> *Unabhängig von der Zahl der Helfer ist die Herz-Lungen-Wiederbelebung im Verhältnis 15:2 durchzuführen*
>
> **2 x   Beatmen**
> **15 x Herzdruckmassage**

▶ Vorgehensweise bei Ausgangssituation Herz-Kreislauf-Stillstand

1. **Flachlagerung des Patienten**
   - Der Helfer kniet seitlich neben dem Patienten

2. **Freimachen der Atemwege**
   - Mundraum überprüfen
   - Der Kopf wird überstreckt
   - Eventuell Säubern des Mundraumes

3. **Initiale Beatmung**
   - Der Patient wird **zweimal beatmet** (Mund zu Nase oder Mund zu Mund)
   - Dauer einer Inspiration: 2 Sekunden

4. **Fühlen des Carotis-Pulses**
   - Der Puls sollte über einen Zeitraum von etwa 5 bis 10 Sekunden getastet werden. Wenn kein Puls tastbar ist, sofortiger Einsatz der kombinierten kardiopulmonalen Reanimation (Herzdruckmassage + Beatmung)

5. **Positionswechsel**
   - Der Helfer geht in Ausgangsposition für die Herzdruckmassage
   - Die Knie sind nahe am Patienten
   - Druckpunkt aufsuchen
   - Handposition und richtige Körperposition beachten

6. **Herzdruckmassage**
   - Es folgen **15 Kompressionen** des Brustkorbes mit einer Arbeitsfrequenz von **ca. 100 Kompressionen/Minute.** Achten Sie auf die richtige Eindrucktiefe und das richtige Verhältnis von Kompression und Entlastungsdauer

7. **Positionswechsel**
   - Der Helfer geht in Ausgangsposition für die Beatmung

8. **Beatmung**
   - Es folgen **zwei Beatmungen**, Dauer einer Inspiration: 2 Sekunden

Achtung bei Kleinkindern:
Wegen des geringen Fassungsvermögens der kindlichen Lungen weniger Ausatemluft mit weniger Druck einblasen! Bei Säuglingen ist dies der Inhalt eines Erwachsenenmundes.

9. **Koordination von Beatmung und Herzdruckmassage**
   - Es werden zunächst 4 Zyklen mit je **15 Kompressionen und 2 Ventilationen** durchgeführt, dann
   - Tasten des Carotis-Pulses und Kontrolle der Atmung
   - Ist kein Puls tastbar, erneuter Einsatz der kombinierten kardiopulmonalen Reanimation

10. **Effektivitätskontrolle**
    - Die temporäre Kontrolle der Vitalfunktionen (Atmung, Bewusstsein, Cirkulation) gewährleistet die Effektivität aller Maßnahmen

4.2.3 Basismaßnahmen – Herzdruckmassage

▶ **Ein-Helfer-Methode** ▶ **Zwei-Helfer-Methode**

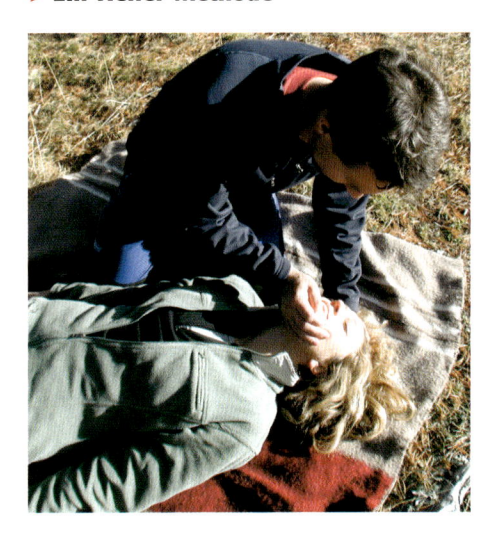

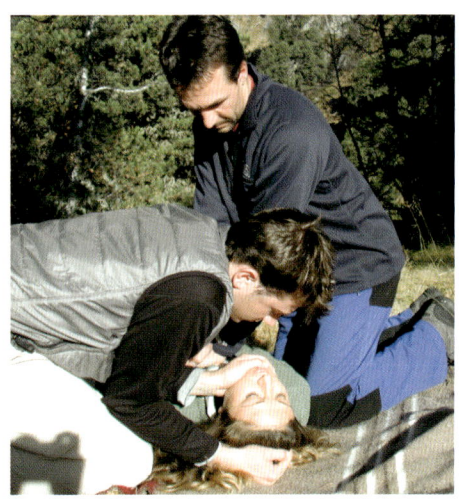

Herzkompressionen / Minute
Erwachsener 100/Min.
Kinder 120/Min.

Atemhübe / Minute
Erwachsene 16 – 18/Min.
große Kinder, 6+ 18 – 25/Min.
kleine Kinder, –6 25 – 35/Min.
Säuglinge und Neugeborene 40 – 60/Min.

Merke:
Durch falsche Technik wird die Herzdruckmassage ineffektiv.

4.2.3 Basismaßnahmen – Herzdruckmassage

Fehler und Gefahren bei Herzdruckmassage

1. **Falscher Druckpunkt**
- Meist wird der Druckpunkt zu tief gewählt. Des öfteren wird auch über dem Herzen komprimiert. Die Wahl des falschen Druckpunktes ist einer der häufigsten Fehler der Herzdruckmassage.

2. **Falsche Handhaltung**
- Finger werden nicht angehoben
- Achsenstellung der Hände nicht quer bzw. diagonal zum Brustbein

3. **Falsche Armhaltung**
- Ellenbogen gebeugt und Bewegung aus dem Ellenbogengelenk bzw. einknicken der Ellenbogen gleichzeitig mit dem Heruntergehen der Schultern

4. **Falsche Körperhaltung**
- Knie nicht nahe genug am Patienten. Dadurch liegt die Schulterpartie nicht senkrecht über dem Druckpunkt

5. **Zu starker Druck**
- Durch zu starken Druck kann es insbesondere bei älteren Menschen zu Verletzungen im Brustkorbbereich kommen

6. **Zu hastiges Vorgehen**
- Werden die einzelnen Maßnahmen in ihrem Ablauf zu hastig ausgeführt, resultiert daraus vor allem eine ineffektive Beatmung. Zudem wird dadurch auch die Effektivität der Herzdruckmassage eingeschränkt

Hinweis:
Knochenbrüche müssen je nach vorbestehender Starre des knöchernen Brustkorbes als unvermeidbar in Kauf genommen werden.

Folgen falscher Techniken

Folgen können Knochenbrüche im Brustkorbbereich und dadurch resultierende Verletzungen der inneren Organe sein.
Die dadurch entstehenden inneren Blutungen verhindern eine erfolgreiche Herz-Lungen-Wiederbelebung.

▶ **Resultierende Verletzungen**
- Rippenserienfraktur
- Brustbeinfraktur
- Leberruptur
- Magenruptur
- Herzkontusion (Quetschung)

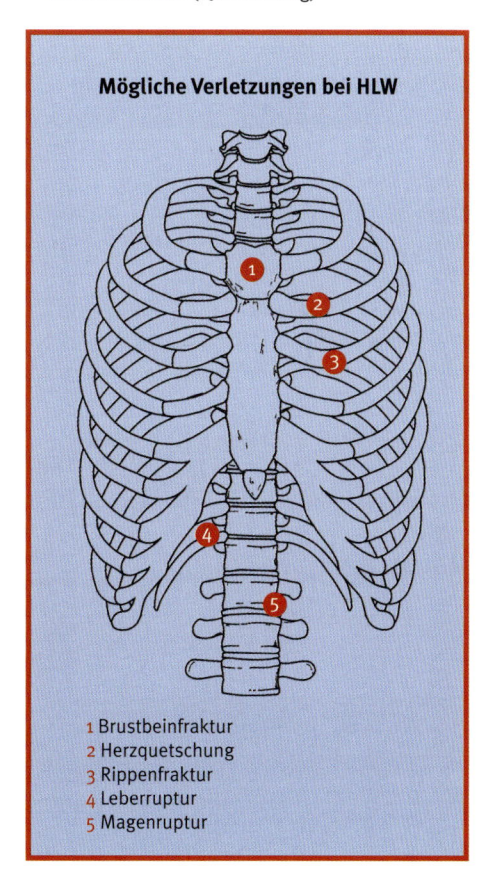

Mögliche Verletzungen bei HLW

1 Brustbeinfraktur
2 Herzquetschung
3 Rippenfraktur
4 Leberruptur
5 Magenruptur

4.2.3 Basismaßnahmen – Herzdruckmassage

Der Erfolg einer Reanimation zeigt sich durch

- Das Wiedereinsetzen der Spontanaktion des Herzens (Eigenpulsation)
- Das Wiedereinsetzen der Eigenatmung (Spontanatmung)
- Am tastbaren Puls (Carotis-Puls)
- An der sich rosa verfärbenden Haut (Durchblutungssteigerung)
- An der Pupillenverengung

Zusammenfassung

Die Cardiopulmonale Reanimation beginnt immer und zuerst mit der Beatmung in Form von zwei Atemhüben. Anschließend wird im Wechsel zur Beatmung die externe Herzmassage ausgeübt.
Da die Herzmassage selbst keinen Sauerstoff in die Lungen bringt, muss immer wieder Beatmung und Atemspende im Wechsel erfolgen.

Dauer einer Reanimation

Prinzipiell sollte eine Reanimation bis zum Einsetzen der Kreislauffunktionen durchgeführt werden, bzw. bis der Tod durch einen Arzt festgestellt ist. In abgelegenen Gegenden kann es jedoch passieren, dass Sie in absehbarer Zeit keine ärztliche Hilfe in Anspruch nehmen können.
Stundenlanges Reanimieren bringt Sie jedoch womöglich selbst in die Gefahr eines Kreislaufzusammenbruchs.
Haben Sie Ihrem Ausbildungsstand entsprechend alles Mögliche an Erste-Hilfe-Maßnahmen durchgeführt, entscheidet Ihr Kräftezustand über Fortsetzung oder Abbruch der Reanimation.

Sichere und unsichere Todeszeichen

▶ Sichere Todeszeichen
- Leichenflecken
- Totenstarre
- Verwesung

▶ Unsichere Todeszeichen
- Bewusstlosigkeit
- Fehlende Spontanatmung
- Fehlende Reflexe
- Fehlende umweltbezogene Lebensäußerungen

4.3 Bodycheck

Durchführung

Nach **Unfällen** mit Gewalteinwirkung von außen (Sturz, Steinschlag, Lawine) muss immer ein Bodycheck durchgeführt werden, um **verdeckte Verletzungen** ausfindig zu machen. Auch wenn momentan keine Schmerzen oder Bewegungseinschränkungen vorliegen, muss der ganze Körper gründlich untersucht werden. Schnell kann es passieren, dass Verletzungen, die sich unter der Kleidung befinden in der Hektik nicht erkannt werden. Dies stellt eine Gefahr für den Patienten dar. So kann der Blutverlust bei einem Oberschenkelbruch (siehe Frakturen) bis zu 2000 ml betragen.

Zunächst findet immer eine Kontrolle der Vitalfunktionen statt. In welcher Reihenfolge ein Check ausgeführt wird, ist grundsätzlich nicht festgelegt. Ein systematisches Vorgehen hilft Ihnen, keine Körperpartie auszulassen. Sinnvollerweise beginnt man oben (Kopf) und tastet sich nach unten (Füße). Dabei sollten alle Körperteile abgetastet und einer genauen Inspektion unterzogen werden.

Vorgehensweise

1. **Kopf**
   - Sind Blutungen/Schwellungen vorhanden?

2. **Augen**
   - Unterschiedlich große Pupillen?

3. **Ohren**
   - Kommt Blut oder Flüssigkeit aus den Ohren?

4. **Mund**
   - Erbrochenes, Blut oder Fremdkörper?

5. **Nacken**
   - Sind Anomalitäten zu fühlen oder zu sehen?

6. **Schultern**
   - Sind diese stabil oder lassen sie sich zusammendrücken?

7. **Beide Arme**
   - Sind Instabilitäten, Blutungen, Schwellungen vorhanden?

8. **Brustkorb**
   - Sind Blutungen oder Blutergüsse vorhanden? **(innere Blutungen)**
   - Kommen Blutblasen aus der Wunde? **(Lungenschädigung)**
   - Sind Unregelmäßigkeiten bei der Atmung zu sehen? **(Rippenfraktur)**

9. **Bauch**
   - Der Tastbefund ergibt eine brettharte Abwehrspannung. Dies ist ein Hinweis auf ein akutes Abdomen, beispielsweise hervorgerufen durch innere Blutungen, Blinddarmentzündung etc.

10. **Becken**
    - Stabil oder lässt es sich zusammendrücken?

11. **Beide Beine**
    - Sind Instabilitäten, Blutungen oder Schwellungen vorhanden?

4.3 Bodycheck

12. Wirbelsäule

- **Patient bei klarem Bewusstsein**
  Abtasten entlang der Wirbelsäule in der vorgefundenen Lage. Suche nach Schmerzangabe und Anomalien sowie gezielt Gefühl (Zwicken) und Bewegungsfähigkeit der Arme und Beine prüfen (Wirbelsäulenverletzungen)

- **Vorsicht bei bewusstlosen Patienten!**
  Wenn es sich nach dem Unfallhergang um eine Verletzung des Rückenmarks handeln könnte, wird der Betroffene in dieser Position belassen, es sei denn, die Vitalfunktionen sind nicht mehr vorhanden. Dann muss die Position geändert werden

Merke:
Vitalfunktionen (ABC) haben immer Vorrang!

Beachte:
Das Abtasten muss mit äußerster Vorsicht durchgeführt werden.

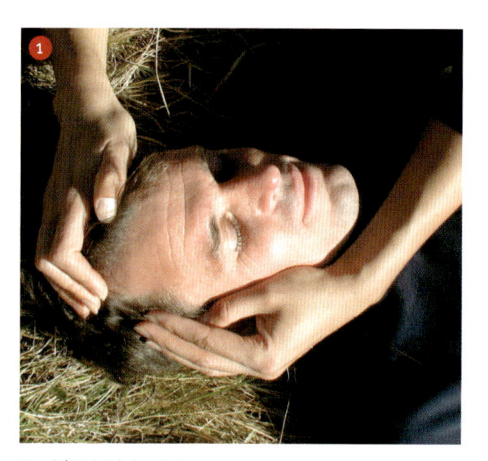

Kopf / Schädelverletzungen

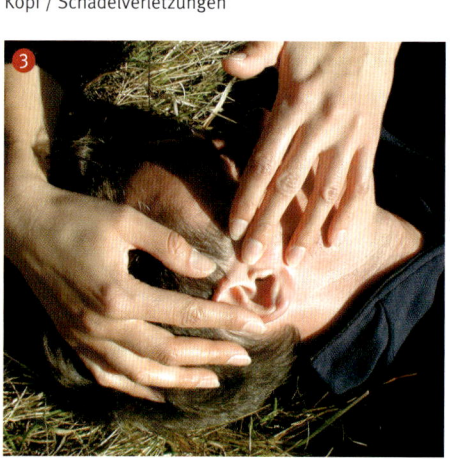

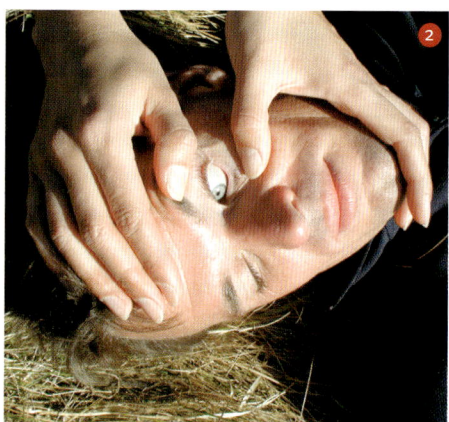

Augen / Schädelhirntrauma

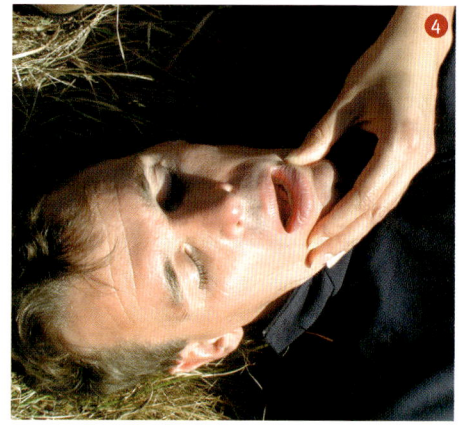

Ohren / Schädelbasisbruch

Mund / Erbrochenes, Blut, Fremdkörper

4.3 Bodycheck

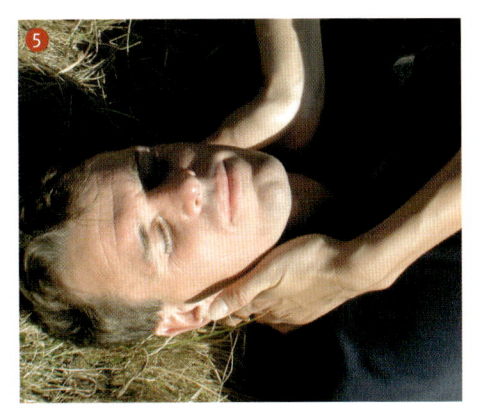

Nacken / Halswirbelsäulenverletzung

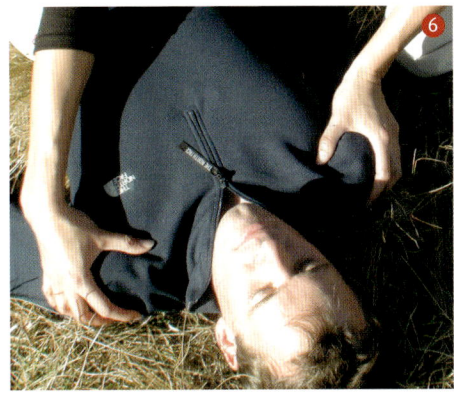

Schultern / Schlüsselbeinfraktur, Schulterluxationen

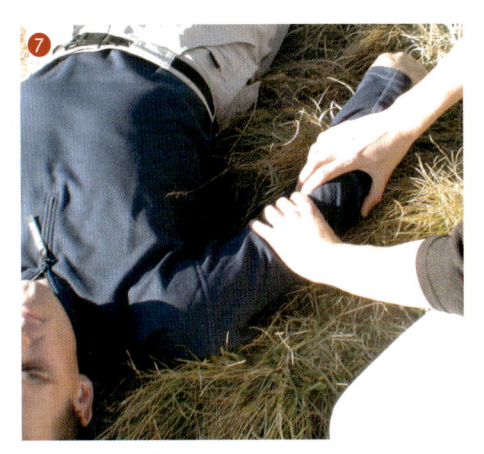

Beide Arme / Frakturen

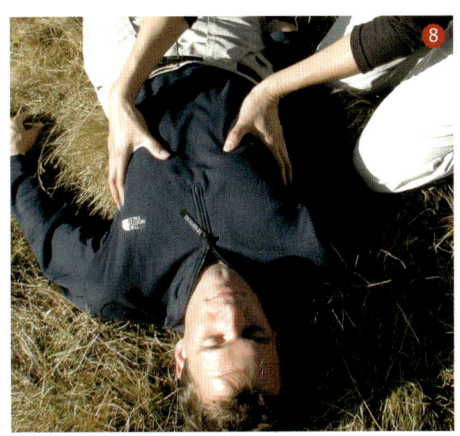

Brustkorb / Rippenfrakturen

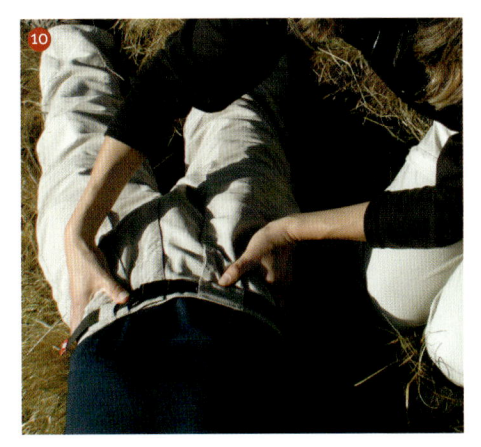

Becken / Beckenbruch

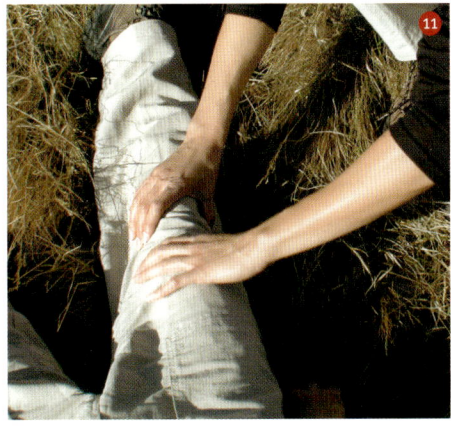

Beide Beine / Frakturen

Leidenschaft – Bergsteigen

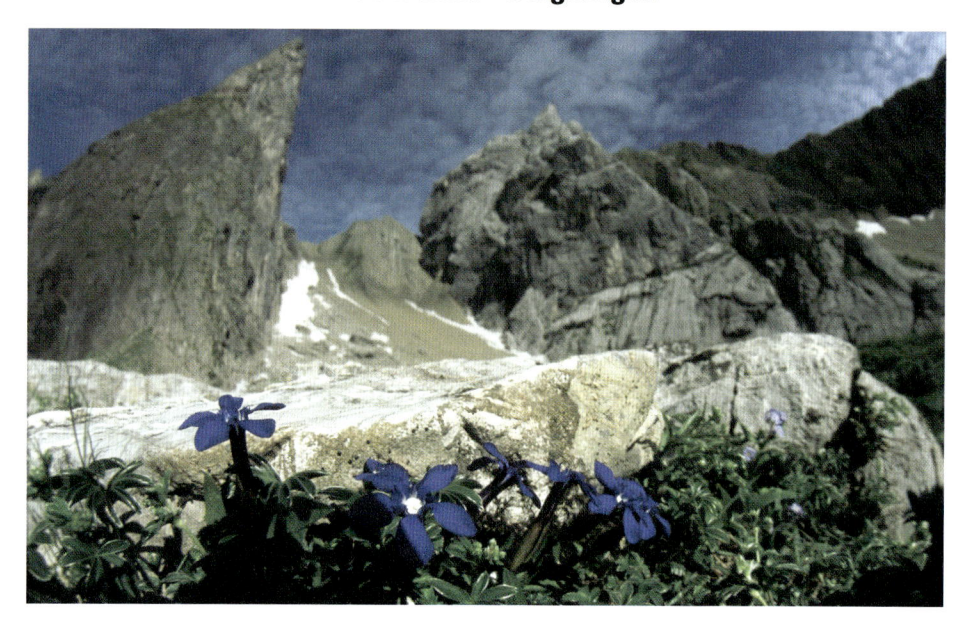

"Jener, der sich in seiner Leidenschaft verliert,
hat weniger verloren als der, der seine Leidenschaft verliert."
Augustinus

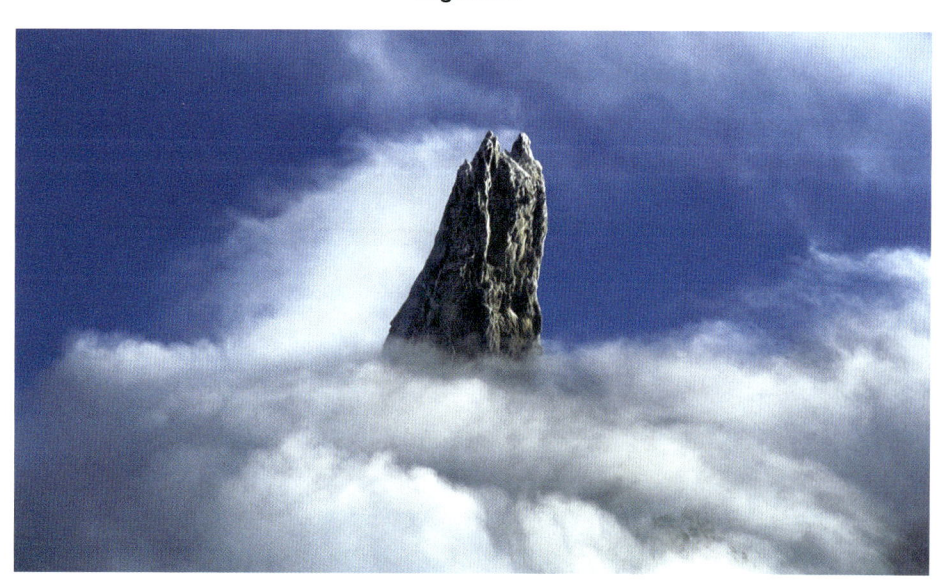

4.4 Lebensbedrohliche Blutungen

Bei einer einfachen Blutung handelt es sich im Regelfall um eine Verletzung der Blutgefäße. Bei schwerwiegenden Unfällen kann die Verletzung von inneren Organen zu starken Blutungen führen. Spritzende Blutungen müssen schnellst möglich mit einem keimfreien Druckverband versorgt werden. Der Ersthelfer muss dazu die Extremität hochlagern und die zuführende Arterie körpernah abdrücken, damit in der Zeit von der Verletzung bis hin zum fertigen **Druckverband** der Blutverlust so gering wie möglich gehalten wird. Diese Maßnahmen dienen dazu, einen eventuell eintretenden Volumenmangelschock zu verhindern.

Merke:
Bereits bei einem Blutverlust von einem Liter (bei Kindern erheblich weniger) besteht erhebliche Lebensgefahr für Erwachsene! Falsche Behandlung oder untätiges Warten auf die Bergrettung können schnell zum Tod des Verunglückten führen.

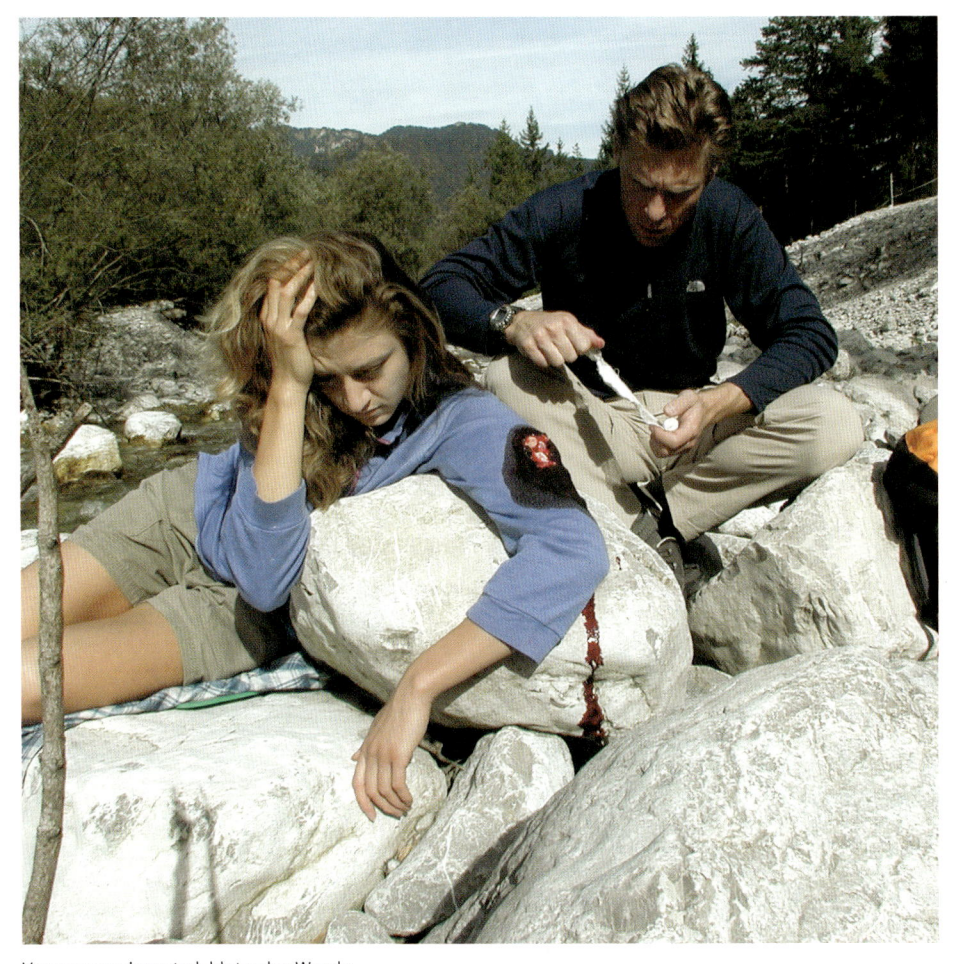

Versorgung einer stark blutenden Wunde

4.4 Lebensbedrohliche Blutungen

Stillen lebensbedrohender Blutungen

Ist eine starke Blutung vorhanden (Blut läuft oder pulsiert deutlich aus der Verletzung), muss diese zuerst gestoppt werden, bevor man sich um die Behebung weiterer Probleme bemüht.
In 90 % aller Fälle wird die Stillegung der lebensbedrohlichen Blutung mit einem **Druckverband** erreicht.

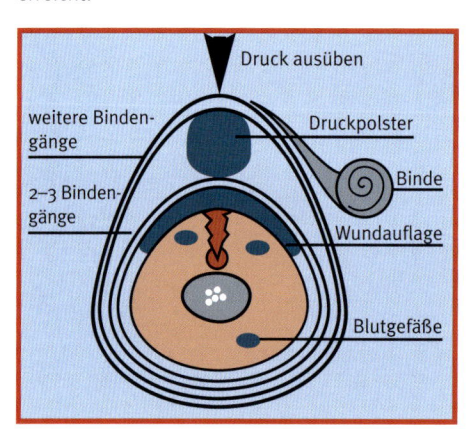

Tipp:
Der Druckverband sollte kein Blut aufsaugen. Man könnte sonst nicht richtig beurteilen, ob die Blutung zum Stillstand gekommen ist. Verwenden Sie daher elastische und wasserfeste Druckpolster. Gut geeignet ist z. B. eine geschlossene Packung Papiertaschentücher, ein eingepacktes Dreiecktuch oder geschlossenes Verbandpäckchen.

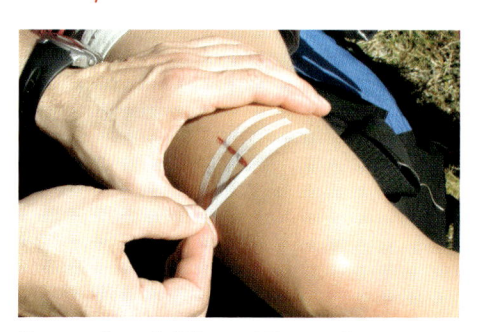

Klammerpflaster bei Riss- und Platzwunden

Elementare Maßnahmen zur Blutstillung an den Gliedmaßen

I   Patienten in eine stabile Lage bringen (1)
II Gliedmaßen hochlagern (2)
III Arterie oberhalb, körpernah abdrücken (3)
IV Keimfreie Wundauflage anlegen (4)
V   Druckverband (5)
VI Arterienabbindung (6)

Elementare Maßnahmen zur Blutstillung am Rumpf

I   Patient in eine stabile Lage bringen (1)
II Keimfreie Wundauflage anlegen (4)
III Druckverband (5)

Erklärung der Punkte 1 – 6

1. **Patienten in eine stabile Lage bringen**
   Verletzten hinlegen oder hinsetzen, so dass bei einer schlechten Kreislaufsituation der Betroffene nicht hinfallen kann und sich dadurch anderweitige Verletzungen zufügt.

2. **Hochlagern der Gliedmaßen**
   Bei venösen Blutungen erreicht man Stillung der Blutung durch **Hochlagern** der verletzten Gliedmaßen und durch Anlegen eines **Druckverbandes**.

3. **Arterie abdrücken**
   Durch Druck auf die blutende Arterie gegen den darunter liegenden Knochen kann eine Blutung vorübergehend zum Stillstand gebracht werden.

4.4 Lebensbedrohliche Blutungen

Die wichtigsten Abdrückstellen
- Oberschenkelschlagader (a. femoralis)
- Oberarmschlagader (a. brachialis)

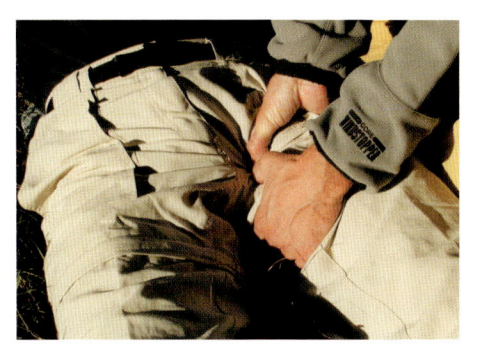

Oberschenkelschlagader abdrücken

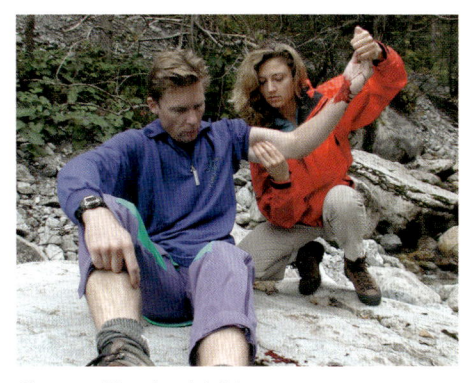

Oberarmschlagader abdrücken

4. **Wundauflage**
Zum Schutz der Wunde gegen Eindringen von Fremdstoffen

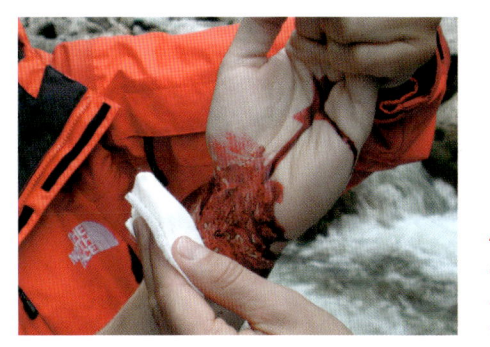

5. **Druckverband**
Die meisten stärkeren Blutungen lassen sich mit einem **Druckverband** bei **Hochlagerung** und **Ruhigstellung** des verletzten Körperabschnittes in den Griff bekommen. Wenn nötig, wird ein zweiter **Druckverband** über den ersten gelegt.
Druckverband in vier Schritten (Beschreibung siehe nächste Seite).

6. **Arterienabbindung**
Wird nur angelegt, wenn **alle anderen Maßnahmen versagt** haben. Die Abbindung muss den Arteriendruck überwinden (Stauungsgefahr!) und darf **nicht mit einschnürenden Gegenständen** vorgenommen werden (Nervenschäden!). Geeignet sind breite Gürtel, Dreiecktuchkrawatten und elastische Binden.
Nie in Gelenknähe anlegen (Nervenschädigung). Die genaue Abbindezeit und weitere durchgeführte Erste-Hilfe-Maßnahmen müssen dem behandelnden Notarzt auf jeden Fall mitgeteilt werden **(Begleitzettel)**.

- Arterielle Blutungen sind in der Regel pulssynchron spritzend. Das Blut ist hellrot.
- Venöse Blutungen sind fließend. Das Blut ist dunkelrot.

Achtung:
Eine bereits angelegte Abbindung darf wegen Intoxikationsgefahr nur von einem Arzt geöffnet werden.

4.4 Lebensbedrohliche Blutungen

Der richtig angelegte Druckverband

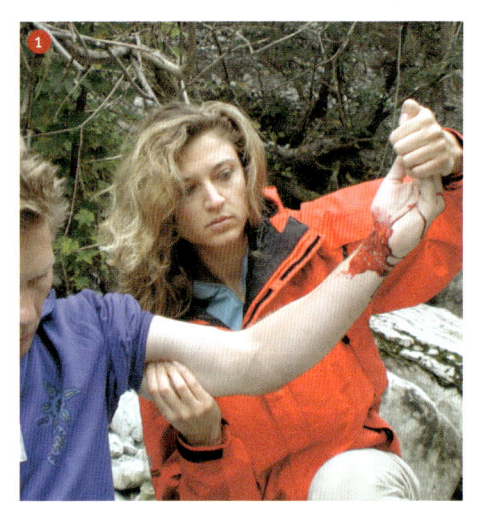

Hochlagern und Abdrücken

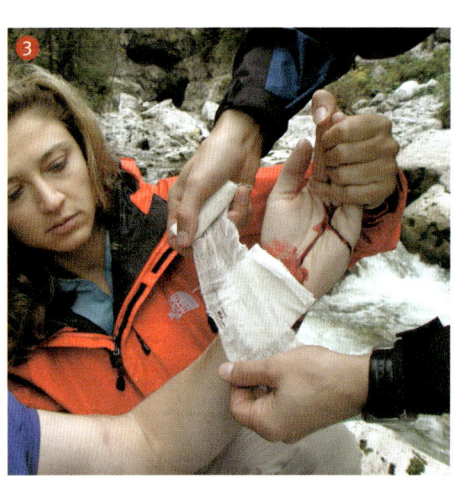

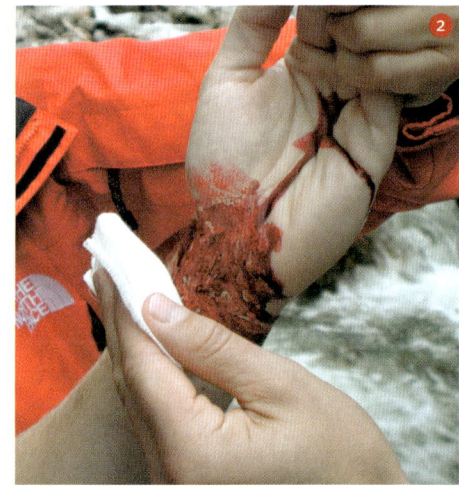

Wundauflage

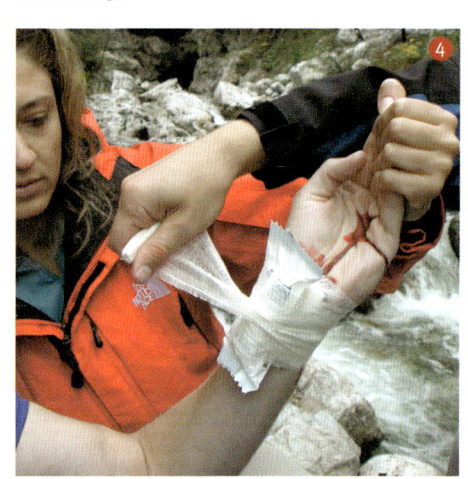

Verband anlegen

Druckpolster anlegen

4.5 Schock

Der Schock ist ein akut einsetzendes Krankheitsbild mit verschiedenen Ursachen. Gekennzeichnet ist er durch eine Minderdurchblutung (=Sauerstoffmangel) lebenswichtiger Organe mit nachfolgender Zellschädigung.
Das Schockgeschehen beherrscht bei vielen Unfällen und Verletzungen das Beschwerdebild eines Verunglückten. Ab einem Verlust von 500 ml Blut treten erste Schocksymptome und Gegenregulationen im Körper auf. Daher ist es für jeden Ersthelfer sehr wichtig, sein Augenmerk auf eventuell auftretende Anzeichen eines Schockzustandes zu richten.
In der Medizin werden mehrere Schockarten unterschieden. Obwohl sie in ihrer Symptomatik voneinander abweichen, greifen bei den verschiedenen Schockarten die gleichen Erste-Hilfe-Maßnahmen.
Die Ausnahme: Der herzbedingte Schock. Bei dieser Schockart darf der Patient auf keinen Fall in die Schocklage gebracht werden, da die Kopftieflage das Herz noch zusätzlich belasten würde. Hier muss eine Oberkörperhochlage angestrebt werden (siehe Kapitel kardiogener Schock).

Schockformen

- **Volumenmangelschock**
  durch Blutverlust, Flüssigkeitsverlust
- **Anaphylaktischer Schock**
  durch Insektengifte, Medikamente
- **Kardiogener Schock**
  durch Herzinfarkt, Herzrhythmusstörungen
- **Septischer, Toxischer Schock**
  durch Vergiftungen, Abszesse

Volumenmangelschock

Um die Vorgänge des Schockgeschehens im Körper deutlich zu machen, werden die Grundprinzipien am Volumenmangelschock erklärt:

Der Volumenmangelschock könnte auch als Flüssigkeitsmangelschock bezeichnet werden.
Häufigste Ursache und zentrales Problem des Schocks ist ein akuter Blutverlust nach innen oder außen. Etwas mehr als 500 ml Blutverlust führen zu einer Herabsetzung des Herzzeitvolumens. Das wiederum bedeutet, dass das gesamte Gewebe nur noch die Hälfte des benötigten Sauerstoffes erhält. Durch die Freigabe von Adrenalin in den Blutkreislauf kommt es zu einer Gefäßverengung im Kapillarbett. Die Folge ist, je nach Körpergewebe, eine unterschiedlich starke Verminderung der Durchblutung.

Mit dieser als "Zentralisation des Kreislaufs" bezeichneten Notfallreaktion verfügt der Organismus über die Möglichkeit, unter starker Minderdurchblutung der Peripherie die lebenswichtigen Organe (Herz, Gehirn, Lunge) noch ausreichend mit Sauerstoff zu versorgen.
In dieser akuten Phase wird damit zwar das Überleben gesichert, jedoch führt die Gefäßverengung zu einer Abnahme des Blutrückstroms zum Herzen. Das Herzzeitminutenvolumen sinkt ab.
Eine weitere und letzte Kompensationsmöglichkeit besteht in der Steigerung der Herzfrequenz, wodurch das reduzierte Blutvolumen entsprechend schneller durch die Blutbahn gepumpt wird. Die Folge: Tachycardie mit Pulsfrequenz höher als 100 Schläge pro Minute.

4.5 Schock

Ursachen – Volumenverlust

- Durch eine Blutung nach innen oder außen
- Durch Plasmaverlust beispielsweise nach Verbrennungen
- Durch Dehydration, Erbrechen oder Durchfall

Wird das verlorene Volumen nicht ersetzt oder ist der Volumenverlust so groß, dass die getroffenen Maßnahmen keinen Effekt zeigen, so verschlechtert sich die Situation für den Verletzten drastisch. Somit müssen sich alle diagnostischen Bemühungen auf ein rasches Erkennen kritischer Kreislaufsituationen konzentrieren, um so früh wie möglich dem Entstehen des Vollbildes eines Schocks entgegenzuwirken.

Merke:
Schockbekämpfung duldet keine Verzögerung! Die Diagnose lässt sich immer ohne Hilfsmittel stellen!
Alle Maßnahmen der Schockbekämpfung sollen das Überleben des Verletzten sichern und seine Transportfähigkeit wieder herstellen.

Allgemeine Schockzeichen

▶ **Sichtbare Schockzeichen**

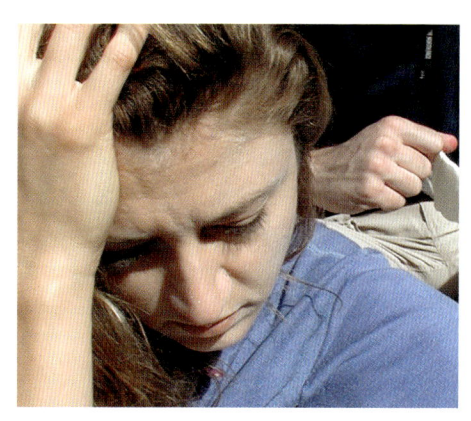

Blässe und kalter Schweiß

- Blässe, Frieren
- Unruhe, ungewöhnliches Verhalten
- Verminderte Füllung peripherer Venen oder Venenkollaps (Zentralisation)
- Zirkulationsverzögerung am Nagelbett (siehe Symptom: kardiogener Schock)
- Eingefallene Augen, trockene Zunge

▶ **Fühlbare Schockzeichen**
- Schneller, flacher Plus um 100 Schläge/Min.
- Puls leicht unterdrückbar
- Kalte Haut, kalter Schweiß

▶ **Messbare Schockzeichen**
- Blutdruck abgefallen

Wird ein Großteil der aufgelisteten Schockzeichen festgestellt, so lautet die Diagnose Schock.

Sofortmaßnahmen

Ein unbehandelter Schock kann zum Tode führen. Daher sind Sofortmaßnahmen lebensnotwendig! Eine geeignete Lagerung des Schockpatienten mit erhöhten Beinen dient der Kreislaufauffüllung durch das zurückfließende Blut von den Beinen zum Rumpf. Im Rettungsdienst wird bei einem Volumenmangelschock die verlorene Flüssigkeit durch Infusionen ersetzt. Dem Ersthelfer am Berg steht diese Möglichkeit nicht zur Verfügung. Dennoch kann dem Schockpatienten durch eine Vielzahl von Maßnahmen effektiv geholfen werden:

1. Ursache des Blutverlustes stoppen
2. Beine hochlagern (Schocklage)
3. Schmerzen mindern
4. Patienten beruhigen
5. Warmhalten
6. Flüssigkeit zuführen (Laben)
7. Ständiges Prüfen der Vitalfunktionen (ABC)
8. Abtransport

4.5 Schock

Erklärung der Punkte 1–8

1. Ursache des Blutverlustes stoppen
Zuerst die Blutung finden und sie zum Stillstand bringen. Bei **inneren Blutungen** ist dies sehr schwer, wenn nicht unmöglich.
Eine anhaltende Kreislaufverschlechterung ohne sichtbaren Blutverlust weist auf innere Blutungen hin. In einem solchen Fall helfen nur sofortiger Abtransport und ärztliche Behandlung.

Tipp:
Wird eine innere Blutung an einer Extremität vermutet, muss das betroffene Körperteil hochgelagert und evtl. gekühlt werden (Verengung der Gefäße).

2. Beine Hochlagern (Schocklage)
Um das abgesackte Blut dem Körperkreislauf wieder zuzuführen, werden die Beine hochgelagert. Diese sollten auf keinen Fall höher als 80° angehoben werden, da es sonst Blutgefäße in der Leiste behindert und der Blutfluss eingeschränkt wird. Besser noch als das Hochlagern der Beine wäre die Ganzkörperschocklage.
Hierbei wird die verletzte Person auf eine feste Unterlage (z. B. Brett, Behelfstrage) gelegt und am Beinende angehoben.

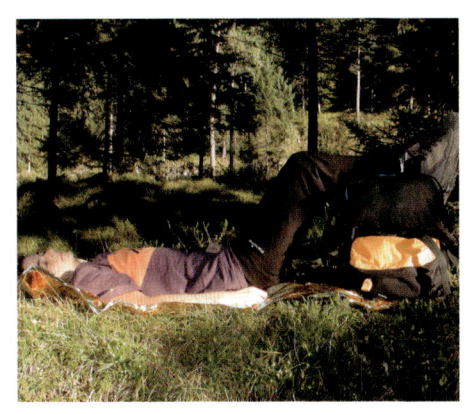

Auf Tour kann der Betroffene mittels Rucksack in die Schocklage gebracht werden.

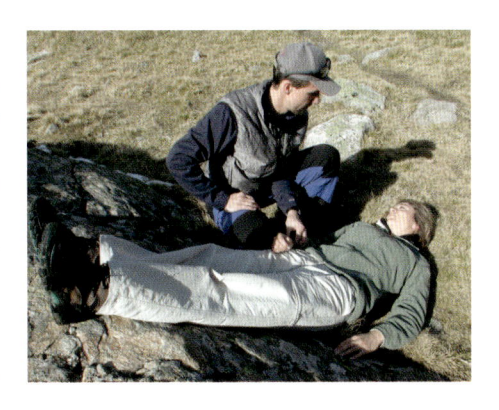

Tipp:
In den Bergen können Sie diese Ganzkörperschocklage behelfsmäßig durchführen, indem Sie die Geländeformen ausnützen und den Betroffenen an eine Hangneigung legen, so dass der Kopf talwärts zeigt.

3. Schmerzen mindern
Schmerzen können das Schockgeschehen deutlich beeinflussen.
Der Vagusnerv, der über den Durchmesser der Blutgefäße den Blutdruck reguliert, reagiert auf Schmerzen sehr empfindlich. Die Adern werden weit gestellt, was zur Folge hat, dass die Blutmenge weiter in die Peripherie absackt und sich die Kreislaufsituation weiter verschlechtert.

Tipp:
Geben Sie einem Schockpatienten keine Medikamente. Dies sollte nur durch einen Arzt erfolgen. Ruhiger Zuspruch und psychische Betreuung lautet hier die Erfolgsformel.

4. Patienten beruhigen
Durch erhöhten Stress und Aufregung wird vermehrt Sauerstoff verbraucht. Da der Körper in diesem Zustand bereits Sauerstoff als Mangelware führt, sollte alles versucht werden, den Verbrauch so gering wie möglich zu halten.

4.5 Schock

Tipp:
Sorgen Sie dafür, dass umstehende Personen, die nicht unmittelbar mit der Versorgung betraut sind, sich aus dem Sichtfeld des Verletzten entfernen.

5. Warmhalten
Durch schlechte Durchblutung kühlt der Patient schnell aus. Es nützt relativ wenig, eine Decke oder Jacke über den Patienten zu legen, da die Bodenkälte den Körper schnell auskühlen lässt.
Aus diesem Grund ist es von größter Bedeutung, den Verletzten mittels Isomatte, Schlafsack, oder Goretex-Bekleidung vor Bodenkälte zu schützen.

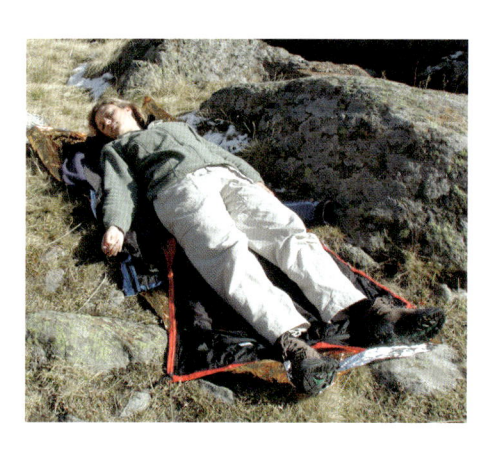

Deshalb gilt:
Bei einer Unfallsituation (Schockgeschehen) in den Bergen sollte man dem Betroffenen Flüssigkeit verabreichen, damit sich die Schocksymptomatik nicht verschlimmert.
Allerdings muss man mit der Flüssigkeitsmenge sehr sparsam umgehen.
In den ersten Minuten bekommt der Patient nur sehr kleine Mengen an Wasser (Laben).
Dieses muss er so lange als möglich im Mund behalten, damit über die Schleimhäute im Mund ein Teil der Flüssigkeit aufgenommen werden kann. Kleine Mengen an Wasser werden den Magen nicht belasten, das Durstgefühl des Betroffenen aber mindern.

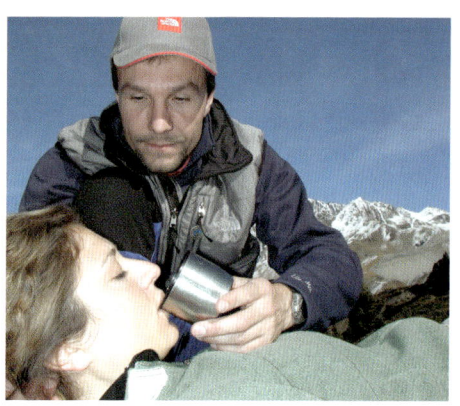

6. Flüssigkeit zuführen
Normalerweise bekommen Schockpatienten die fehlende Flüssigkeit über Infusionen verabreicht. Im Gebirge ist diese Möglichkeit nicht gegeben. Aus diesem Grund müssen wir uns anderweitig behelfen und dem ausgetrockneten Körper über den Mund Flüssigkeit zuführen.

Vorsicht!
Da der Magen-Darm-Trakt im Schockzustand schlecht bis gar nicht durchblutet wird, kann er auch keine Flüssigkeit verarbeiten und im Organismus aufnehmen. Diese würde sich im Magen ansammeln und zu Erbrechen führen.

Sobald der Patient das Getränk wieder erbricht, war dies ein klares Zeichen dafür, dass er zu viel verabreicht bekommen hat. In solch einem Fall gilt: Atemwege freimachen und freihalten, sowie das Laben einstellen.
Ein Bewusstloser oder im Bewusstsein eingetrübter Patient bekommt grundsätzlich nichts zu trinken! Die Gefahr, dass er sich verschluckt und die Flüssigkeit in die Lungen gerät, ist zu groß.

Tipp:
Nehmen Sie ein nasses Tuch und befeuchten Sie nur Lippen und Mundraum des Betroffenen.

4.5 Schock

7. Ständiges Prüfen der Vitalfunktionen (ABC)
Überprüfen Sie ständig die Vitalfunktionen, indem Sie Atmung, Bewusstsein und Circulation (Puls) alle paar Minuten kontrollieren.

8. Abtransport
In vielen Fällen stellt die Luftrettung die einzige sinnvolle Möglichkeit dar, wenn vor Ort keine Maßnahme zur Verfügung steht, die den Zustand bessert oder stabilisieren kann.
Transporte, bei denen sich der Verletzte anstrengen muss oder Angst empfindet, sind zu vermeiden.

Weitere Schockformen
mit unterschiedlichen Erste-Hilfe-Maßnahmen

▶ Allergischer Schock
(Anaphylaktischer Schock)

1. Entstehung
Eine **allergische Reaktion** auf "**Fremdkörper**" kann in kürzester Zeit zu einer akut lebensbedrohlichen Situation oder zu einem Kreislaufstillstand führen.
Grund dafür ist die Antigen-Antikörper-Reaktion im Organismus. Gefährdet sind insbesondere Personen, die schon anderweitig Allergiker sind, z. B. unter Heuschnupfen oder Ähnlichem leiden.

2. Folgende Stoffe können als "Fremdkörper" wirken
- Insektengifte
- Gräser, Pollen
- Nahrung wie Milchprodukte, Obst, Nüsse
- Medikamente und insbesondere Penicilline, Insulin, Aspirin (Acetylsalicylsäure)

3. Sofortmaßnahmen
Da es sich hier ebenfalls um einen Schock handelt, werden **die allgemeinen Sofortmaßnahmen ergriffen**, die im Abschnitt Volumenmangelschock beschrieben sind.

Ein Insektenstich kann lokale allergische Reaktionen auslösen, die zum Anschwellen der Schleimhäute führen. Werden Sie im Mundraum von einem Insekt gestochen, wäre die Folge eine akute Beeinträchtigung der Atmung.
Sofortige Gegenmaßnahmen (Kühlen der Halspartie) in Schocklage müssen eingeleitet werden. Das Verabreichen eines kalten Getränkes (Laben) hat den Effekt des Abschwellens der Schleimhäute zur Folge.

Tipp:
Ist Ihnen bekannt auf welche Stoffe Sie allergisch reagieren, sollten Sie sich von Ihrem Arzt beraten lassen und wenn möglich ein Medikament mit sich führen, das bei einem eventuell eintretenden Notfall verabreicht werden kann.

▶ Kardiogener Schock

1. Entstehung
Kardiogen bedeutet, dass der Schock durch Störungen am Herzen ausgelöst ist.
Er nimmt eine **Sonderstellung** unter den Schockformen ein, da hier die **üblichen Sofortmaßnahmen nicht angewandt werden dürfen**.
Eine Besonderheit besteht darin, dass die herznahen Venen im Gegensatz zum Volumenmangelschock prall gefüllt sind, da sich das venöse Blut vor der vermindert arbeitenden Pumpe (Herz) staut. Das geschädigte Herz kann die angebotene Blutmenge nicht mehr weiterpumpen und es kommt so zu einer Minderversorgung im gesamten Körper.

2. Ursachen
- Herzinfarkt (steht an erster Stelle)
- Herzmuskelentzündung
- Herzklappenfehler
- Überdosierung von Medikamente (z. B Beta Blocker)
- Lungenembolie
- Schwere Herzrhythmusstörungen

4.5 Schock

3. Symptome
- Blässe
- Kaltschweißige Haut
- Frieren
- Verlangsamte Nagelbettprobe (nach festem Druck auf das Nagelbett dauert es bis zur Rückkehr der normalen, rosigen Färbung länger als zwei Sekunden)
- Puls kaum tastbar
- Atemnot
- Todesangst
- Brustschmerz

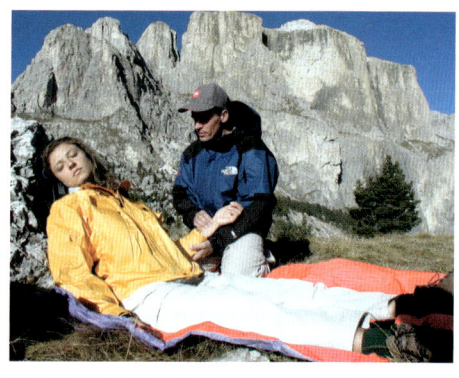

4. Besonderheit
- Gestaute Halsvenen!

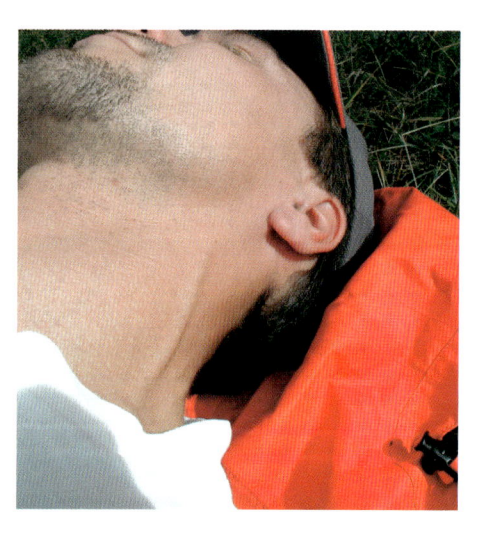

Oberkörperhochlage bei kardiogenem Schock

Tipp:
Hat der Patient eigene Herzmedikamente dabei, die für das gleiche, schon öfter bei ihm aufgetretene Problem verschrieben wurden, so können diese bei deren Einnahme helfen.

▶ **Septische / toxischer Schock**

1. Entstehung
Nach einer Infektion mit speziellen Bakterien wie Coli-Bakterien und Salmonellen, können Stoffwechselgifte oder Zerfallsgifte der Bakterien einen septischen/toxischen Schock auslösen.
Diese Toxine führen zu einer Erweiterung der Blutgefäße, das Blut versackt wie bei einem Volumenmangelschock in den Extremitäten (Blutdruckabfall ist die Folge) und führt so zu den typischen Schockanzeichen.

5. Sofortmaßnahmen
Obwohl es sich hier um eine Schockform handelt, dürfen Sie die normale Schocklage auf keinen Fall anwenden. Die zusätzlich angebotene Blutmenge würde zu einer Verschlimmerung führen.
Deshalb keine Schocklage, sondern eine Lagerung mit erhöhtem Oberkörper.
Auch ein beruhigender Zuspruch wird dem Patienten die Angst nehmen und einer Verschlimmerung seiner Situation entgegenwirken. Er darf sich auf keinen Fall bewegen oder anstrengen.

2. Ursachen
- Harnwegsinfektionen
- Galleninfekte
- Infektionen durch schmutzige Materialien (z. B. Schnittwunde durch unsauberes Messer)

3. Symptome
Natürlich sind auch hier die allgemeinen Schockzeichen vorhanden. Jedoch lässt sich diese Schockform rein symptomatisch von Laien sehr schwer erkennen.

4.5 Schock

4. **Besonderheit**

Der Schock kann in zwei Stadien verlaufen:

1. Stadium:
- sehr schnelle Atmung
- rasender Puls
- überwärmte, trockene Haut
- Schüttelfrost

2. Stadium:
- Kalte, zyanotische Haut
- Eventuell marmorierte Haut (unterschiedliche Farbschattierungen)
- Orientierungslosigkeit
- Schneller Puls, niedriger Blutdruck

5. **Sofortmaßnahmen**

   Auch bei einem toxischen Schock gelten die allgemeinen Sofortmaßnahmen.
- Schocklagerung und ständige Kontrolle der Vitalfunktionen

Tipp:
Verabreichen Sie niemals ohne ärztliche Hilfe ein Antibiotikum.

4.6 Lagerungen

Bei der Versorgung von Verletzten ist die den jeweiligen Erkrankungen oder Verletzungen des Verunglückten angepasste Lagerung ein in seiner Bedeutung nicht zu unterschätzendes Basisverfahren, das ohne Einschränkungen in den Zuständigkeitsbereich der Ersthelfer fällt.
Die richtige Lagerung hilft, eine drohende Lebensgefahr abzuwenden, ein verletztes Körperteil ruhig zu stellen und Schmerzen zu lindern.

Beachte:
Eine Auskühlung des Verletzten im Gebirge ist schnell erreicht.

Daher gilt der Grundsatz:
Bei jeder Lagerung muss prophylaktisch vor Auskühlung geschützt werden, indem wir den Betroffenen immer mit einer Jacke, Isomatte oder einem Schlafsack sowie einer zusätzlichen Aluminium-Rettungsdecke oder anderweitigen Materialien **unterlagern**.
Meist wird der Betroffene nur von oben zugedeckt, wobei der größte Wärmeanteil durch den kalten Steinboden verloren geht. Desweiteren nehmen Verletzte mit erhaltenem Bewusstsein spontan die Haltung ein, die unter den bestehenden Umständen die geeignetste für sie ist.

Die eingesetzten Lagerungsarten

1. Stabile Seitenlage
2. Schocklage
3. Hocksitz
4. Rückenlage
5. Halbsitzende Rückenlage
6. Rückenlage mit erhöhtem Kopfende
7. Das Unterlegen einer Decke
8. Rückenlage mit unterlagerten Knien

Achtung bei Halswirbelsäulen-Verletzungen

Bei jedem Verletzten mit Beteiligung der Wirbelsäule besteht die Gefahr einer Rückenmarksverletzung mit nachfolgender Querschnittslähmung.
Bei Bewusstlosen ist eine Verletzung der Wirbelsäule allerdings oft schwer erkennbar. Man sollte keinesfalls aus Angst vor einer unerkannten WS-Verletzung den Betroffenen in Rückenlage belassen.
Sicherung der Atmung durch stabile Seitenlage sollte im Zweifelsfall immer Vorrang haben. Hierbei ist auf Umlagerung des Verletzten "en bloc" zu achten, d. h. ohne dass der Körper in Längsachse gedreht wird.

Tipp:
Vorsicht mit Zwang!
Gezwungene Lagerungen schaden in vielen Fällen mehr, als sie zur Linderung beitragen können.

4.6 Lagerungen

▶ 1. Stabile Seitenlage

Bei Störung des Bewusstseins: Bewusstlose sind nach Ausfall der Schutzreflexe durch das Eindringen von Erbrochenem, Blut oder Schleim in die Luftröhre gefährdet.

1. Der Ersthelfer kniet seitlich neben dem Bewusstlosen. Zuerst hebt man das Becken des Verletzten an und legt den gestreckten Arm mit der Handfläche nach unten unter das Becken.

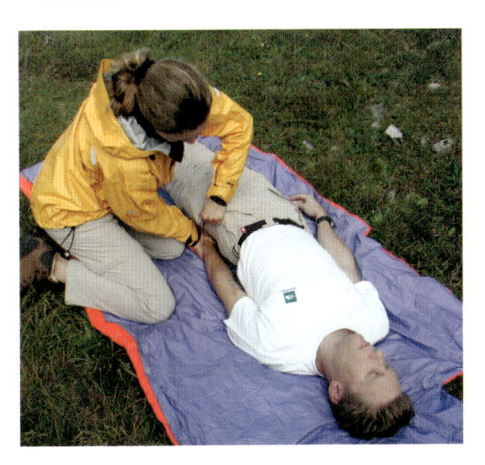

2. Das dem Helfer näherliegende Bein des Verletzten wird angehoben und aufgestellt. Zusätzlich wird dieses Bein durch den Ersthelfer fixiert, um ein Wegrutschen zu verhindern.

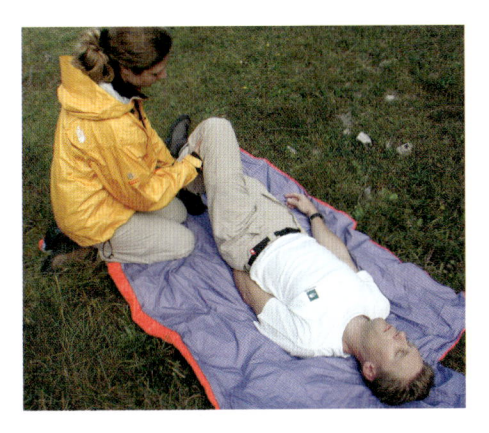

3. Der gegenüberliegende Arm wird mit der Handfläche auf die gegenseitige Schulter gelegt.

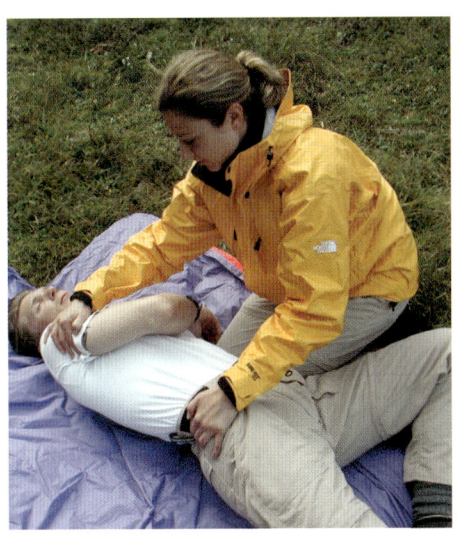

4. Nun wird der Verletzte an der entfernteren Schulter und dem Gesäß gleichzeitig angefasst und über den ausgestreckten Arm der Unterseite auf die Seite gedreht.

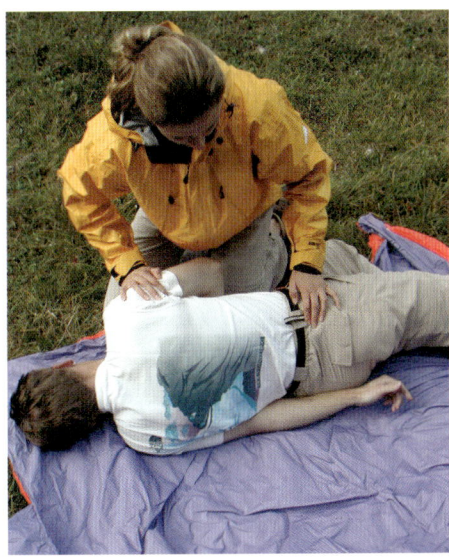

4.6 Lagerungen

5. Wichtig ist nun das Überstrecken des Kopfes, um die Atemwege freizuhalten.

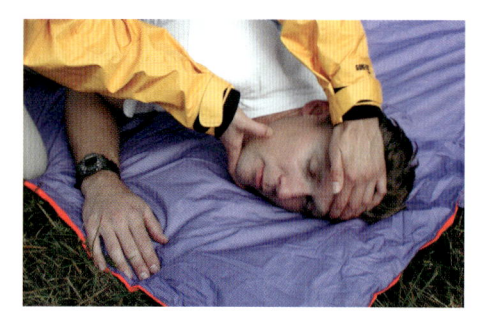

Vorsicht:
Durch unvorsichtiges und grobes Herausziehen des Armes besteht die Gefahr einer Schulterverletzung (Auskugeln des Armes).

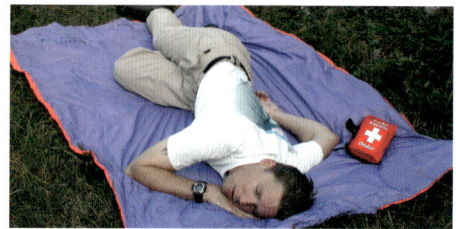

6. Damit der Kopf diese Position auch beibehält, wird die obenliegende Hand mit der flachen Handfläche nach unten, unter den Kopf des Verletzten, gelegt.

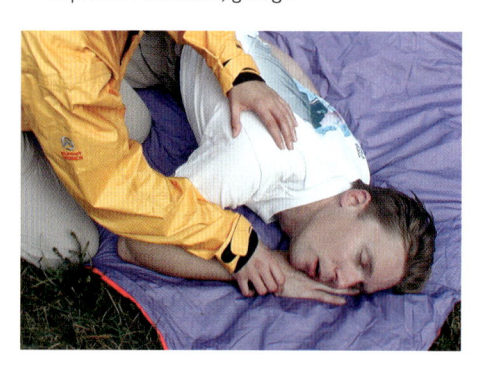

Wirkung der stabilen Seitenlage
In Rückenlage verläuft die Luftröhre absteigend in Richtung Lungen, so dass Fremdkörper wie Blut und Erbrochenes der Schwerkraft folgend in die Lunge fließen. Bei der Seitenlage ist die Eintrittspforte der Lunge höher gelegen als der Verlauf der Luftröhre und des Mundeinganges. So kann Erbrochenes nicht in die Lungen fließen.

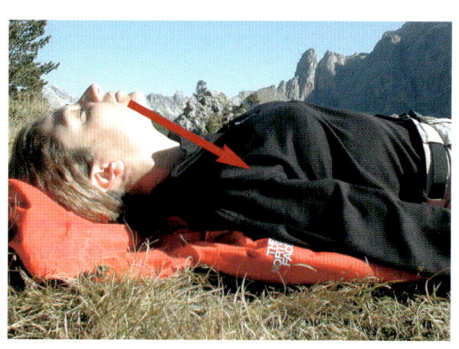

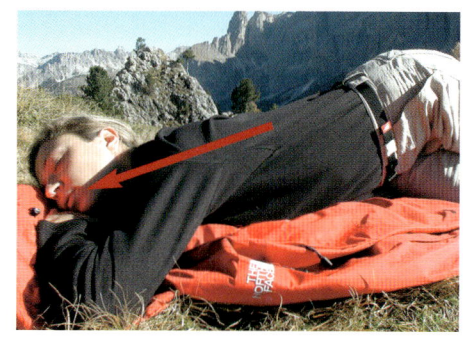

7. Der unter dem Körper liegende, ausgestreckte Arm wird zur Stabilisierung hinter dem Rücken angewinkelt.

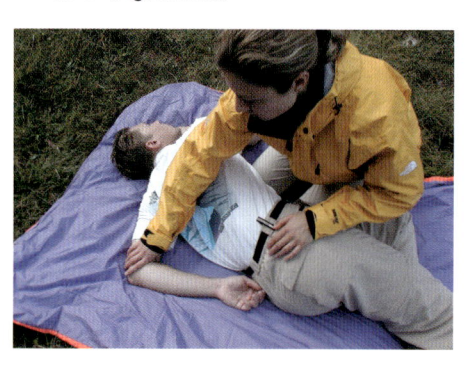

4.6 Lagerungen

▶ 2. Schocklage

Schwerwiegende Störungen der Herz-Kreislauf-Tätigkeit verlangen unterschiedliche Lagerungsformen. Besonders wichtig sind unterschiedliche Lagerungstechniken bei:

- **Kardiogenem Schock (siehe Kapitel Schock)**
  Oberkörperhochlage bei kardiogenem Schock
- **Volumenmangelschock**
  Bei allen drohenden oder bereits vorliegenden Schocksituationen, die nicht durch ein akutes Linksherzversagen ausgelöst werden, sind die Beine über die Herzebene des Patienten anzuheben. Ziel der Schocklage ist die Autotransfusion, der verstärkte Rückfluss von Blut aus den Beinen und aus dem Bauchraum zum Herzen. Durch eine bessere Füllung des Herzens kommt es über eine Erhöhung des Schlagvolumens zu einer besseren Durchblutung der lebenswichtigen Organe.
- **Technik bei Volumenmangelschock**
  Verunglückter bei Bewusstsein
  Kopftieflage durch Unterlegen eines Gegenstandes (z. B. Rucksack) oder geländeangepasstes Lagern (Kopf talwärts gerichtet). Bei einem schweren Schock müssen beide Beine in einem Winkel von 60° angehoben werden (Taschenmesserposition), um die noch in den Gliedmaßen vorhandene Blutmenge dem Körperkern zufließen zu lassen.

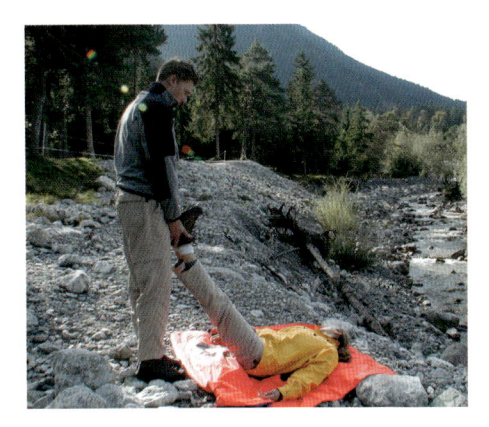

Verunglückter ohne Bewusstsein

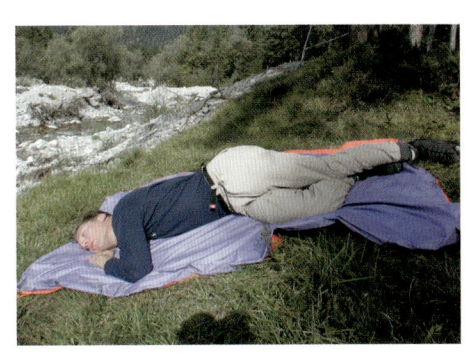

Schocklage kombiniert mit stabiler Seitenlage

▶ 3. Hocksitz

Erfolgt bei Gesichtsverletzungen / Blutungen aus Mund und Rachen. Bei Gesichtsverletzungen kann, je nach Lokalisation und Schwere der Blutung, der Hocksitz, optional die Bauchlage, des Patienten notwendig werden.

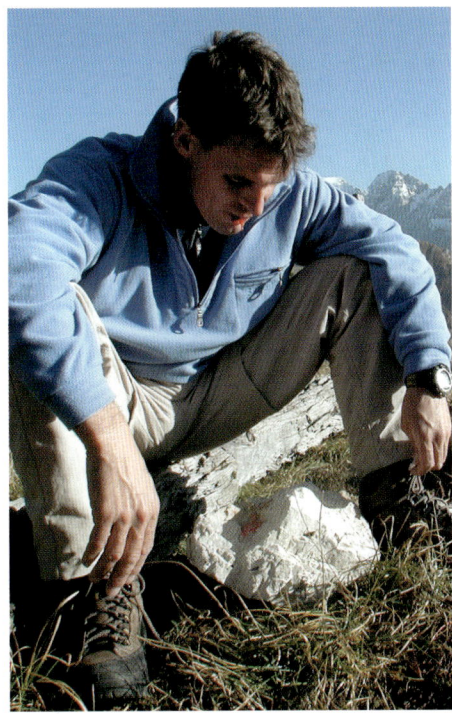

4.6 Lagerungen

▶ 4. Rückenlage

Wird bei allen Rückenverletzungen und Unfällen angewandt, bei denen keine weitere lebensbedrohliche Gefährdung des Betroffenen durch Atemstillstand, Erbrechen etc. besteht. Voraussetzung für die Rückenlage ist das volle Bewusstsein des Verunglückten.

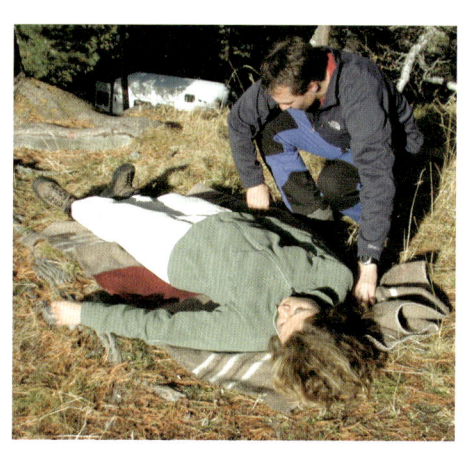

▶ 5. Halbsitzende Rückenlage
(bei Atemnot)

Wenn die Ein- oder Ausatmung erschwert ist, wird der Oberkörper hochgelagert. Durch diese Lagerung wird die Beweglichkeit der gesamten Atemmuskulatur verbessert.

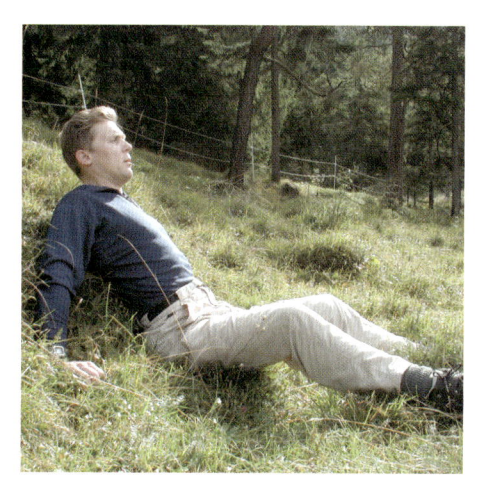

▶ 6. Rückenlage mit erhöhtem Kopfende

Bei Hitzschlag und Zuständen mit rotem Kopf: Durch die Kopferhöhung wird die Durchblutung vermindert.

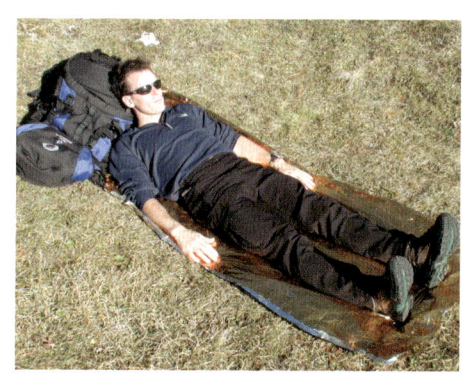

▶ 7. Rückenlage mit unterlagerten Knien und erhöhtem Kopf

Wird bei allen Verletzungen des Bauchraumes angewandt. Ziel ist die Entspannung der Bauchdecke und somit eine Linderung der Schmerzen.

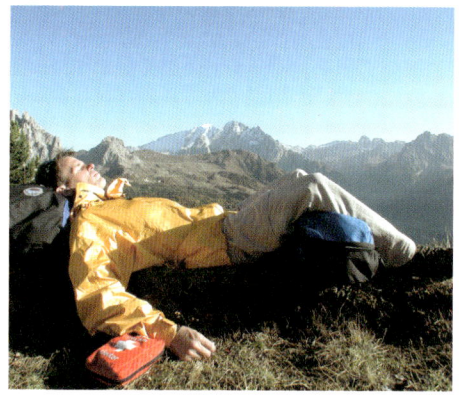

4.6 Lagerungen

▶ 8. Unterbringen eines Biwaksackes oder einer Decke

Wenn unter einen Verletzten ein Biwaksack (Schutz vor Nässe) oder eine Decke (Schutz vor Kälte) untergebracht wird, sollte die folgende Vorgehensweise angewandt werden, um zu verhindern, dass der Verletzte unnötig bewegt wird.

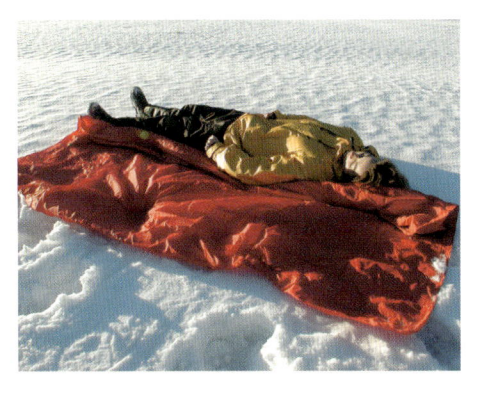

- Zuerst wird der Biwaksack neben dem Verletzten ausgebreitet.
- Die Hälfte des Biwaksackes wird neben dem Verletzten aufgerollt.
- Der Verletzte wird zuerst "en bloc" zum Retter gedreht, damit der Biwacksack möglichst weit unter den Verletzten gelegt werden kann

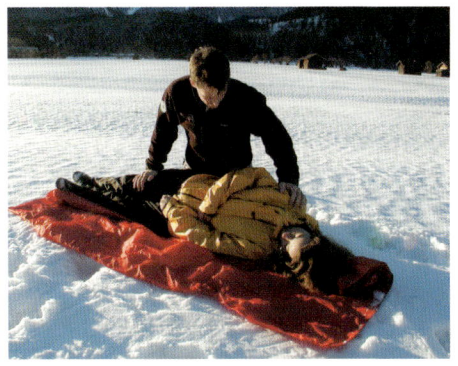

- Nun wird der Verletzte "en bloc" zur anderen Seite (vom Retter weg) auf den Biwaksack gedreht

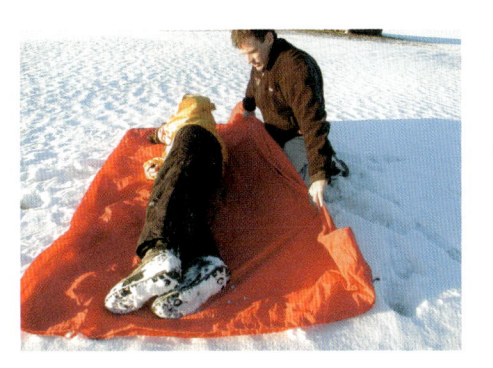

- Danach wird der zusammengerollte Rest des Biwacksackes unter dem Verletzten herausgezogen
- Anschließend wird der Verletzte wieder in die Rückenlage gebracht

5. Verletzungen des knöchernen Apparates
5.1 Knochenbrüche

Bei Bergunfällen liegen in über 50% der Fälle Verletzungen der Extremitäten vor. Meistens handelt es sich dabei um Knochenbrüche durch direkte oder indirekte Gewalteinwirkung, die mit erheblichen Schmerzen verbunden sind und eine schwere körperliche Beeinträchtigung darstellen.
Eine Verletzung der unteren Extremität wirkt sich erheblich schwerer aus, als die der oberen Extremität, da sie meist Gehunfähigkeit zur Folge hat und deswegen einen **"behelfsmäßigen"** Abtransport notwendig macht. Bei der Behandlung und anschließenden Schienung von Frakturen wird dem Ersthelfer größtmögliche Sorgfalt abverlangt. Neben den genannten Verletzungen kommt es bei schweren Stürzen auch häufig zu Beckenfrakturen.

Ursachen

- **Direkte Gewalteinwirkung**
  Hervorgerufen durch einen Schlag oder Sturz direkt auf den Knochen. Typisch bei Klettersturz oder Skistürzen.

- **Indirekte Gewalteinwirkung**
  Seltener auftretend z. B. bei Wanderern, die in einer Astgabel am Wegesrand hängen bleiben.

- **Ermüdungsbrüche**
  Dabei handelt es sich um eine ungewohnte Überbeanspruchung des knöchernen Systems. Typisch hierfür ist eine Marschfraktur, bei der die Knochen im Vorfußbereich nach langen Fußmärschen brechen.

- **Pathologische Knochenbrüche**
  Treten bei vorgeschädigtem Knochengewebe auf. Es handelt sich hierbei um sogenannte Spontanfrakturen, die ohne jegliche Einwirkung von aussen auftreten.
  Diese trifft unter anderem Menschen mit Osteoporose und Knochentumoren.

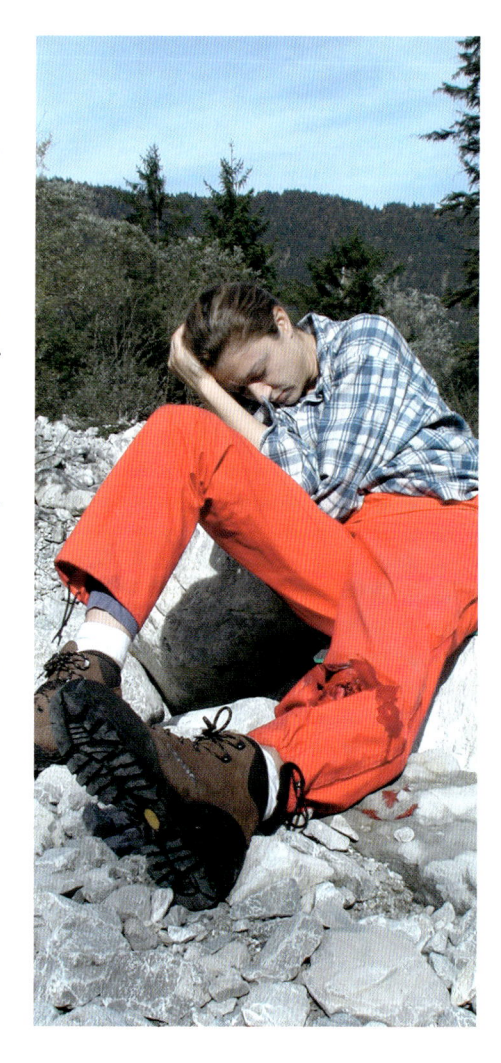

5.1 Knochenbrüche

Sichere Zeichen für Knochenbrüche

- Sichtbare Knochenteile bei offener Wunde
- Abnorme Fehlstellung körperferner Extremitäten
- Abnorme Beweglichkeit körperferner Extremitäten
- Krepitation (Knochenreiben)

Unsichere Zeichen für Knochenbrüche

- Schmerzhaftigkeit
- Schwellung
- Blutergüsse
- Bewegungseinschränkung

5.1.1 Geschlossene Fraktur

Bei geschlossenen Frakturen bleibt die Haut unbeschädigt. Jedoch können durch Knochenteile einige Blutgefäße beschädigt sein, die eine umfangreiche innere Blutung verursachen. Folge:

Folgende Blutmengen können bei einem verletzten Gefäß in das Gewebe einbluten:

Oberarm bis	800 ml
Unterarm bis	400 ml
Becken bis	**5000 ml**
Oberschenkel bis	2000 ml
Unterschenkel bis	1000 ml

Aus den Zahlen wird deutlich, dass in das Becken mit fünf Litern Blut fast das gesamte Blutvolumen eines Erwachsenen verloren gehen kann, ohne dass auch nur ein Tropfen Blut sichtbar geworden ist.

Erkennen einer inneren Blutung

Meistens erkennbar, wenn sich Schocksymptome einstellen oder ausweiten, ohne irgendwelche sichtbaren Auslöser. Wenn zum Beispiel beide Unterschenkel im Seitenvergleich betrachtet werden, so wird man einen deutlichen Unterschied in Umfang und Härte feststellen.

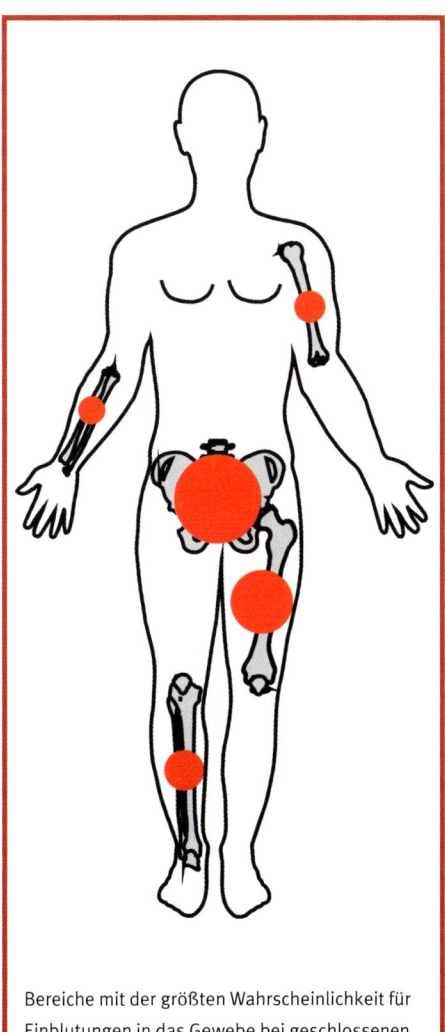

Bereiche mit der größten Wahrscheinlichkeit für Einblutungen in das Gewebe bei geschlossenen Frakturen

5.1 Knochenbrüche

Erste-Hilfe-Maßnahmen bei geschlossenen Frakturen

Der Ersthelfer muss sich auf die bekannten Basismaßnahmen beschränken, die nachfolgend aufgezählt sind. Die Reihenfolge der Maßnahmen hängt natürlich von der jeweiligen Situation ab und kann dementsprechend variabel sein.

- Vitalfunktionen kontrollieren und überwachen
- Bodycheck
- Schocklagerung (wenn nötig)
- Wärme erhalten (Kleidung unterlagern)
- Schmerzen lindern (durch vorsichtigen Zug der gebrochenen Extremität)
- Betroffene Extremität hochlagern (Reduzierung der Einblutung)
- Kälte (Eis oder Schnee) auf die vermutete Stelle der inneren Blutung legen
- Ruhigstellen/Schienen (behelfsmäßig mit Skistöcken, Ästen, Rucksackpolster usw.)

Sollten all diese Basismaßnahmen keinen Erfolg zeigen und der Verletzte tiefer in einen Schockzustand verfallen, kann auch ein Abdrücken oder in letzter Instanz ein Abbinden der jeweiligen Extremität erfolgen.

Merke:
Es blutet im Körper nicht nur, wenn eine offene Wunde sichtbar ist.

5.1.2 Offene Fraktur

Bei offenen Frakturen wird die Haut von einem Knochenstück durchstoßen.
Durch die entstandene Öffnung können Erreger eindringen, die zu einer Infektion führen.

Erkennen einer offenen Fraktur

- Knochenanteile ragen aus der Wunde

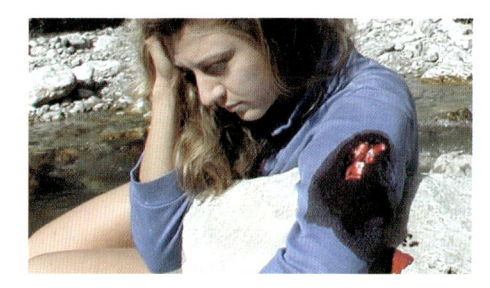

Erste-Hilfe-Maßnahmen bei offenen Frakturen

Wundversorgung, Blutstillung und die Ruhigstellung von Knochenbrüchen sind Maßnahmen der klassischen Ersten Hilfe.
Die Überprüfung und Sicherung der Vitalfunktionen hat Vorrang vor der Durchführung der im Anschluss dargestellten Verfahren der örtlichen Behandlung von Extremitätenverletzungen.

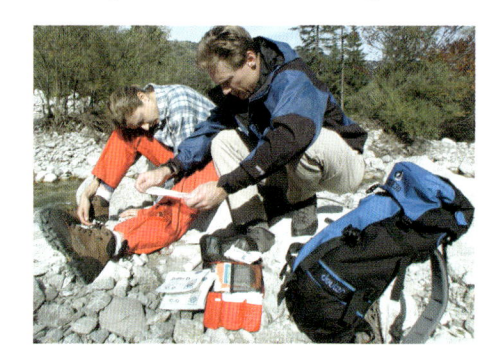

5.1 Knochenbrüche

▶ Grundsätzliche Verfahren
- Keimfreie Wundauflage durch Verwendung geeigneter Verbandspäckchen
- Abdrücken bei stark spritzenden, arteriellen Blutungen (sofort und während des Verbindens)
- Druckverband bei starker Blutung
- Ruhigstellen / Schienen (behelfsmäßig mit Skistöcken, Ästen, Rucksackpolster usw.)

Vorgehensweise bei Schienungen von Frakturen

Nachdem alle Sofortmaßnahmen abgeschlossen sind und vor allem die Blutung gestoppt ist, muss die Fraktur geschient werden. Bis jedoch die endgültige Schienung vorbereitet und angelegt ist, sollte eine behelfsmäßige Ruhigstellung mit Rucksäcken oder Kleidungstücken erfolgen.

Sinn und Zweck dieser Ruhigstellung ist die Vorbeugung weiterer Gewebeschädigungen durch spitze Knochenenden. Zudem kommt es zu einer Schmerzlinderung.

Ist ein behelfsmäßiger Abtransport nicht zu umgehen, so muss eine Fraktur immer geschient werden. Lediglich wenn professionelle Hilfe unterwegs ist, darf der Betroffene ungeschient gelagert werden. Jedoch muss auch hier auf Ruhigstellung mittels Rucksäcken oder anderweitiger Materialien geachtet werden.

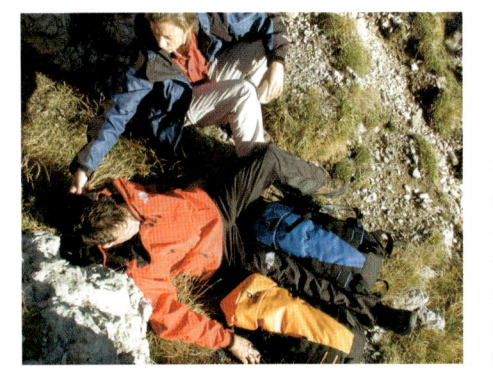

Achsengerechter Zug

Wenn zwei Fragmente aufeinander reiben, verspürt der Verletzte erhebliche Schmerzen, die durch das beschädigte Periost (Knochenhaut; hohe nervale Versorgung) verursacht werden!

Eine Schmerzlinderung wird erreicht durch einen achsengerechten, kontinuierlichen Zug der gebrochenen Extremität durch den Ersthelfer. Dieser Zug sollte bis zur Ruhigstellung mittels Schiene gehalten werden.

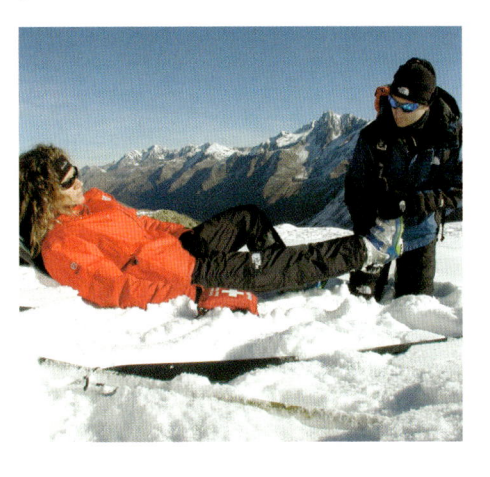

Tipp:
Natürlich gilt auch hier der Grundsatz: Was dem Verletzten schadet bzw. vermehrt Schmerzen zufügt, muss unterlassen werden.
Wenn die Traktionsmaßnahme keine Schmerzerleichterung zur Folge hat, belassen Sie die Extremität in der vorgefundenen Position.

5.1 Knochenbrüche

Materialvorbereitung zur Schienung

Im Falle einer Fraktur würde die **Luftkammerschiene** oder der **Sam-Splint** zur allerbesten Versorgung bzw. Ruhigstellung beitragen. Jedoch können Sie auch mit einfachen Materialien eine behelfsmäßige Schienung herstellen, die der professionellen Schienung in etwa gleich kommt.
Alle Materialien müssen vor Beginn der Versorgung bereitgestellt werden.
Um Schmerzen zu vermeiden, wird das Anpassen der Schiene immer an der nicht verletzten Seite geprobt.

▶ Folgendes Material kann verwendet werden

- Isomatte
- Ski- oder Wanderstöcke
- Rucksack
- Herausnehmbares Rückenteil eines Rucksacks

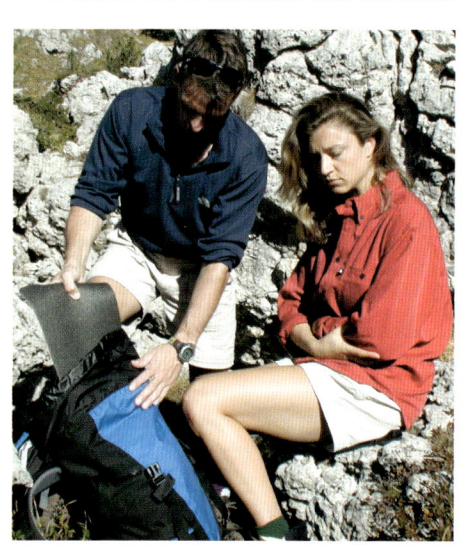

- Dreiecktücher
- Reepschnüre
- Schaal, Stofftaschentücher
- Mütze, Wechselwäsche und Handschuhe zum Abpolstern

Grundprinzipien einer Schienung

- **Anpassen** der Schiene immer an der gesunden **Extremität**
- Eine Schiene muss die gebrochene Extremität **ruhig stellen**
- Um eine vollständige Ruhigstellung zu gewährleisten, muss die Schiene über das **benachbarte Gelenk** reichen
- Straff genug, jedoch nicht zu fest anliegend, um die Blutzirkulation nicht zu stören
- Extremität immer abpolstern, denn jede noch so kleine Druckstelle verstärkt sich mit der Zeit massiv, was zu heftigen zusätzlichen Schmerzen führen kann
- Befestigung der Schiene mittels Dreiecktuch, grundsätzlich vor und hinter der Fraktur, niemals unmittelbar auf dem Bruch
- Knoten nicht über Wunden befestigen, schon gar nicht auf Stellen, an denen sie auf Haut oder Gelenke drücken
- Kontrolle von **Durchblutung, Gefühl und Motorik** in zeitlich geringen Abständen, da Schwellungen durch eine zu fest angelegte Schiene die Funktionen einschränken können

Herstellung einer behelfsmäßigen Extensionsschienung

1. Ruhigstellen der Bruchenden
2. Leichte Streckung, die sich in der Dosierung nach den Angaben des Verletzten richtet
3. Schmerzlinderung (durch leichte Streckung und Ruhigstellung)

Bei Verletzungen des Bewegungsapparates richtet sich eine behelfsmäßige Erstversorgung immer nach dem zur Verfügung stehenden Material. So kann z. B. eine Schienung auf verschiedene Arten durchgeführt werden. Das beschriebene Beispiel zeigt, wie man mit verhältnismäßig wenig Material auskommt. Improvisation ist alles.

5.1 Knochenbrüche

▶ Materialeinsatz
- Skistöcke/Wanderstöcke des Verunfallten
- Reepschnur ca. 4 Meter
- Dreiecktücher (möglich auch Halstücher, Stofftaschentücher, Gürtel, elastische Binden, Mullbinden usw.)

▶ Vorgehensweise
- Von der Mitte einer 4 Meter langen Reepschnur (6 mm) ausgehend wird pro Stockspitze ein Mastwurf gelegt
- Beide Schnurenden werden durch die Stockteller gezogen
- Der Stockabstand richtet sich nach der Schuhbreite des Verunfallten
- Stocklänge: äußerer Stock bis auf Höhe des Beckenkamms, innerer Stock eine Handbreit über dem Schritt einstellen

- Die vorbereiteten Skistöcke werden parallel auf Höhe der Knöchel an das verletzte Bein angelegt
- Schneeteller müssen unmittelbar an der Schuhsohle anliegen
- Schnurenden oberhalb der Ferse kreuzen und

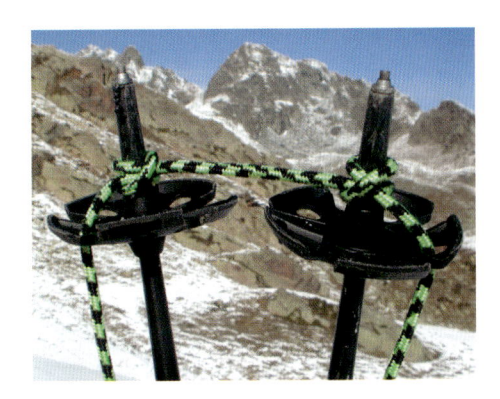

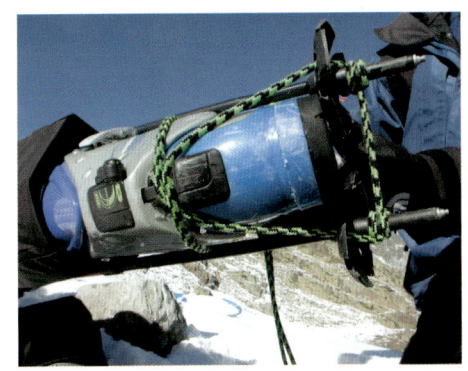

- unterhalb der Stöcke nach vorne über dem Rist mit einem Kreuzknoten verbinden
- Nun werden die Schnurenden unter Zug auf dem Rist zusammengeknotet (Kreuzknoten)

Achtung:
Fester Zug ist nötig, damit sich beim späteren Streckvorgang die Schneeteller nicht von der Schuhsohle abheben.

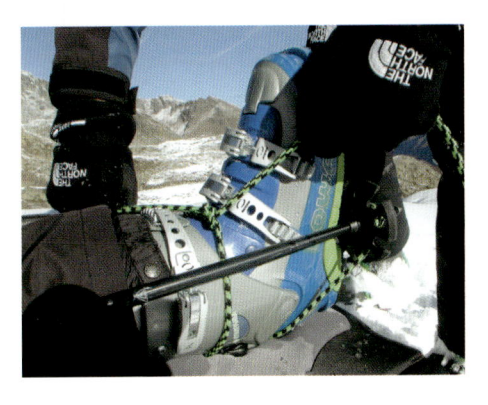

5.1 Knochenbrüche

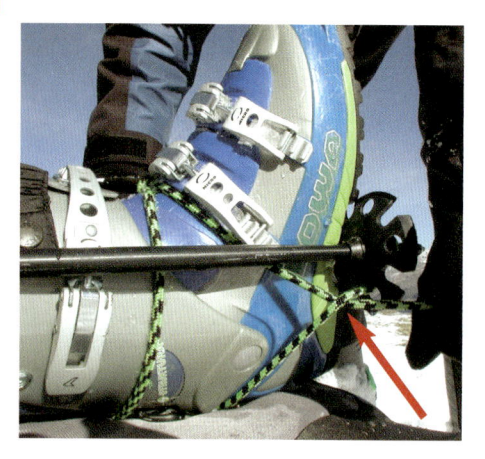

- Schnurenden unter dem Fersenkreuz (siehe Pfeil) durchziehen

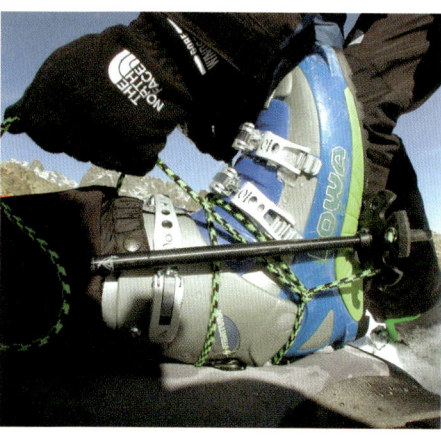

- und unterhalb der Skistöcke nach vorne führen

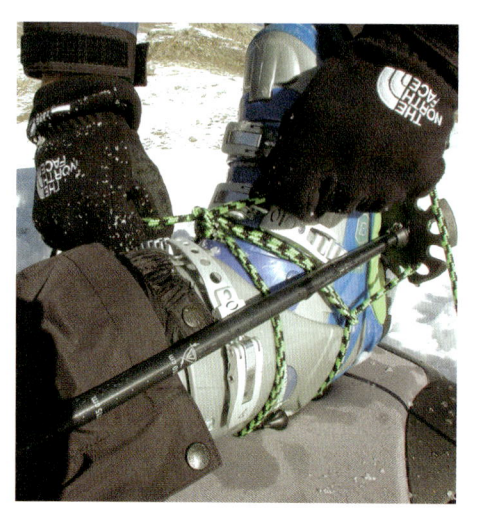

- Nun werden die Schnurenden wieder unter Zug auf dem Rist mit einem Kreuzknoten zusammengeknotet

5.1 Knochenbrüche

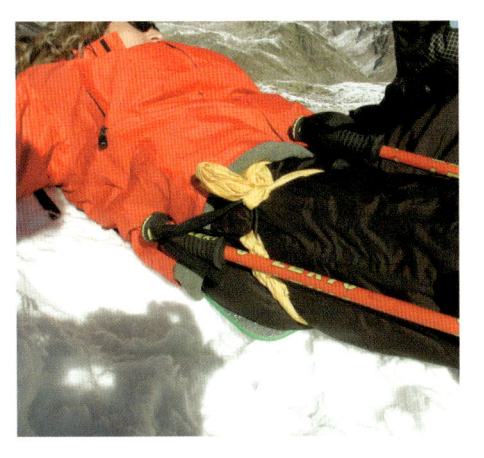

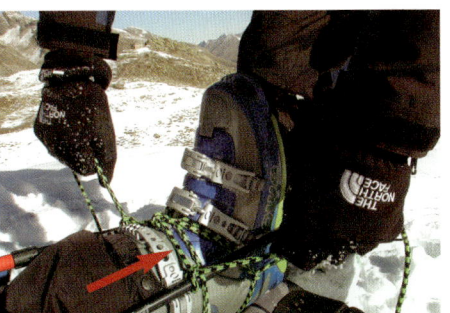

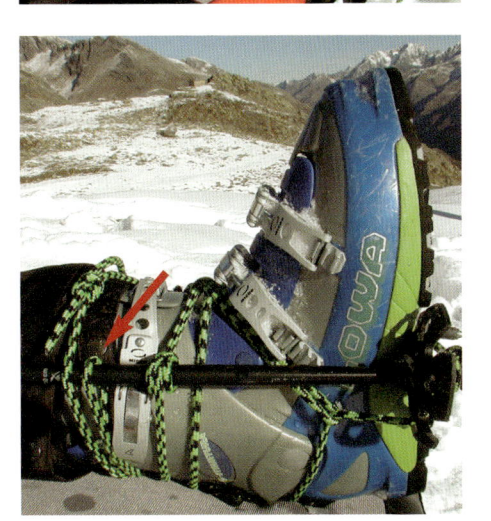

- Eine Dreiecktuchkrawatte wird in die Schlaufe des innenliegenden Stockes geknotet
- und durch den Schritt zur äußeren Stockschlaufe geführt. Als Polsterung z. B. einen Handschuh in den Schritt legen
- Je nach Angabe des Verunfallten kann jetzt durch sanftes Ziehen am Dreiecktuch das Bein gestreckt, bzw. in der für den Betroffenen günstigen Stellung, mit einem Knoten in der äußeren Stockschlaufe fixiert werden
- Falls der Verletzte bei Bewusstsein ist, kann er helfen, die Stockgriffe in Sohlenrichtung zu drücken

- Beide Schnurenden werden jetzt mit je einem Mastwurf über die Skistöcke gesteckt

Achtung:
Das Verbindungsstück (siehe Pfeil) muss locker gehalten werden, da ein "Anheben" des Fußes möglich sein muss.

- Jetzt werden beide Schnurenden nach unten über die Achillessehne gelegt und wieder nach oben hinter den Stöcken vorbei geführt
- Zuletzt werden die Schnurenden um den Skistock nach unten gelegt (180° – siehe Pfeil), um sie zum Schluss auf dem Schienbein mit einem Kreuzknoten zu fixieren

5.1 Knochenbrüche

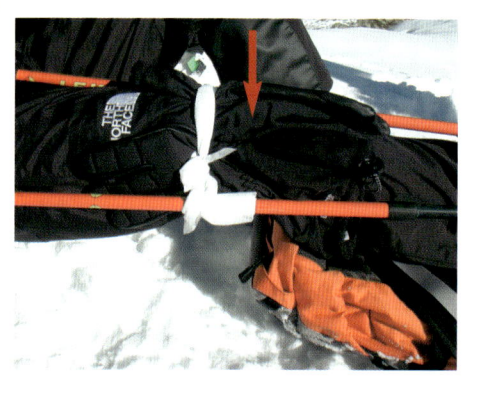

- Um das Bein fixiert zu lagern, wird ein breites Dreiecktuch (T-Shirt, Schal, o. ä.) oberhalb der Kniebeuge an den Stöcken fixiert. Der letzte Bindengang geht oberhalb der Kniescheibe (siehe Pfeil) entlang und dient ebenfalls der Fixierung des Beines
- Knoten nie direkt auf die Fraktur oder Muskulatur setzen
- Knoten immer an der Außenseite der Schiene befestigen

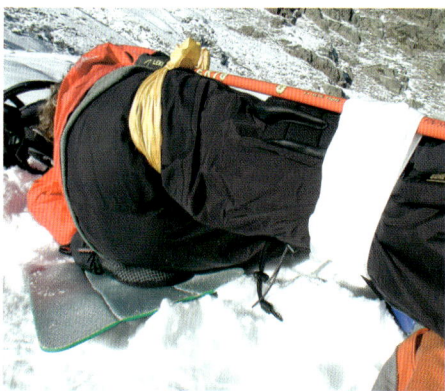

- Ansicht von hinten:
  Auf breite Auflageflächen achten!
- Entstehen Druckstellen durch anliegende Skistöcke, sind diese durch Handschuhe oder Mützen weitgehendst abzuschwächen

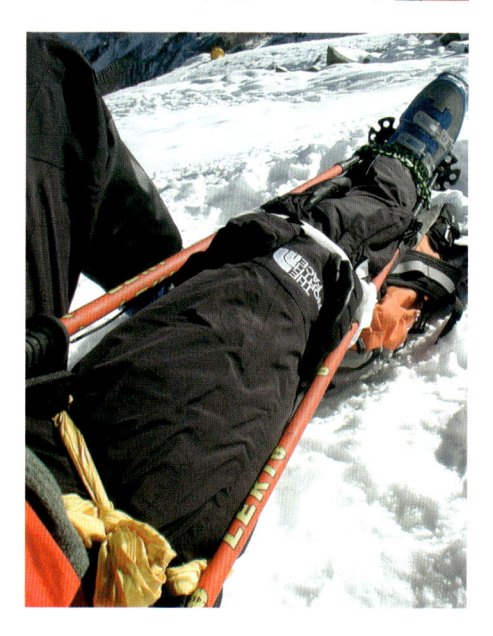

- Lockert sich beim Abtransport die Streckschiene oder empfindet der Verletzte diese als unangenehm, so kann im Schritt nachgestellt werden
- Zusätzlich muss ober- und unterhalb einer Bruchstelle diese mit Dreiecktüchern ruhiggestellt werden

5.1 Knochenbrüche

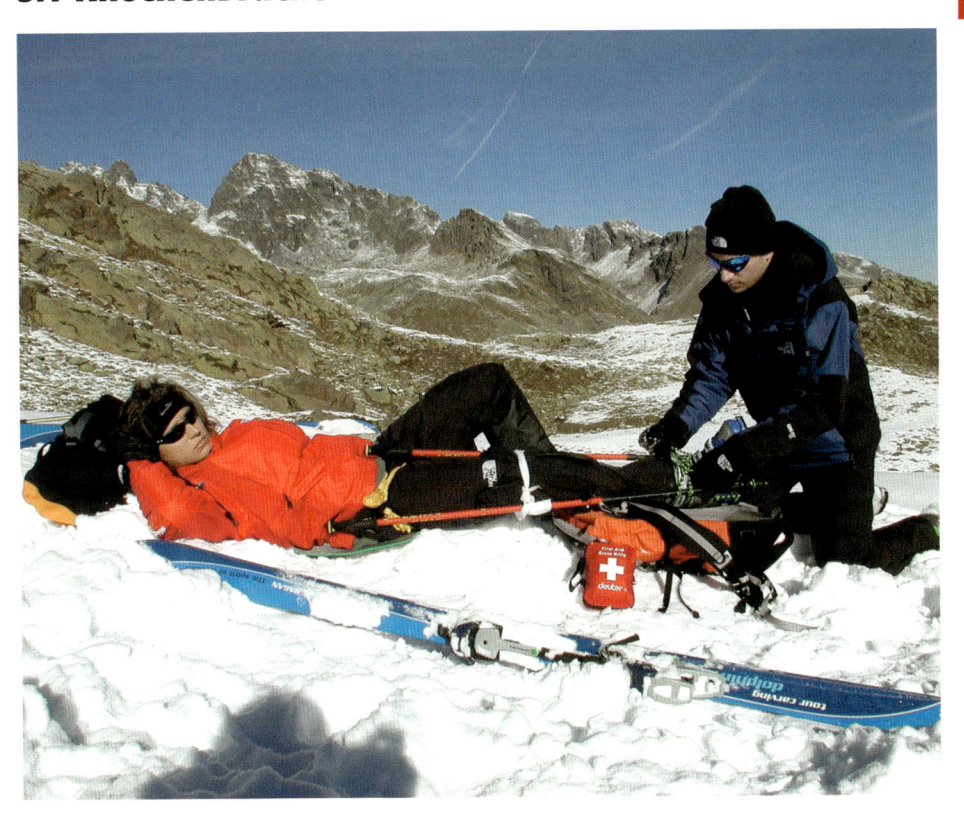

Der Improvisation sind keine Grenzen gesetzt, solange die Verletzung versorgt ist und der Verunglückte eine Schmerzlinderung erfährt.

Merke:
Eine behelfsmäßige Schienung muss die selbe Wirkung erzielen wie professionelle Schienen.

5.1 Knochenbrüche

Frakturen der oberen Extremität

▶ Schlüsselbeinfraktur

Ursachen sind häufig Stürze bei Skifahrern, Snowbordern und Mountainbikern auf den gestreckten Arm oder direkt auf die Schulter.
Ziel der Schienung: Ruhigstellen der verletzten Seite durch einen Dreiecktuchverband.

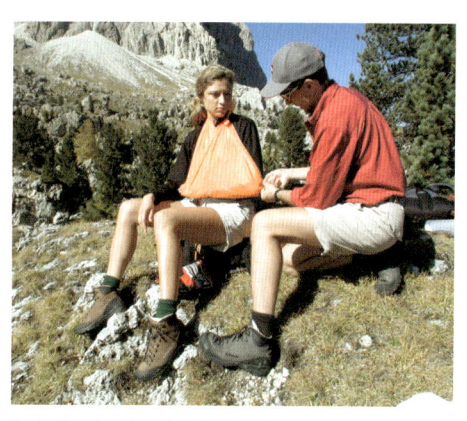

Dreiecktuchverband

▶ Oberarmfraktur

Typisch bei Inlineskatern und Skistürzen. Diese Frakturform wird meist durch einen Sturz mit ausgestreckten Armen hervorgerufen, um sich ab- oder aufzufangen.
Ziel der Schienung: Ruhigstellen und Fixierung der verletzten Seite, durch Dreiecktuchverband.

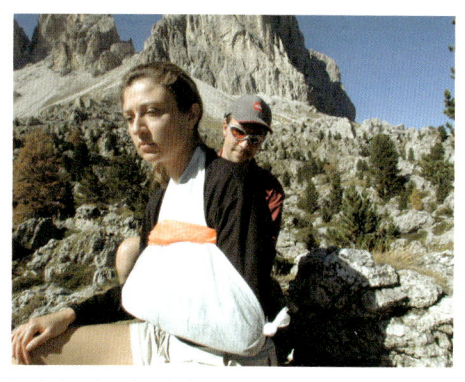

Dreiecktuchverband ohne Fixierung über den Oberarm

▶ Unterarmfraktur

Bei dieser Frakturform kann es sich sowohl um einen Bruch der Speiche (Radiusbruch), als auch um einen Bruch der Elle (Ulnarbruch) handeln. Häufiger ist jedoch der Radiusbruch in Handgelenksnähe. Sind beide Knochen gebrochen, ist der Unterarm völlig instabil und muss konsequent stabil fixiert werden.

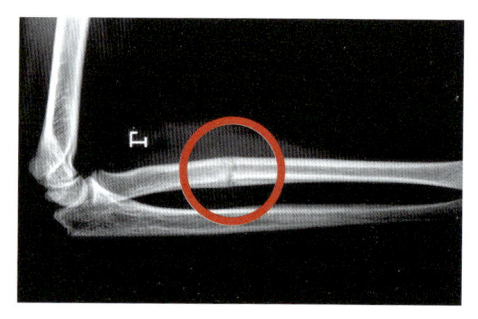

Röntgenbild einer Unterarmfraktur

Ziel der Schienung: Die Stabilisierung des Unterarmes muss über das Ellenbogen- und Handgelenk reichen. Zusätzlich muss die Hand eine natürliche Funktionsstellung beibehalten, d. h. leicht gebeugt sein. Am Leichtesten wird diese Stellung erreicht, indem man dem Verletzten ein Verbandpäckchen, eine elastische Binde oder ähnliches in die Hand gibt.

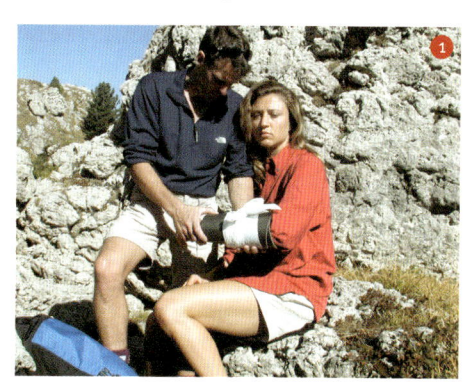

Unterarmfixierung mit Rucksackrückenteil

5.1 Knochenbrüche

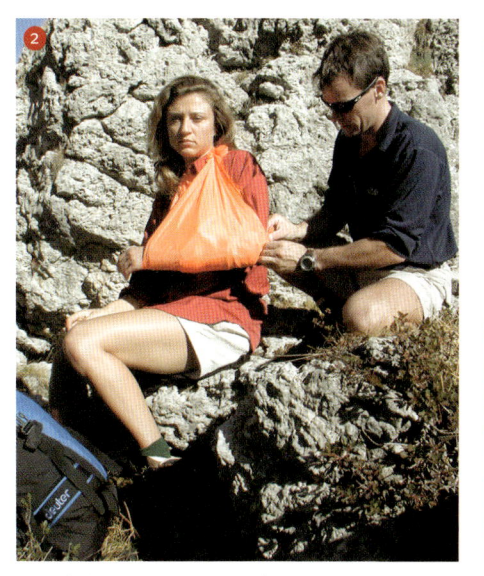

Zusätzliche Fixierung mit Dreicktuch

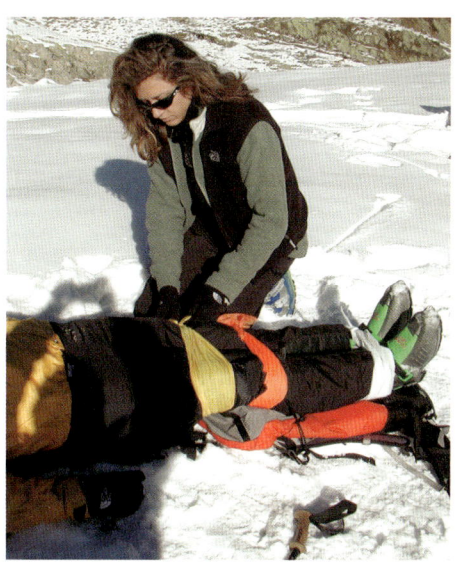

Komplette Ruhigstellung der Beine

▶ Handfraktur

Diese Bruchform ist häufig eine Folge von Quetschungen und umfasst Brüche der Handwurzelknochen, Mittelhandknochen und Fingerknochen. Meist weisen lediglich Schwellungen und Schmerzen auf diese Fraktur hin.
Ziel der Schienung: Ruhigstellung und Fixierung wie bei einer Unterarmfraktur, allerdings nur bis zum Ellenbogen.

Frakturen der unteren Extremität

▶ Oberschenkelbruch

Tritt häufig bei älteren Menschen mit Osteoporose auf (Knochenentkalkung). So kann bereits ein unspektakulärer Sturz auf dem Gehweg zu einem Oberschenkelbruch führen. Bei jungen Personen ist dieser Bruch nur durch sehr hohe Gewalteinwirkung von außen (Ski- oder Klettersturz) möglich.
Typisches Symptom: Bein etwas verkürzt und nach außen gedreht.
Ziel der Schienung: Komplette Ruhigstellung des Oberschenkels inkl. Becken.

▶ Unterschenkelbruch

Ein Unterschenkelbruch entsteht meist durch direkte Gewalteinwirkung oder durch sogenannte Torsionstraumen (Verdrehungsverletzung), wie sie z. B. bei Skistürzen vorkommen können.
Ziel der Schienung: Behelfsmäßige Extensionsschienung (d. h. Fixierung und Traktion)

Achtung:
Wenn Gelenke mitverletzt sind, wird keine Traktion, sondern lediglich eine Ruhigstellung durchgeführt.

▶ Knöchelbrüche

Ungeeignetes Schuhwerk leistet in den meisten Fällen Knöchelbrüchen Vorschub. Äußerlich ist eine Knöchelfraktur kaum von reinen Bänderverletzungen zu unterscheiden.
Grundsätzlich geht man daher immer von der schwerwiegenderen Verletzung aus und behandelt wie bei einer Fraktur.
Ziel der Schienung: Ruhigstellung des Sprunggelenkes, Schienung wie bei Unterschenkelfrakturen, jedoch ohne Traktion!

5.1 Knochenbrüche

Brüche am Gelenk

Bei Frakturen, die den komplizierten Gelenkapparat betreffen, ist schwer einschätzbar, was zusätzliche Bewegungen verursachen.

Deshalb gilt, wenn:

Durchblutung, Gefühl und Motorik normal, dann

1. Stabilisieren
2. Schienen
3. Keine Traktion (Zug) durchführen!

Durchblutung, Gefühl und Motorik gestört, dann

1. Unter Zug das Gelenk in die natürliche Position bringen, bis Durchblutung, Gefühl und Motorik wieder normal sind
2. Dann Stabilität bewahren
3. Schienen

Merke:
Ständige Kontrolle von Vitalfunktionen (Atmung, Bewusstsein und Cirkulation) Durchblutung, Gefühl und Motorik sind unabdingbar.

5.2 Wirbelsäulenverletzung

Verletzungen der Wirbelsäule entstehen meist durch Aufprall oder Aufschlagen des Körpers auf einen festen Gegenstand (z. B. Fels oder Boden). Dabei kann es zu Wirbelverschiebungen bzw. Frakturen mit oder ohne Rückenmarkschädigungen kommen.

Typische Unfallursachen

- Sturz aus großen Höhen
- Herabfallende Lasten (Steinschlag)

Akut lebensgefährlich ist eine Querschnittslähmung. Je nach Höhe der Rückenmarksschädigung kann sich durch Druck auf das Atemzentrum eine zentrale Atemlähmung und durch Schädigung des Nervus Phrenicus (Zwerchfellinnervation) eine periphere Atemlähmung entwickeln.

Deshalb gilt:
Durch äußerst behutsame Erste Hilfe zusätzliche Schädigungen des Rückenmarks vermeiden!

Erkennen

Je besser die Vorinformationen über den Unfallhergang und den momentanen Zustand des Verletzten sind, desto effektiver kann dem Verunglückten geholfen werden.
Mit der Möglichkeit des Bodychecks werden schmerzhaft veränderte Körperregionen ertastet und, unter Berücksichtigung folgender Symptomatik, entsprechende Maßnahmen eingeleitet.

Allgemeine Symptome

- Schmerzen im Bereich der Wirbelsäule
- Gefühllosigkeit / Gefühlsstörungen in Armen und / oder Beinen
- Bewegungsunfähigkeit
- Fehlende Kraft
- Atemprobleme / Atemnot

Erste-Hilfe-Maßnahmen

- Kontrolle der Vitalfunktionen
- Wenn keine akuten Störungen der Vitalfunktionen vorliegen, wird kein Lagerungswechsel durchgeführt
- Bergung und Transport aus der unmittelbaren Gefahrenzone, nur mit äußerster Vorsicht "en bloc" (siehe Bild unten)
- Bei Störung / Ausfall der Atmung muss mit der Atemspende begonnen werden
- Stabile Lagerung anstreben, mit Rucksack oder Kleidungsstücken fixieren
- Abtransport mittels Vakuummatratze und Hubschrauber. Jeglicher behelfsmäßiger Abtransport könnte im schlimmsten Falle eine Querschnittslähmung zur Folge haben.

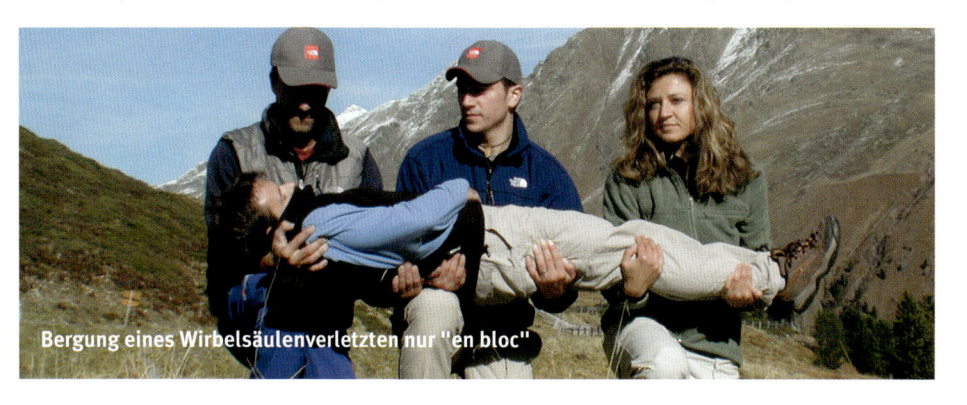

Bergung eines Wirbelsäulenverletzten nur "en bloc"

5.3 Brustkorbverletzungen

Der Aufprall des Brustkorbes gegen das Steuerrad eines Fahrzeuges als typisches Beispiel für eine stumpfe Brustkorbverletzung, verursacht meist Prellmarken, die schwere Verletzungen vermuten lassen. Besonders bei Kindern und Jugendlichen mit elastischem Brustkorb treten aber gelegentlich auch ohne äußerlich sichtbare Zeichen innere Verletzungen auf.

Offene und geschlossene Brustkorbverletzungen

Bei **geschlossenen Brustkorbverletzungen** liegen häufig Rippenserienfrakturen und gelegentlich Rippenstückbrüche und Sternumfrakturen vor. Hervorgerufen werden sie durch Stürze oder Steinschlag.
Je nach Schweregrad der Verletzung entwickelt sich eine paradoxe Atmung. Zudem ist zu beachten, dass auch innere Organe betroffen sein können. Knochenfragmente durchspießen nach innen die Brustwand und verletzen Lunge oder Herz.

Offene Brustkorbverletzungen sind vergleichsweise selten. Ihre Gefährlichkeit wird neben der Beeinträchtigung der respiratorischen Funktion vor allem durch den Umfang der Beteiligung innerer Organe (große Gefäße, Herz, Lunge) bestimmt.

Erste-Hilfe-Maßnahmen

- Erleichterung der Atmung und Schmerzbekämpfung durch Lagerung mit erhöhtem Oberkörper, oder Lagerung auf die verletzte Seite (siehe Kapitel Lagerungen)
- Ruhigstellen durch Anlegen einer elastischen Binde unter mäßigem Zug um den Brustkorb
- Offene Wunden keimfrei abdecken und verbinden **(locker, nicht luftdicht)**
- Nichts zu trinken geben
- Bei Verschlimmerung der Symptome, schnellstmöglicher Abtransport (Helikopter)

Symptome

- Schmerzen im Bereich des Brustkorbes
- Atemabhängiger Schmerz
- "Paradoxe Atmung" (Brustkorb wird beim Einatmen nach innen gezogen)
- Eingeschränkte, schmerzhafte Atmung, schnelle, flache Atmung
- Daraus resultierende Zyanose (Blaufärbung der Lippen durch Sauerstoffmangel)
- Husten bereitet Schmerz
- Sichtbare, offene Wunden
- Prellmarken
- Schockanzeichen bei entsprechender Blutung nach innen oder außen

5.4 Amputationsverletzungen

Ursachen

Amputationsverletzungen treten im Bereich des Bergsports eher selten auf. Dennoch kann durch das Zusammentreffen unglücklicher Zufälle, wie schlechtes Wetter, aggressive Fahrweise, Fahren ohne Handschuhe, eine Amputation von Gliedmaßen vorkommen. So wurde z. B. bei einem Skikurs der Zeigefinger einer gestürzten Snowboarderin durch einen vorbeifahrenden Skifahrer abgetrennt.

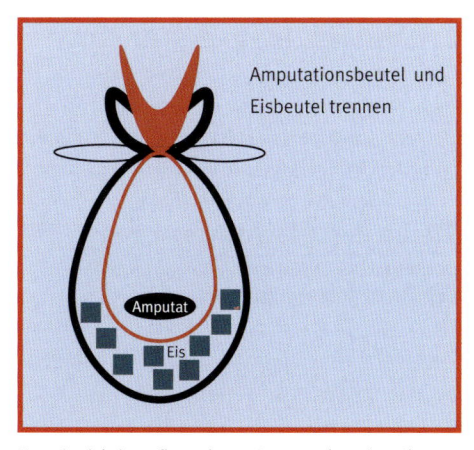

Nur ein richtig aufbewahrtes Amputat hat eine Chance, nach der Operation wieder anzuwachsen

Erste-Hilfe-Maßnahmen
(zum o. g. Beispiel)

- Vitalfunktionskontrolle
- Hochlagern der Extremität
- Wundversorgung des blutenden Stumpfes mit keimfreier Wundauflage und direktem Druck auf die Wunde
- Abdrücken der Arterie am Oberarm
- Druckverband anlegen
- So schnell als möglich in ärztliche Behandlung

Neben der medizinischen Betreuung des Betroffenen ist die korrekte Aufbewahrung des Amputats von größter Bedeutung:

- Das Amputat wird steril, d.h.keimfrei, in Mullbinden oder anderweitige Verbandstoffe eingewickelt
- Trocken und kühl lagern, am Besten in einen sauberen, wasserdichten Plastikbeutel legen
- Diesen bindet man in einen größeren Beutel ein, der mit möglichst kaltem Wasser, Schnee oder Eisstückchen gefüllt ist
- Amputat immer mit dem Verletzten transportieren

Beachte:
Primär muss die Hauptaufmerksamkeit auf die Versorgung des Verletzten gerichtet sein.

Erste-Hilfe-Maßnahmen mit nicht sterilen / keimfreien Verbandstoffen oder nicht wasserdichten Plastikbeuteln, bei denen Keime und ein direkter Kontakt des Gewebes mit Schmelzwasser oder Eis das Amputat schädigen, sind zu vermeiden. Auch direkte Kühlung ist zu unterlassen, da Vereisung das Amputat schwer schädigen kann.

Abbindung bei Amputationsverletzungen?

Die Abbindung ist als die allerletzte Maßnahme anzusehen, wenn sämtliche vorhergehende Versuche fehlgeschlagen sind und die Blutung nicht zum Stillstand gebracht wurde.

Merke:
Abbindungen werden in vielen Fällen angelegt, in denen ein Druckverband ausreichend wäre. Nicht richtig angelegte Abbindungen führen meistens zu Stauungen, d. h. der Schnürdruck ist niedriger als der arterielle Blutdruck. Daher fließt Blut in die Wunde, kann aber nicht auf normalem Wege zum Herzen zurückfließen, weil die Venen zusammengepresst sind. Dies kann zu lebensbedrohlichen Blutungen führen.

6. Häufige andere Verletzungen und Beschwerden

6.1 Verletzungen am Kopf

Verletzungen des knöchernen Schädels rufen Funktionsstörungen des Gehirns hervor.
Die Schwere lässt sich meist nicht an den äußerlich sichtbaren Verletzungen am Kopf oder im Gesicht erkennen. Oft wird erst in der Klinik festgestellt, dass eine Fraktur des Schädels vorhanden ist, obwohl keine Weichteilverletzung vorliegt.

Schädel-Hirn-Trauma

Schädel-Hirn-Trauma hervorgerufen durch direkte Gewalteinwirkung auf den Kopf.

▶ Ursachen
- Steinschlag
- Klettersturz
- Skisturz

▶ Symptome
- Beule
- Kopfplatzwunde
- Pupillendifferenz
- Erbrechen
- Erinnerungslücke
- Bewusstseinsverlust
- Austritt von Hirnmasse
- Unregelmäßige Atmung / Atemstillstand
- Lähmung an Extremitäten

Akute Lebensgefahr:
Akute Lebensgefahr besteht, wenn nach vorübergehender "Aufklärung" des Verletzten erneute Bewusstlosigkeit auftritt. Grund dafür ist eine "Schwellung" im Gehirn, die von außen nicht zu erkennen ist.

▶ Erste-Hilfe-Maßnahmen
- Vitalfunktionen sind zu kontrollieren und zu überwachen!
- Patient ansprechbar: Oberkörper hochlagern
- Patient bewusstlos: Seitenlagerung
- Bei unzureichender Spontanatmung und Atemstillstand: Atemspende
- Bei Verdacht auf Wirbelsäulenverletzung: Patient nur in völlig stabiler Lage ("en bloc") umlagern
- Blutende Wunden möglichst keimfrei verbinden, Druckverband anlegen und Oberkörper hochlagern.
- Vor Auskühlung schützen
- Schnellstmöglich ärztliche Hilfe anfordern

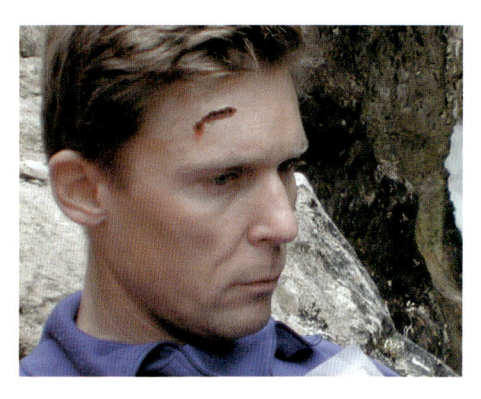

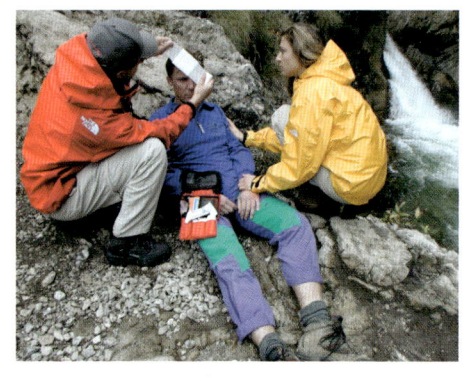

Versorgung einer Kopfplatzwunde

6.2 Verletzungen durch Blitzeinschlag

Jährlich ereignen sich in Deutschland ca. 80-100 Unfälle durch Blitzeinschlag. An den Folgen sterben zirka 40% der Betroffenen. 1999 wurde ich selbst Opfer eines Blitzunfalls, der sich wie folgt ereignete: Um einen heftigen Regenschauer trocken zu überstehen, kauerte ich mich mit einer Gruppe von 6 Personen unter eine Schutzhütte. Ohne vorherige Blitz- und Gewitteranzeichen, knallte es urplötzlich in der Umgebungsluft und ich wurde einige Meter aus dem Unterschlupf herausgeschleudert. Für einen kurzen Moment hatte ich das Bewusstsein verloren. Kaum zu glauben, dass ich diesen Unfall ohne ernsthaften Schaden überlebt habe. Ich litt lediglich an einer Kreislaufstörung und Übelkeit. Zudem war mein Körper angespannt und ich konnte mich kaum bewegen. Erst nach einigen Stunden ließen die Symptome nach, so dass ich wieder klare Gedanken fassen konnte.

Folgen eines Blitzunfalls

- Bewusstlosigkeit
- Herz-Rhythmus-Störungen bis hin zum Herz-Kreislauf-Stillstand
- Lähmung des Atemzentrums
- Haut- und Gewebeschäden (Verbrennungen) Charakteristisch ist das sog. "Tannenbaummuster" auf der Haut.
- Muskelkrämpfe, Lähmungen und Schock
- Schwere Traumen (durch Absturz infolge der explosionsartigen Druckwelle)

Erste-Hilfe-Maßnahmen

▶ Ziel
- Kreislaufstabilisierung
- Wiederherstellung der Vitalfunktionen

▶ Bei Atem- und Kreislaufstillstand
- Wiederbelebung einleiten
- Vitalfunktionen kontrollieren und überwachen (Atmung, Bewusstsein, Puls)
- evtl. Brandwunden keimfrei verbinden

▶ Bei Bewusstlosigkeit (Atmung erhalten)
- stabile Seitenlage
- evtl. Brandwunden keimfrei verbinden

▶ Bei erhaltenem Bewusstsein
- Flache Lagerung
- Vitalfunktionen kontrollieren und überwachen
- evtl. Brandwunden keimfrei verbinden

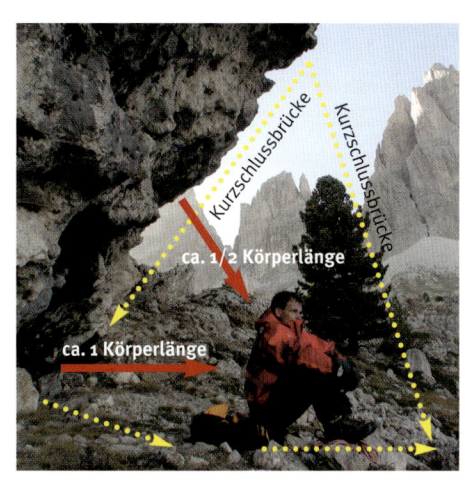

90° Schutzzone, Abstand Fels – Mensch min. 3 m

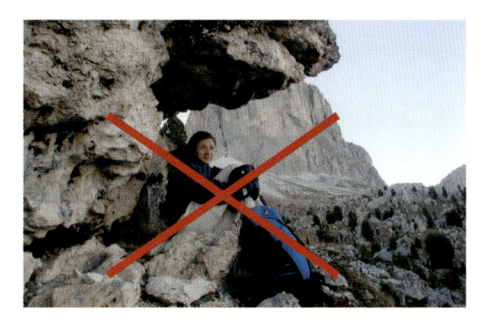

6.2 Verletzungen durch Blitzeinschlag

Vorbeugende Maßnahmen

▶ **Gewitteranzeichen beachten**
- Donner und Blitze in der Ferne
- Zunehmende Bewölkung
- Stark fallender Luftdruck
- Kribbeln in den Haaren
- Surren von Metallgegenständen
- Elmsfeuer

▶ **Exponierte Flächen meiden**
- Grate
- Gipfel
- Alleinstehende Bäume
- Feuchte Stellen (Wasserrinnen)

▶ **Abstand von Drahtseilen einhalten**

▶ **Sichere Plätze aufsuchen**
- z. B. Schutzhütten, Biwakschachteln

▶ **Zusammengekauert auf isoliertes Material setzen**
- z. B. trockenes Bergseil
- z. B. Rucksack

Tipp:
Felsnischen, die gerade mal wenige Zentimeter in den Fels ragen, unbedingt meiden, da dort feuchte Rinnen und Spalten besonders günstig für die Weiterleitung der Erdströme sind.

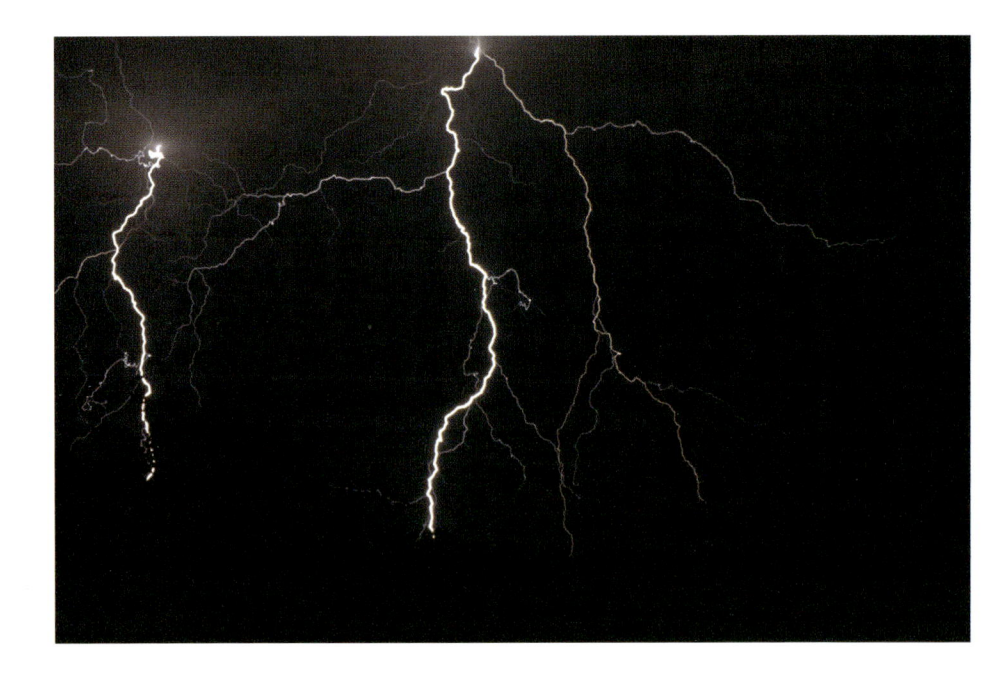

6.3 Verletzungen durch Sturz ins Seil (Hängetrauma)

Unter dem Begriff "Hängetrauma" versteht man einen Kreislaufzusammenbruch aufgrund des freien Hängens im Anseilgurt über einen längeren Zeitraum (30 Minuten).
Als Folge sackt das Blut in die untere Körperhälfte. Somit tritt eine Mangeldurchblutung der lebenswichtigen Organe (Herz, Gehirn, Lunge) ein.

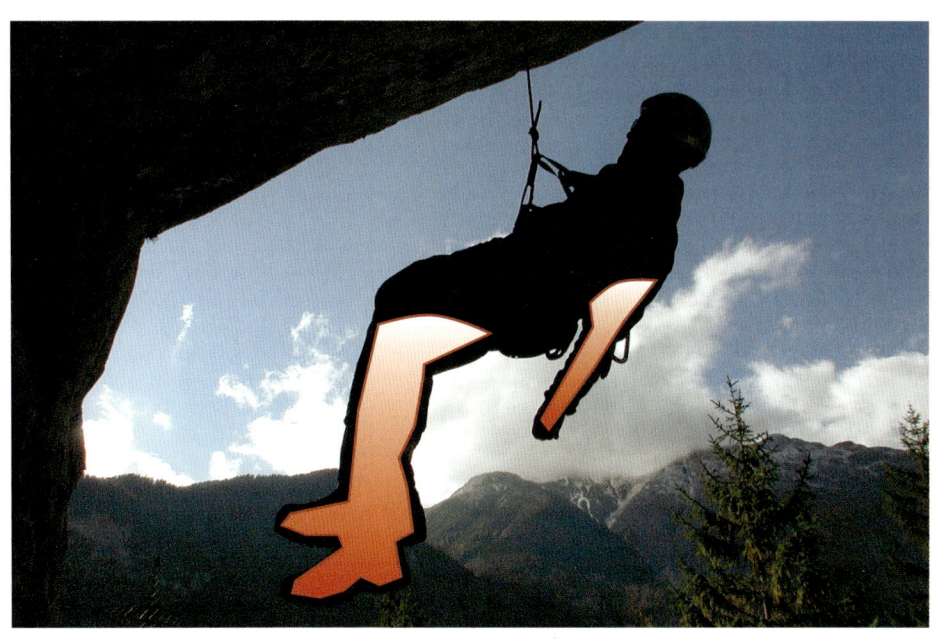

Versacken des Blutes

▶ **Symptome**
- Schweißausbruch
- Übelkeit
- Gesichtsblässe
- Schwindel
- Starke Schmerzen (durch Anseilgurt oder Begleitverletzungen)
- Nervenlähmungen durch Einschnüren
- Bewusstlosigkeit
- Herz-Kreislaufversagen

Bleibt die aufrechte Hängeposition nach eingetretener Bewusstlosigkeit bestehen, entwickelt sich ein lebensbedrohlicher Schock, dem durch schnelle Bergung vorgebeugt werden muss!

6.3 Verletzungen durch Sturz ins Seil (Hängetrauma)

▶ **Vorbeugung**
- Ausschließliches Tragen einer Brust- und Hüftgurtkombination
- Atmung darf nicht durch einen zu engen Brustgurt eingeschränkt sein
- Bequeme und schmerzarme Sitzposition im freien Hängen durch passenden Hüftgurt
- Gletscherbergung:
Einknüpfen zweier Trittschlingen mittels Prusikknoten in das Sicherungsseil

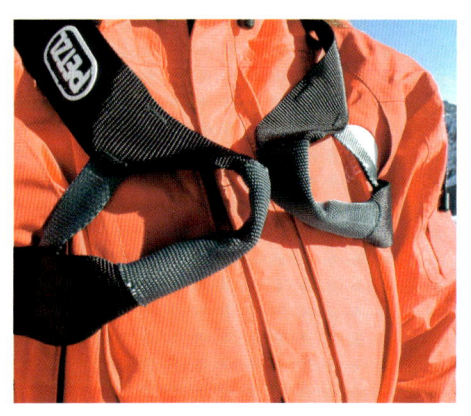

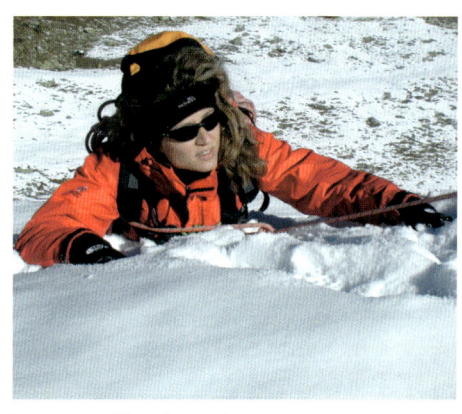

Rettung aus Gletscherspalte

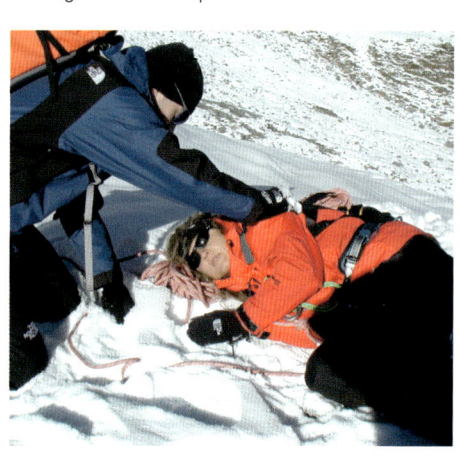

Richtige Brustgurtgröße

▶ **Erste-Hilfe-Maßnahmen**
Bei der Erstversorgung ist mit äußerster Vorsicht vorzugehen.
Grund: Zum einen sollte die Mangeldurchblutung des Gehirns durch eine Flachlagerung schnellstmöglich beseitigt werden. Zum anderen erzielen wir genau durch diese Flachlagerung einen viel zu schnellen Rückstrom des in den Beinen versackten Blutes zum Herzen.
Deshalb niemals den Verunglückten gleich nach der Bergung in eine flache Position bringen, sondern anfänglich mit stark erhöhtem Oberkörper lagern. Die Überführung in eine flache Position oder der Abtransport (aufstehen) sollen nur allmählich geschehen.
Bei eintretender Bewusstlosigkeit gelten uneingeschränkt die Regeln der Ersten-Hilfe-Maßnahmen bei Bewusstlosen.

Allmähliche Lagerung nach Spaltensturz

Achtung:
Spaltenstürze können oft zu einer allgemeinen Unterkühlung des Verletzten führen.

6.4 Verletzungen und Beschwerden im Bauchraum

6.4.1 Stumpfe Bauchverletzungen

▶ **Ursache**
- Quetschung, Zerreißung durch Schlag, Sturz

▶ **Symptome**
- Bauchschmerz
- Zunehmend harte Bauchdecke
- Schock, Durst

▶ **Erste-Hilfe-Maßnahmen**
- Vitalfunktionen überprüfen und kontrollieren
- Oberkörper leicht erhöht, Beine unterlagert (Bauchdecke entspannt) siehe Bild unten
- Nichts zu essen und zu trinken geben
- Kein Nikotin
- Wärme erhalten
- Schockbekämpfung, jedoch keine Selbsttransfusion

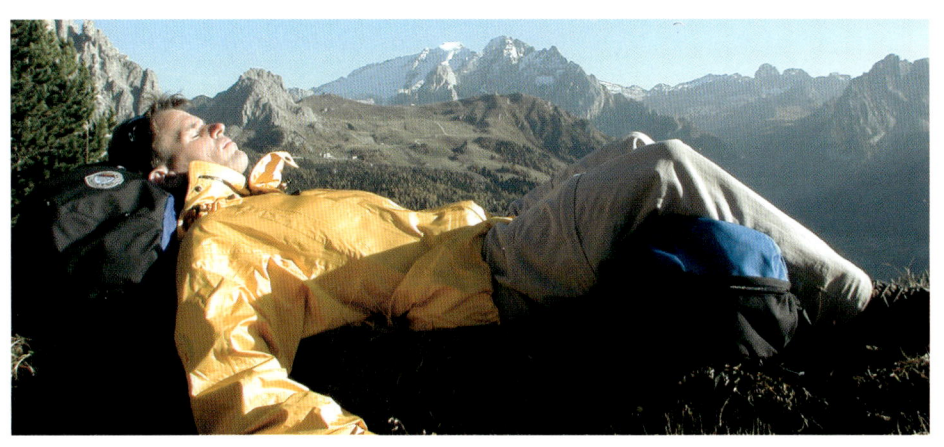

Lagerung bei Bauchverletzungen

6.4.2 Offene Bauchverletzungen

▶ **Ursache**
- Spitze Gewalteinwirkung auf die Bauchdecke (z. B. Skispitze)

▶ **Symptome**
- Heraustretende Organe
- Schmerz
- Schock, Durst

▶ **Erste-Hilfe-Maßnahmen**
- Vitalfunktionen überprüfen und kontrollieren
- Oberkörper leicht erhöht, Beine unterlagert (Bauchdecke entspannt)
- Bauchwunde keimfrei abdecken
- Herausragende Organteile nicht zurückdrängen
- Nichts zu essen, trinken, rauchen geben
- Allenfalls Lippen feucht halten!
- Wärme erhalten
- Schockbekämpfung, jedoch keine Selbsttransfusion
- Schnellstmöglicher Transport in ärztliche Behandlung

6.4.3 Bauchschmerzen

Mögliche Ursachen

- Blinddarmentzündung
- Gallenkolik
- Nierenkolik

Symptome

▶ **Blinddarmentzündung**
- Übelkeit
- Erbrechen
- Schmerzen im rechten Unterbauch

▶ **Gallenkolik**
- Krampfartiger, immer wiederkehrender Schmerz, Druckschmerz im rechten Oberbauch mit Ausstrahlungen in den Rücken

▶ **Nierenkolik**
- Krampfartiger, immer wiederkehrender Schmerz in der Lendengegend, in Rücken und Leisten ausstrahlend

Erste-Hilfe-Maßnahmen

- Vitalfunktionen überprüfen und kontrollieren
- Nichts zu essen und zu trinken geben
- Kein Nikotin
- Lagerung: Beine unterlagert (Bauchdecke entspannt)
- Wärme erhalten
- Schnellstmöglicher Transport in ärztliche Behandlung. Wenn dies nicht möglich, bei Symptomen der Gallen-/ Nierenkoliken – Gabe von Buscopan comp. (siehe Kapitel Reiseapotheke)

6.5 Verletzungen der Muskeln und Sehnen

Muskel- und Sehnenverletzungen entstehen durch plötzliches Stolpern, unerwartete Stürze oder durch direkte Gewalteinwirkung von außen.

▶ Häufigste Lokalisationen
- Achillessehnenriss
- Strecksehnenanriss am Fingerendglied
- Einrisse an der Oberschenkelmuskulatur (Beuger, Strecker, Adduktoren)
- Einriss am Oberarmmuskel (Bizepssehne)

▶ Symptome
- Plötzlich stechender Schmerz bei beginnender (aktiver) Bewegung
- Schmerz auch bei passiven Bewegungen möglich
- Druckschmerz
- Schwellung
- Bluterguss (Hämatom)
- Tastbare Delle im Muskelverlauf
- Hervorspringender Muskelbauch (bei vollständiger Ruptur eines Muskels)

Tipp:
Ein vollständiger Abriss der Sehne ist mit einem stark vorspringenden Muskelbauch verbunden. In diesem Fall ist die Bewegungseinschränkung erheblich.
So ist z. B. bei einem Achillessehnenabriss der Zehenstand nicht mehr möglich.

▶ Erste-Hilfe-Maßnahmen
Um einen schnelleren Heilungsprozess zu gewährleisten und die Schmerzen zu lindern, muss eine innere Blutung und Schwellung des betroffenen Körperteils möglichst minimiert werden. Dazu geht man nach folgender Methode vor:

> **Die PECH-Methode:**
>
> **P = Pause:**
> heisst, keiner weiteren Belastung aussetzen
> **E = Eis:**
> Eis auf betroffene Stelle legen (verhindert vermehrtes Einbluten, Schmerzreduktion)
> **C = Compression:**
> Sollte immer im Zusammenhang mit der Kältetherapie (Eis) durchgeführt werden, mittels einer elastischen Binde
> **H = Hochlagern:**
> Hochlagern der betroffenen Extremität

Tipp:
Als Kühlmittel kommt alles Kalte in Frage, was sich ohne Gefahr an dem verletzten Körperteil anlegen lässt. Funktionsbekleidung oder Tücher, die in kaltes Wasser getaucht werden, eignen sich hierfür besonders gut. Bei Gabe von Schnee und vor allem bei Verabreichung von Blankeis ist erhöhte Vorsicht geboten, da dies zu Hautschädigungen führen kann. Daher ist es wichtig, ein dünnes T-Shirt oder Handtuch zwischen Haut und Eis zu legen.

▶ Dauer der Kälteanwendung
Häufig wird bei traumatischen Verletzungen für nur wenige Minuten Eis verabreicht. Dies bewirkt jedoch genau das Gegenteil: Eine "reaktive Mehrdurchblutung der verletzten Stelle". Um jedoch eine verminderte Durchblutung zu erreichen, muss eine akute Verletzung über einen längeren Zeitraum unter Kompression gekühlt werden.

6.6 Herzbeschwerden

6.6.1 Brustschmerz

Die häufigste anfallartige Herzerkrankung ist die Angina Pectoris. Auslöser sind Durchblutungsstörungen an den Herzkranzgefäßen **(reversibel)**. Der daraus resultierende Sauerstoffmangel führt zu starken Schmerzen im Brustbereich. Selten dauern diese länger als 10 Minuten und können durch Gabe von Nitropräparaten beseitigt werden.

▶ Ursachen
- Durchblutungsstörungen an den Herzkranzgefäßen
- Körperliche und seelische Belastung
- Stress

▶ Symptome
- Heftig stechender Schmerz im Brustbereich
- Engegefühl in der Brust- und Herzgegend
- Teilweise auch mit Ausstrahlungen in den linken Arm
- Symptome meist kürzer als 10 Min. anhaltend
- Angst
- Patienten geben häufig an, regelmäßig oder ab und zu derartige Krampfanfälle zu erleben
- **Selten Übelkeit oder Erbrechen (meist bei Herzinfarkt)**
- **Besserung in Ruhe**

▶ Erste-Hilfe-Maßnahmen
- Vitalfunktionen sind zu kontrollieren und zu überwachen!
- Lagerung mit erhöhtem Oberkörper
- Beruhigender Zuspruch
- Körperliche Ruhe
- Vor Auskühlung schützen
- Patient wird bei der Einnahme von eigenen Nitropräparaten unterstützt
  (Anfall geht nach Gabe von Nitropräparaten vorüber. Falls nicht, handelt es sich um einen Herzinfarkt.)

6.6.2 Herzinfarkt

Eine langanhaltende Mangeldurchblutung der Herzmuskulatur führt zum Herzinfarkt. Dabei kommt es zum Verschluss der Herzkranzgefäße (irreversibel) und zum Absterben von Muskelgewebe.

▶ Ursachen
Verschluss eines Herzkranzgefäßes durch:
- krankhafte Veränderung eines Blutgefäßes (Sklerose)
- Blutgerinnselbildung (Thrombose)
- Verlegung eines Blutgefäßes durch ein verschlepptes Gerinnsel (Embolie) und dadurch bedingt Sauerstoffmangel am Herzmuskel

▶ Symptome
- Heftig stechender Schmerz und / oder
- Engegefühl in der Brust- und Herzgegend
- **Typisch** mit Ausstrahlung in den linken Arm bis in die Fingerspitzen, den linken Unterkiefer und die linke Schulter
- Todesangst, Vernichtungsgefühl
- Unruhe
- Kalter Schweiß, fahle, kühle Haut
- **Häufig Übelkeit und Erbrechen**
- **Keine Besserung in Ruhe**

▶ Erste-Hilfe-Maßnahmen
- Vitalfunktionen sind zu kontrollieren und überwachen!
- Lagerung mit erhöhtem Oberkörper
- Beruhigender Zuspruch
- **Absolute körperliche Ruhe**
- Vor Auskühlung schützen
- Schnellstmöglich ärztliche Hilfe
- Wenn nötig, schonender Abtransport
- Bei Kreislaufstillstand die Wiederbelebung einleiten

6.7 Atembeschwerden

Hyperventilation

Unter Hyperventilation versteht man eine erhebliche **Steigerung der Atemtätigkeit**. Das Atemminutenvolumen wird dabei um mehr als das Doppelte erhöht.
Definition: Steigerung der Atemfrequenz mit vermehrter Kohlendioxid (CO_2)Abatmung. Dabei kommt es zu einer verstärkten Krampfneigung der Muskulatur.

▶ Ursachen
- Alkohol, Tabletten und Drogen
- Häufigster Auslöser: **psychischer Stress**

▶ Symptome
- Tiefes, besonders schnelles Atmen
- Angst, Unruhe
- Erstickungsgefühl
- Bei Einatmung rund geöffneter Mund (Karpfenmund)
- Pfötchenstellung der Hände
- Kribbeln in Händen, Füßen und Mund
- Herzklopfen, schneller Puls

▶ Erste-Hilfe-Maßnahme
- Beruhigender Zuspruch
- Aufforderung zu ruhigem, langsamen Atmen, um den Anfall zu durchbrechen
- Konsequente Rückatmung in Plastikbeutel (z. B. Packsack für Wechselwäsche)
- Vitalfunktionen sind zu kontrollieren und zu überwachen!
- Trotz eintretender Besserung sollte ein Arzt konsultiert werden

Bitten Sie den Betroffenen, die geöffnete Tüte vor Mund und Nase zu halten, um in diese ein- und auszuatmen. Das weitere Abatmen von Kohlendioxid wird so vermindert, da der Betroffe immer wieder seine verbrauchte Luft mit einen erhöhtem CO_2-Gehalt einatmet.
So sollte nach einigen Atemzügen immer etwas Frischluft in die Tüte gelassen werden, damit die Sauerstoffkonzentration nicht zu stark abnimmt.

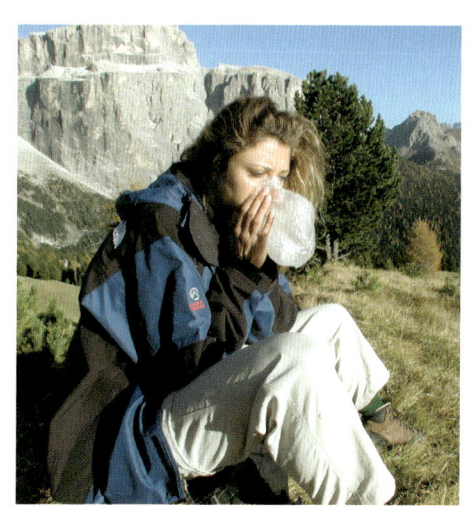

Rückatmung in Plastikbeutel

Vorsicht:
Zeigt die Rückatmung nach ca. 5 Minuten keinen Erfolg, so liegt wahrscheinlich eine organische Ursache vor. In diesem Fall beruhigen sie den Betroffenen, ohne die Maßnahme "Rückatmung in Plastiktüte" fortzuführen.

6.8 Unterzucker

Der Blutzucker sinkt unter 50 mg/dl. Normal sind 80-120 mg/dl.
Besonders bei älteren Menschen oder sich selbst spritzenden Diabetikern sind versehentliche Unterdosierungen / Überdosierungen möglich.

▶ Ursachen
- Starke körperliche Belastung
- Zu geringe Nahrungszufuhr
- Insulinüberdosierung
- Blutzuckersenkende Medikamente

▶ Symptome
- Im Anfangsstadium hat der Betroffene starken Hunger (Heißhunger)
- Kalter Schweiß
- Unruhe, Müdigkeit
- Muskelzittern, Krämpfe
- Seh- und Sprachstörungen
- Kopfschmerz
- Bewusstseinslage kann von Eintrübung bis zur Bewusstlosigkeit reichen

Achtung:
Ein Koma durch Unterzucker kann dem Bild eines Schlaganfalls sehr ähneln.

▶ Erste-Hilfe-Maßnahmen
- Betroffenen beruhigen
- Vitalfunktionen kontrollieren und überwachen (Atmung, Bewusstsein, Puls)
- **Bei vorhandenem Bewusstsein**: Hilfe bei der Zufuhr von Kohlenhydraten: Zucker, Brot, Zwieback (sofern Ursache bekannt)
- **Bei Bewusstlosigkeit**: stabile Seitenlage und evtl. ein Stück Zucker (Traubenzucker) unter der Zunge platzieren
- Bei Unruhe und Verwirrtheit Selbstgefährdung verhindern

Tipp:
Bessert sich der Zustand nach Gabe von Traubenzucker (Nahrungsmitteln) und erscheint der Allgemeinzustand wieder stabil, kann der Betroffene seine Aktivitäten fortsetzen.
Verschlechtert sich jedoch der Zustand oder ist keine Besserung in Sicht, so muss dringend ärztliche Hilfe herbeigeholt werden.

7. Dreiecktuchverbände
7.1 Handverband

Wundauflage auf die Wunde legen, beide Enden unter Einschluss der Basis um das Handgelenk wickeln und oben verknoten.

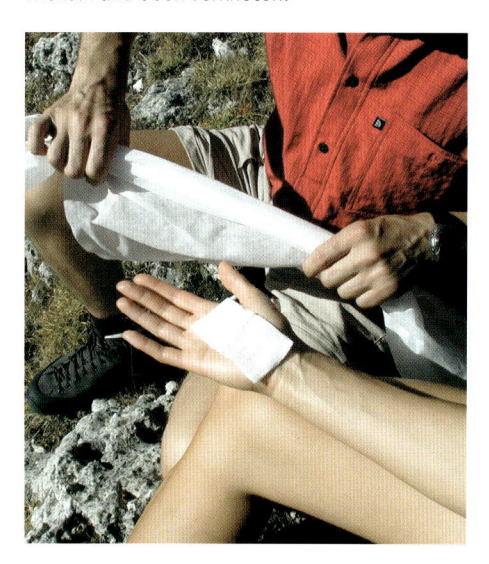

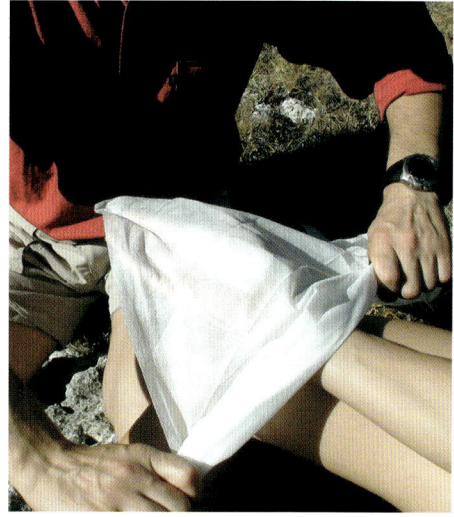

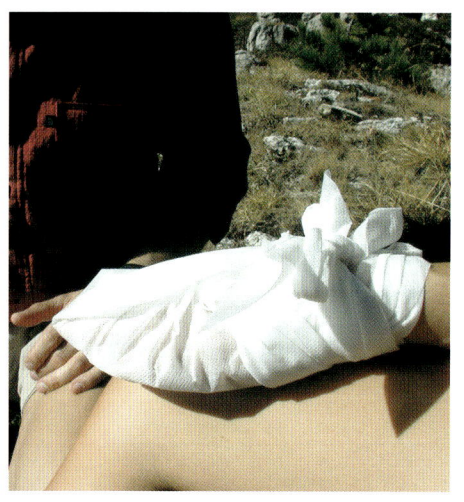

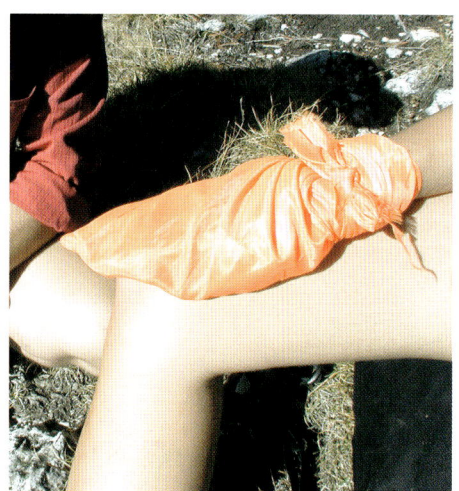

Handverband

Handverband optional mit Signaltuch

7. Dreiecktuchverbände

7.2 Kopfverband

Wundauflage auf die Wunde legen, die Basis liegt unterhalb der Ohren; nie auf der Wunde knoten, herunterhängende Spitze einschlagen.

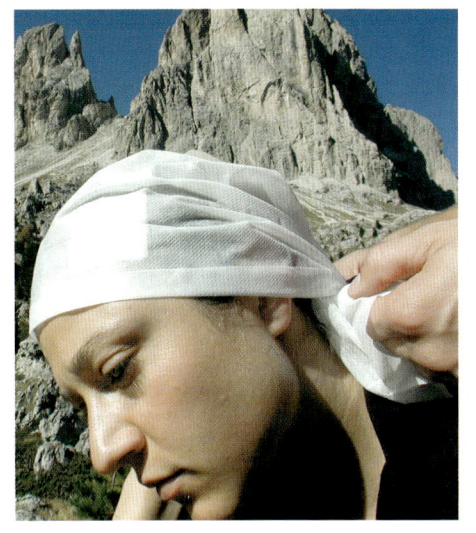

Kopfverband mit Dreiecktuch

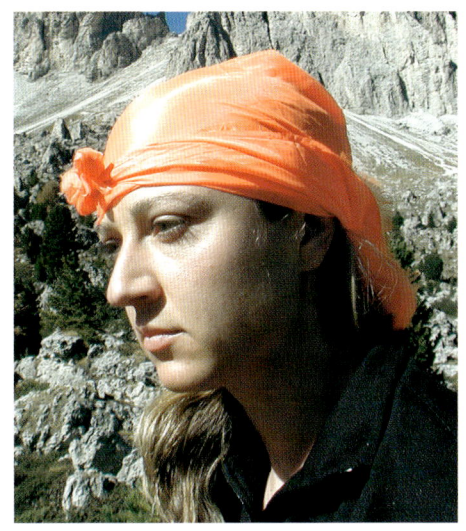

Kopfverband optional mit Signaltuch

7.3 Knieverband / Ellenbogenverband

Wundverband auf Wunde legen (siehe Bild unten links), Spitzen hinter der Kniekehle kreuzen und auf dem Oberschenkel verknoten, Spitze einschlagen.

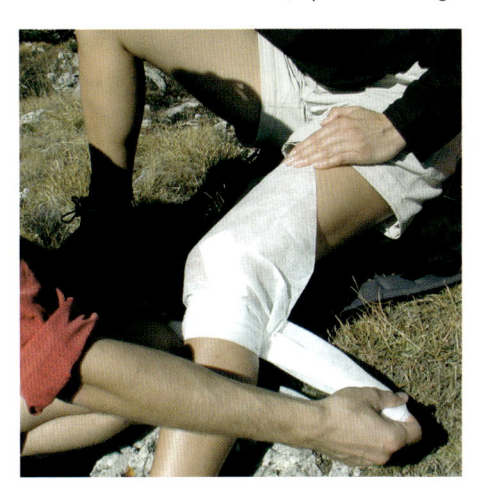

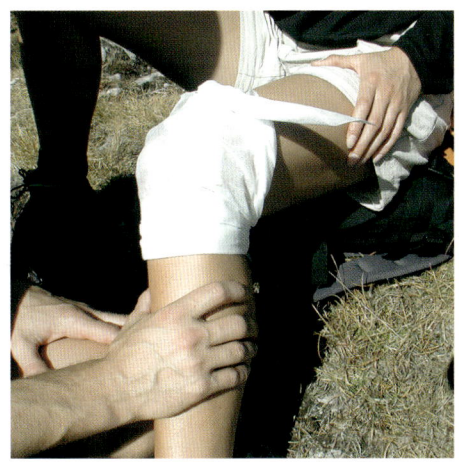

7. Dreiecktuchverbände

7.4 Dreiecktuch-Krawatte

dient zur
- Fixierung bei Brüchen
- Als Druckverband
- Zur Abbindung bei starken Blutungen

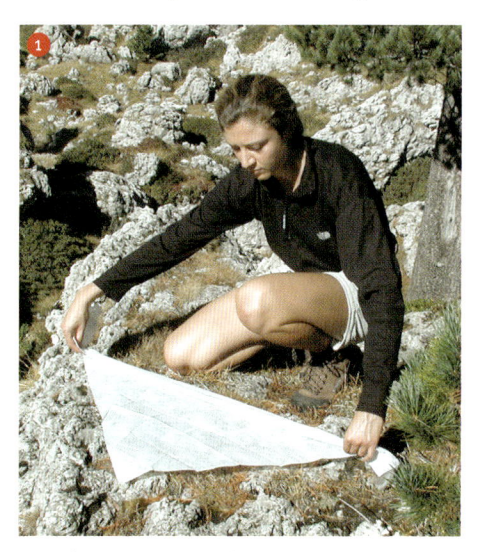

Einschlagen von der Basis beginnend

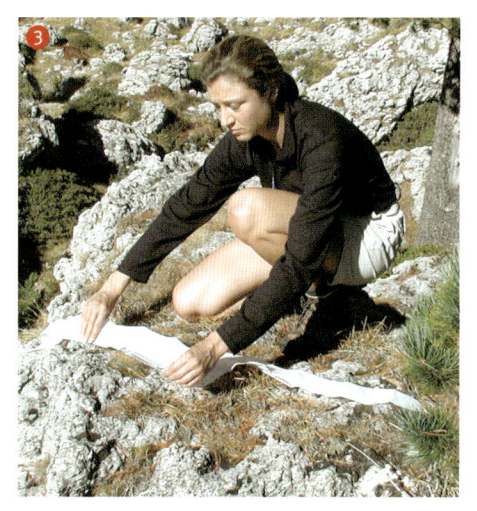

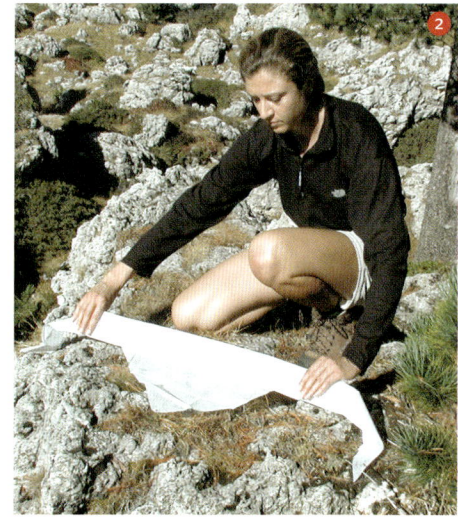

Bis zur Hälte einschlagen

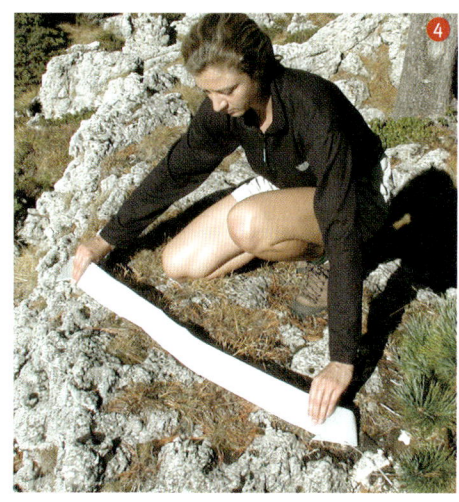

Spitze einschlagen

Fertiggestellte Dreicktuchkrawattte

8. Kälteschäden

8.1 Allgemeine Unterkühlung

Absinken der Körpertemperatur unter 37 °C

Damit die Stoffwechselprozesse des menschlichen Organismus reibungslos funktionieren, benötigt der Mensch eine konstante Körpertemperatur von ca. 37 °C. Bei starker Kälteeinwirkung von außen ziehen sich die peripheren Gefäße der Extremitäten zusammen, so dass primär der Körperkern mit seinen lebenswichtigen Organen (Herz, Lunge, Niere, Leber, Gehirn) versorgt wird. Dieser Vorgang wird als "Zentralisation" bezeichnet und stellt einen wirksamen Selbstschutz des Organismus für das Überleben dar. Nachteil: Lokale Erfrierungen.

▶ Ursache
- Tiefe Temperaturen, in Verbindung mit starken Winden, hoher Luftfeuchtigkeit und großen Höhen
- Geringe Funktionalität der Bekleidung
- Erschöpfung, Verletzungen
- Wassermangel, erhöhter Alkoholgenuss
- Erhöhter Nikotingenuss
- Notbiwak
- Unerfahrenheit mit dem Umgang von Kälte

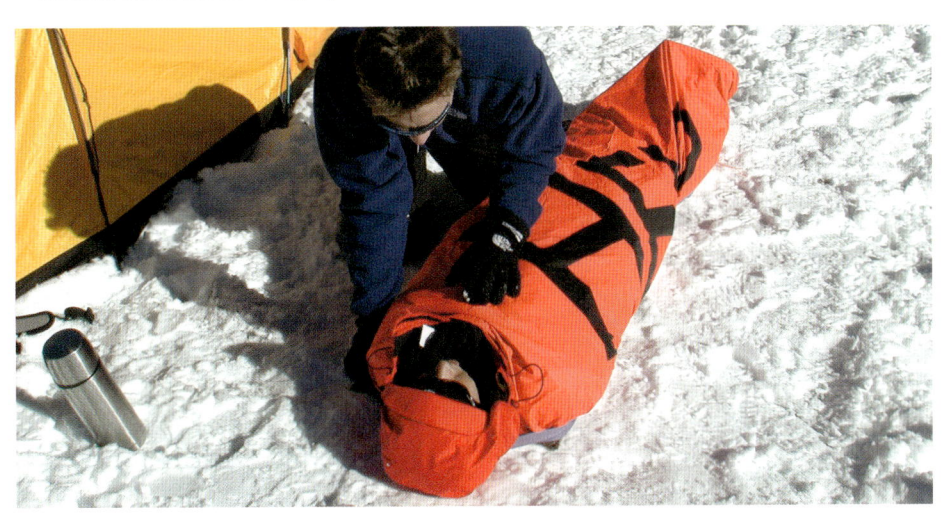

Behelfsmäßige feucht-heisse Wärmepackung

▶ Das Kern-Schale-Prinzip
Erhaltung der Wärme im Körperkern durch Zentralisation des Kreislaufes

▶ Der Bergungstod (after drop)
Aktives Bewegen des Unterkühlten führt zu einer Vermischung des Kernblutes mit dem kalten Blut der Peripherie. Dadurch kommt es zum Absinken der Körper-Kern-Temperatur. Die Folge ist Herzstillstand.

8.1 Allgemeine Unterkühlung

Die 4 Stadien der allgemeinen Unterkühlung

Erregungssteigerung
Stadium 1
Körperkerntemperatur ca. 37–34 °C

▶ **Symptome**
- Klares Bewusstsein, erregt, verwirrt
- Kältezittern
- Schneller Puls, schnelle, vertiefte Atmung
- Schmerzen (vorwiegend Hände und Füße)

▶ **Erste-Hilfe-Maßnahmen**
- Schutz vor weiterer Auskühlung
- Feuchte Kleidung durch trockene ersetzen
- Vorsichtig bewegen
- Heisse, gezuckerte Getränke, kein Alkohol

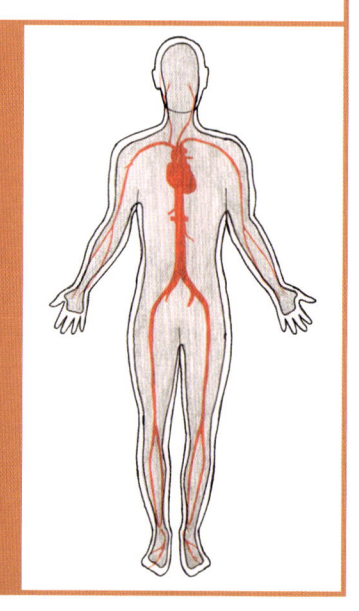

Erregungsabnahme
AKUTE LEBENSGEFAHR !

Stadium 2
Körperkerntemperatur ca. 34–30 °C

▶ **Symptome**
- Bewusstsein eingetrübt, jedoch ansprechbar
- Kein Kältezittern
- Puls und Atmung langsam und unregelmäßig
- Schmerzen lassen nach

▶ **Erste-Hilfe-Maßnahmen**
- Schutz vor weiterer Auskühlung
- *Feucht-heisse Wärmepackung!*
- Passives und aktives Bewegen unbedingt vermeiden
- Extremitäten nicht massieren
- Heisse Getränke nur, wenn Betroffener schlucken kann
- Vitalfunktionen kontrollieren und überwachen

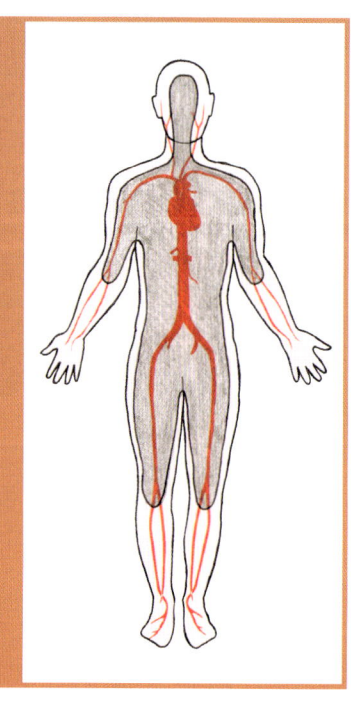

8.1 Allgemeine Unterkühlung

Lähmungsstadium
Stadium 3
Körperkerntemperatur ca. 30–27 °C

▶ **Symptome**
- Bewusstlosigkeit
- Kaum tastbarer Puls, Atmung unregelmäßig
- Keine Reaktion auf Schmerzreize (z. B. Zwicken)
- Weite Pupillen, die auf Licht reagieren

▶ **Erste-Hilfe-Maßnahmen**
- Schutz vor weiterer Auskühlung
- *Feucht-heisse Wärmepackung!*
- Auf keinen Fall Kleidung wechseln
- Nicht aktiv bewegen (Bergungstod)
- Wenn unbedingt nötig, vorsichtig (passiv) umlagern
- Bereitschaft zur Herz-Lungen-Wiederbelebung
- Vitalfunktionen kontrollieren und überwachen

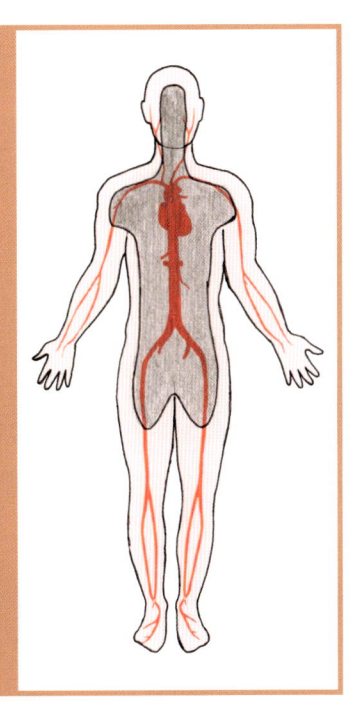

Scheintod / Tod
Stadium 4
Körperkerntemperatur ca. 27 °C

▶ **Symptome**
- Tiefe Bewusstlosigkeit
- Kein Puls
- Keine Atmung
- Weite Pupillen, reagieren nicht auf Licht

▶ **Erste-Hilfe-Maßnahmen**
- Schutz vor weiterer Auskühlung
- *Feucht-heisse Wärmepackung!*
- Sofortige, lückenlose Herz-Lungen-Wiederbelebung hat Vorrang vor allen anderen Maßnahmen
  Achtung: Da eine reduzierte KKT zu einer Verlangsamung der Stoffwechselvorgänge fährt, reichen 30 Herzdrücke pro Minute aus.
  Kleidung und Wärmepackung dabei nicht entfernen

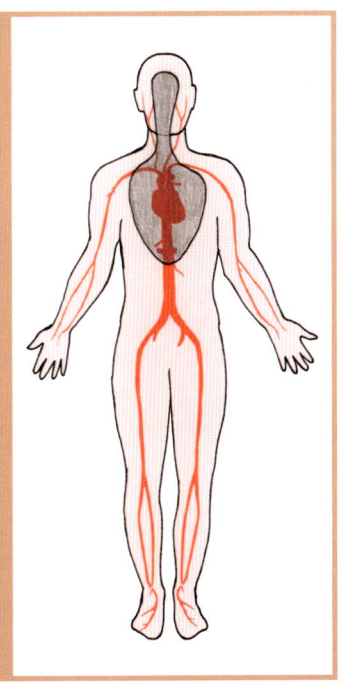

8.1 Allgemeine Unterkühlung

Feucht-heisse Wärmepackung
▶ Ablaufbeschreibung der planmäßigen Wärmepackung

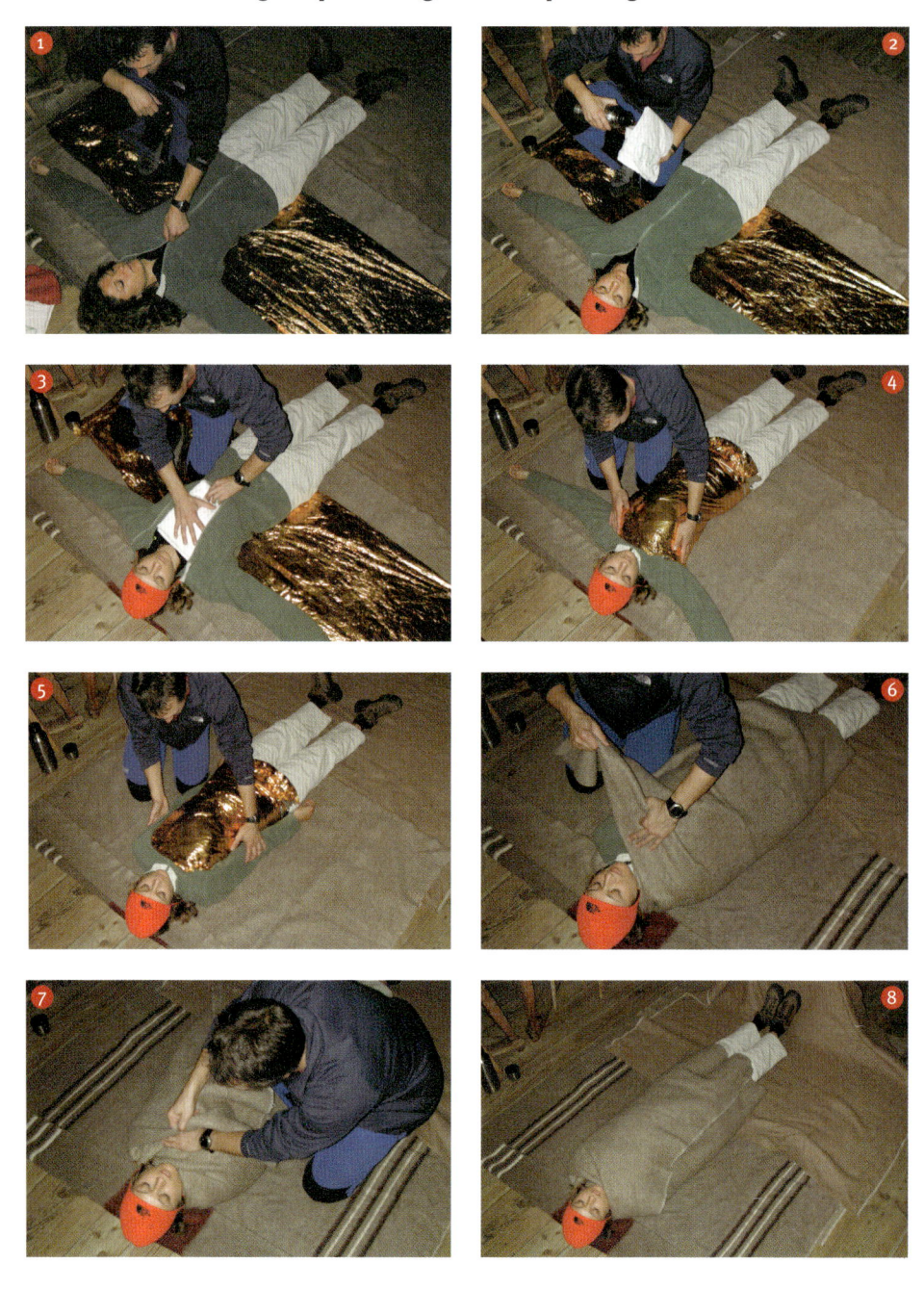

8.1 Allgemeine Unterkühlung

▶ **Planmäßige Ausrüstung**

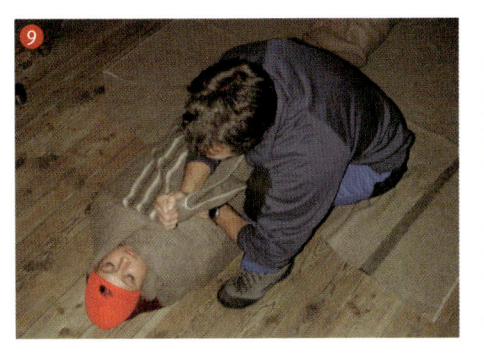

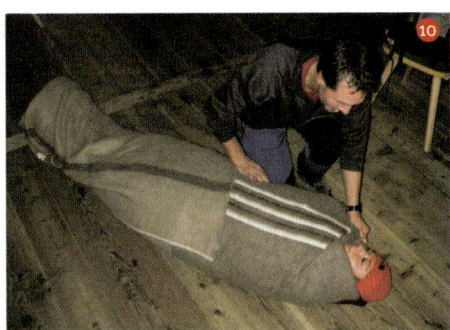

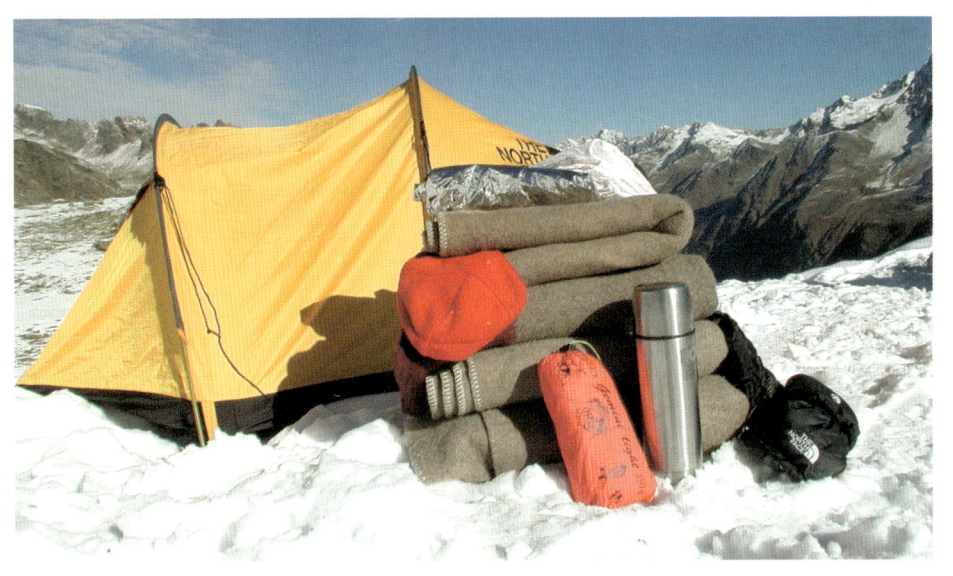

Planmäßige Ausrüstung

- 4 Wolldecken
- Alu-Rettungsdecke
- Leintuch als Wärmepack, mehrfach gefaltet (Zieharmonika)
- Mütze
- Biwaksack
- 1 l-Thermoskanne mit heissem Wasser oder Tee

Beachte:
Lassen Sie sich durch die Teilnahmslosigkeit des Unterkühlten, bzw. durch die vermeintliche "Aussichtslosigkeit" nicht abschrecken. Solange der Betroffene nicht von Spezialisten in einem Krankenhaus untersucht wurde, gilt der Grundsatz: **Nobody is dead until he is warm again and dead!**

8.1 Allgemeine Unterkühlung

▶ **Ablaufbeschreibung der behelfsmäßigen Wärmepackung**

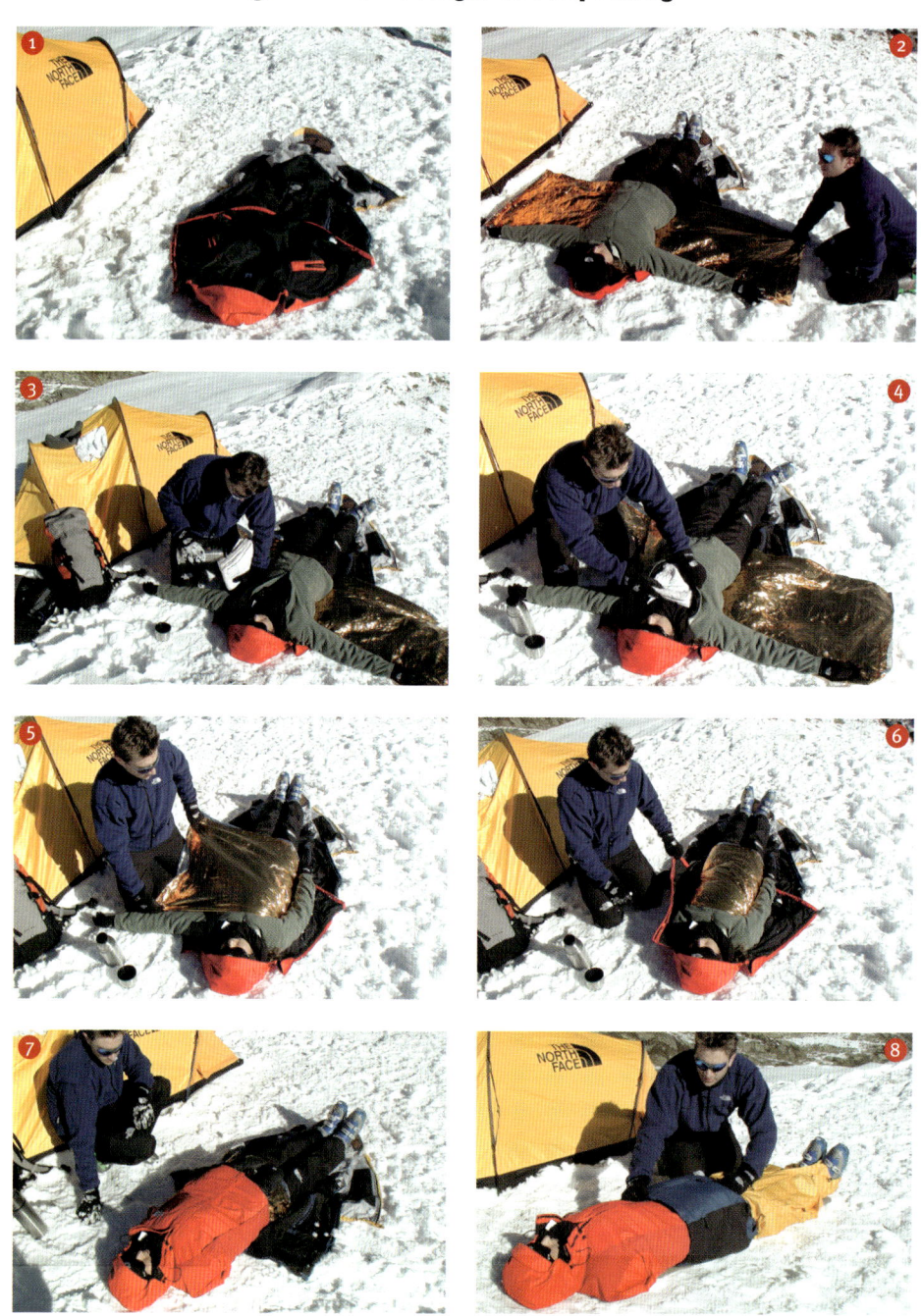

8.1 Allgemeine Unterkühlung

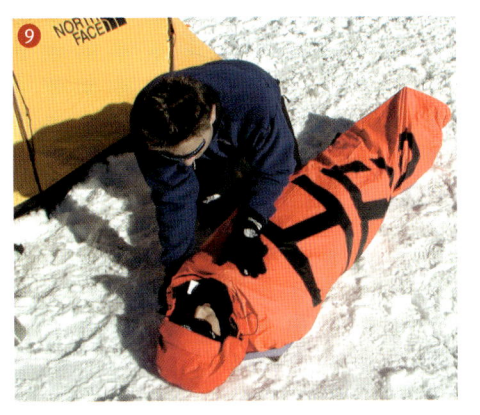

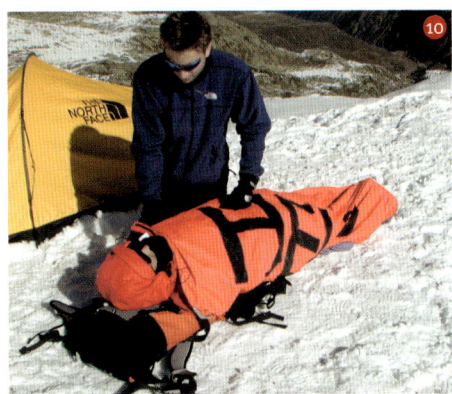

▶ Behelfsmäßige Ausrüstung

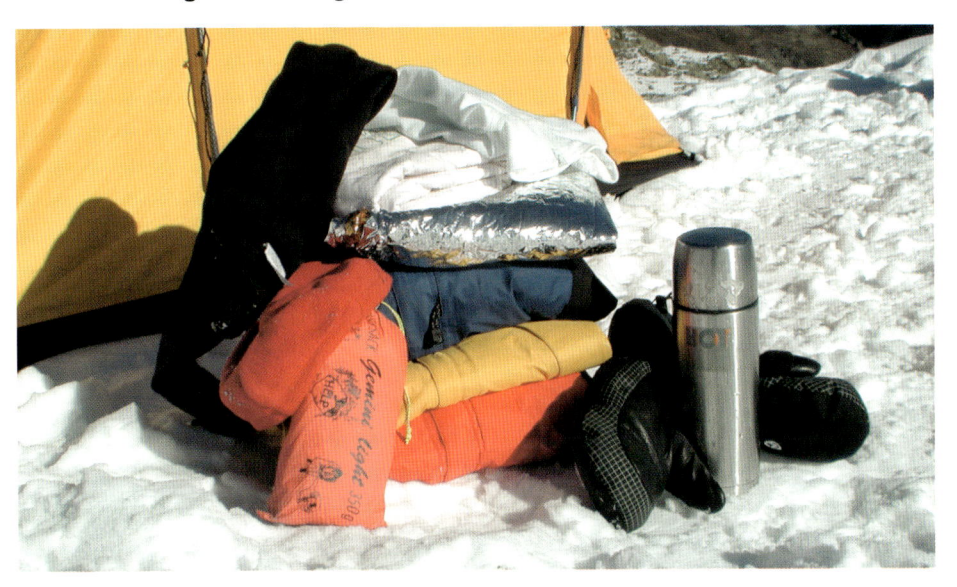

Behelfsmäßige Ausrüstung

- 3 Gore-Tex-Jacken
- Unterhemden, T-Shirts als Wärmepack, mehrfach gefaltet (Zieharmonika)
- Alu-Rettungsdecke
- Schal, Mütze, Handschuhe
- Schlafsack, Biwaksack
- 1l-Thermoskanne mit heissem Wasser oder Tee

Achtung:
Grundsätzlich ist zu beachten, dass eine allgemeine Unterkühlung gefährlicher ist als eine lokale Erfrierung und daher in der Ersten Hilfe vorranging versorgt werden muss.

8.2 Örtliche Erfrierungen

Kältereize führen zu einer Engstellung der Gefäße und somit zu einer Drosselung der Blutzufuhr in der Peripherie. Besonders gefährdet sind: Finger, Zehen, Nase, Ohren und Wangen.
Wind und Nässe steigern die Kälteeinwirkung um ein Vielfaches, so dass auch bei Temperaturen über 0 °C Erfrierungen möglich sind.

Auswirkung der Windgeschwindigkeiten auf den menschlichen Körper

Windgeschwindigkeit	Temperaturen			
0 km/h	0°	-10°	-20°	-30°
18 km/h	-8°	-21°	-34°	-46°
36 km/h	-15°	-30°	-44°	-59°
54 km/h	-18°	-34°	-49°	-65°
72 km/h	-19°	-36°	-52°	-67°

empfundene Temperatur auf der Haut

▶ **Ursachen**
- Geringe Flüssigkeitsaufnahme
- Flüssigkeitsverlust (führt zur Blutverdickung)
- Hohe Feuchtigkeit
- Hohe Windgeschwindigkeiten
- Kälte und Sauerstoffmangel vermindern die Durchblutung
- Schlechte körperliche Verfassung

Tipp:
Vorhandene Kälteschmerzen dürfen nie ignoriert werden (Aufforderung des Körpers, gegen die drohende Erfrierung etwas zu unternehmen).

▶ **Symptome**
1. Erfrierungsgrad
Kälte, Blässe (grau-weiss-Färbung), leichte Schwellung, lokale Gefühllosigkeit, lokal stechender Druckschmerz; sofort erkennbar

2. Erfrierungsgrad
Blasenbildung mit serösem Inhalt, Rötung, Schwellung; erst nach 1–3 Tagen voll erkennbar

3. Erfrierungsgrad
Blau-schwarzes Gewebe ('Nekrose'), hart gefrorene Gewebeschichten, starke Schwellung, völlige Gefühllosigkeit, erst nach 1–2 Wochen erkennbar

8.2 Örtliche Erfrierungen

▶ Vorbeugung
- Große Mengen an Flüssigkeit aufnehmen (viel trinken)
- Sehr guter Allgemein- und Trainingszustand
- Perfekte Ausrüstung (Handschuhe, Mütze, Jacke, Sturmmaske als Windschutz)
- Erhöhte Vorsicht bei starken Winden
- Regelmäßiger Partnercheck
- Keine feuchten oder verschwitzten Socken und Handschuhe

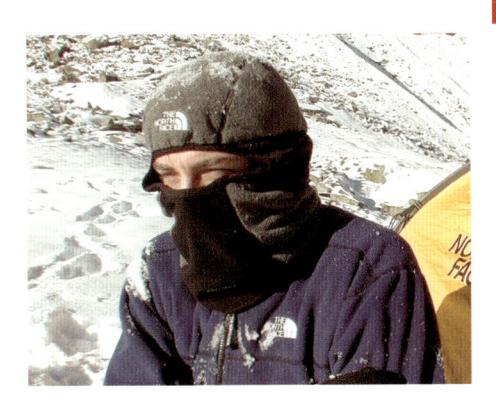

▶ Erste-Hilfe-Maßnahmen im Gelände
- Einengende Kleidung öffnen
- Nasse Kleidung wechseln
- Bewegen, Massage (sofern **keine** allgemeine Unterkühlung vorliegt)
- Warme, gezuckerte Getränke
- Erfrierungen im Gesicht (Auflegen von warmen Händen)
- Taube Finger in die Achselhöhle oder zwischen die Oberschenkel des Helfers stecken
- Keimfreien, lockereren Verband anlegen

Tipp:
Gegenseitiger Partnercheck auf mögliche Erfrierungszeichen (weisse Flecken) ist die wichtigste Grundregel, um Erfrierungen im Gesicht zu vermeiden.

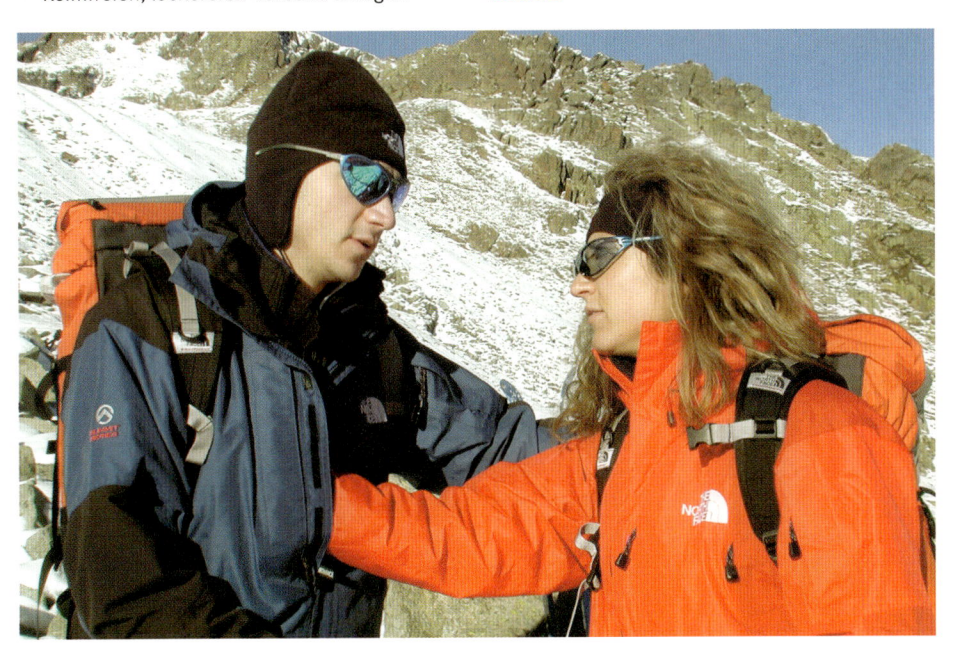

8.2 Örtliche Erfrierungen

▶ **Erste-Hilfe-Maßnahmen in der Hütte**

- Eintauchen des betroffenen Körperteiles in ein kühles bis handwarmes Wasserbad, allmählich so viel heisses Wasser zufügen, wie es die Schmerzen des Verletzten gerade noch zulassen. Nach ca. 30 Min. das Wasserbad beenden (Hautaufweichungen), ständiges und aktives Bewegen der Finger und Zehen.
- Schmerzmittel
- Vorsichtig abtrocknen
- Lockeren und keimfreien Verband anlegen
- Erfrierung druckfrei lagern
- Warme Getränke
- Bei erfrorenen Füßen:
  Betroffenen nicht gehen lassen
- Schnellstmöglich einen Arzt konsultieren

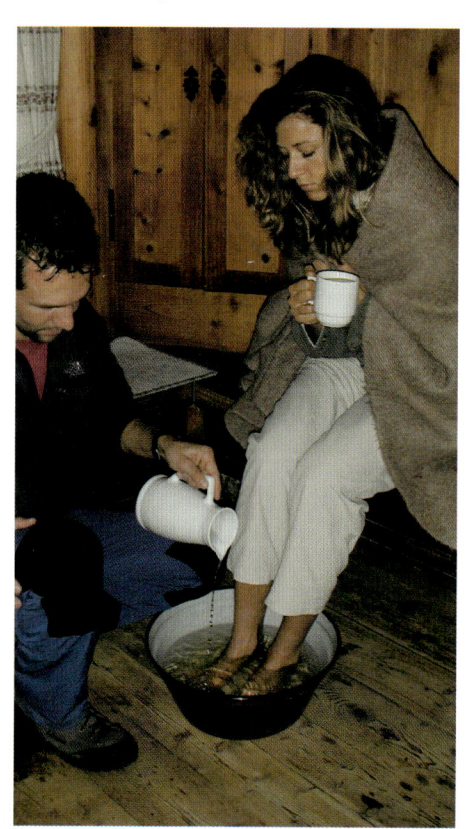

▶ **Von folgende Maßnahmen ist dringend abzuraten**

- Einreiben mit Schnee (Hautverletzungen)
- Blasen öffnen (Infektionsgefahr)
  Werden jedoch Spannungsblasen geöffnet, dann nur unter sterilen Bedingungen
- Nikotin und Alkohol im Gelände
- Erwärmung durch offene Feuerstellen (trockene Wärme)
- Erfrierungen wieder einfrieren lassen!

Beachte:
Das Absinken der Körpertemperatur unter den Sollwert ist lebensgefährlicher als eine lokale Erfrierung und muss deshalb in der Ersten Hilfe immer vorrangig behandelt werden.

9. Sonnenbedingte Schäden

9.1 Sonnenbrand

Grundsätzlich gilt:
Die Sonneneinstrahlung nimmt mit ansteigender Höhe (gemessen ab Meeresspiegel) zu und erreicht um die Mittagszeit ihre jeweils höchste Intensität.

▶ Ursache
Verbrennungsschaden der Haut, hervorgerufen durch ultraviolettes Licht der Sonnenstrahlen

▶ Symptome
Die Anzeichen treten erst nach einer Verzögerung von bis zu 24 Stunden auf.
Unterschieden werden drei Verbrennungsgrade:

> **1. Grad:** Entzündungszeichen
> (Rötung, Schwellung, Schmerz)
> **2. Grad:** Wie (1.), zusätzlich Blasenbildung der Haut
> **3. Grad:** Tiefe Hautschichten sind geschädigt, es kommt zu Rissen und Hautverlust

▶ Erste-Hilfe-Maßnahmen
- Weitere Sonneneinwirkung vermeiden
- Schattige Plätze aufsuchen
- Zur Schmerzlinderung feuchte Tücher
- Bei Blasenbildung steril abdecken
- Brandwundengel auftragen; jedoch nicht bei offenen Wunden (Infektionsgefahr)
- Verbrennungen 2. Grades erfordern auf jeden Fall ärztliche Behandlung

Hier gilt der Grundsatz:
Vorbeugen ist besser als heilen
- Sonnenschutzmittel
- Kopfbedeckung
- Schatten

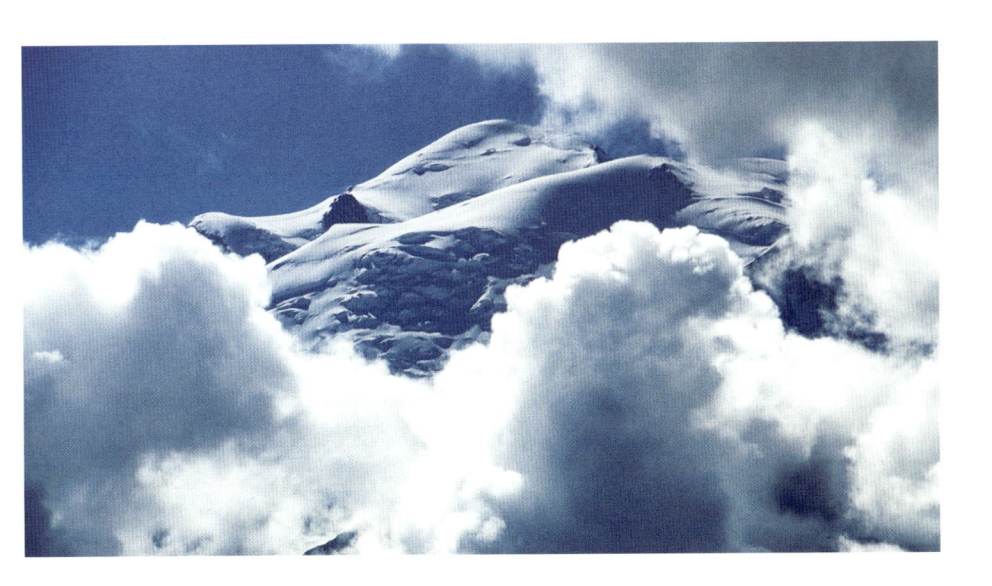

9.2 Sonnenstich

▶ **Ursache**
- Durch direkte Sonneneinwirkung hervorgerufene Reizung der Hirnhäute

▶ **Besonders gefährdet sind**
- Personen mit wenig Kopfbehaarung
- Kleinkinder, Säuglinge
- Personen mit fehlender Kopfbedeckung

▶ **Symptome**
Die Anzeichen treten erst Stunden später auf:
- Kopfschmerzen, Nackensteife
- Schwindel, hochroter Kopf
- Übelkeit, Erbrechen
- Unruhe, Benommenheit
- Bewusstseinsstörungen
- Krampfanfälle

▶ **Erste-Hilfe-Maßnahmen**
- Vitalfunktionen sind zu kontrollieren und zu überwachen!
- Oberkörper hochlagern
- In Schatten bringen, Kleider öffnen
- Kopf und Nacken mit Wasser oder feuchten Tüchern kühlen
- Bei vorhandenem Bewusstsein: Kleine Schlucke trinken lassen
- Bei Bewusstlosigkeit: Stabile Seitenlage und sofortige Alarmierung eines Arztes

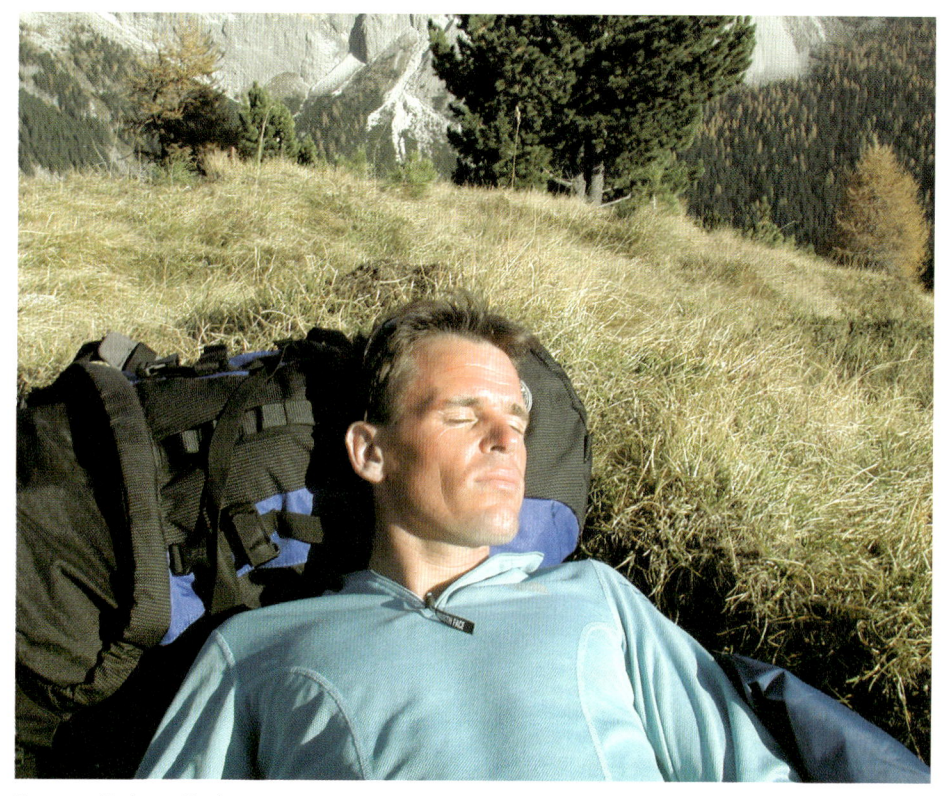

Symptom: Hochroter Kopf

9.3 Hitzschlag

Feuchte und schwüle Luft behindern die Schweißabsonderung, was in Folge dessen zu einem Anstieg der Körpertemperatur mit Kreislaufproblemen führen kann.

▶ Ursachen
Wärmestau im Körper bis über 40 °C durch
- Hohe körperliche Belastung
- Hohe Luftfeuchtigkeit
- Enge, undurchlässige Kleidung

▶ Symptome
Anzeichen treten bereits nach 1–2 Stunden auf:
- Klopfender Kopfschmerz, Schwindel
- Hohes Fieber, Durst, Nachlassen der Schweißbildung
- Erhöhte Reizbarkeit
- Übelkeit, Erbrechen
- Trockene, heiße Haut am ganzen Körper
- Rascher, schwacher Puls = Schock!
- Bewusstseinsstörung bis Bewusstlosigkeit in schweren Fällen
- Krampfanfälle

▶ Erste-Hilfe-Maßnahmen
- Vitalfunktionen sind zu kontrollieren und zu überwachen!
- Bereitschaft zur Reanimation
- Oberkörper hochlagern
- In Schatten bringen, Kleider öffnen, kühle Luft zufächeln
- Kopf und Nacken mit Wasser oder feuchten Tüchern kühlen
- Bei vorhandenem Bewusstsein: Elektrolythaltige Getränke verabreichen (kein reines Schneewasser; das entzieht dem Körper Mineralien und Salze)
- Bei Bewusstlosigkeit: Stabile Seitenlage
- Zur Temperatursenkung: Feuchte, kalte Tücher auf den Körperrumpf und Wade legen
- Alarmierung eines Arztes

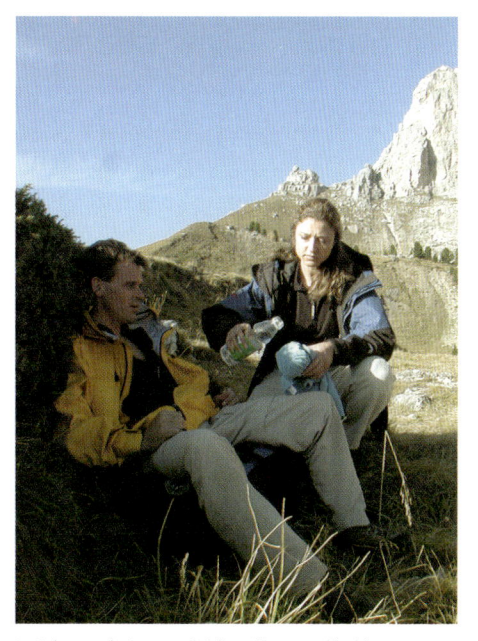

In Schatten bringen, Kleider öffnen und kühlen

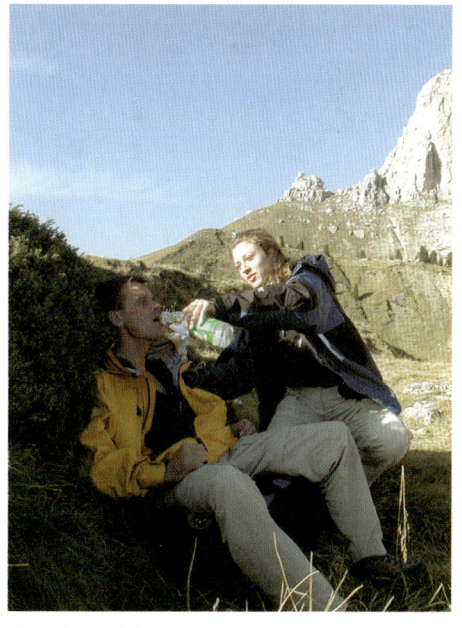

Flüssigkeit zuführen

9.4 Hitzeerschöpfung

Starke körperliche Anstrengung (starkes Schwitzen) führt in Verbindung mit mangelnder Flüssigkeitszufuhr zu hohen Elektrolytverlusten. Die Folge: Erschöpfungszustände.

▶ **Ursachen**
- Körperliche Anstrengung
- Mangelnde Flüssigkeitszufuhr bei großer Hitze und hoher Luftfeuchtigkeit

▶ **Symptome**
- Schwächegefühl, Schwindel
- Durst, trockener Mund
- Übelkeit, Erbrechen
- Leicht reizbar und aggressiv
- Schockzeichen: Blässe, kaltschweißige Haut, Frösteln, erhöhter Ruhepuls
- Muskelkrämpfe, vorwiegend in den Waden
- In schweren Fällen Bewusstlosigkeit

▶ **Erste-Hilfe-Maßnahmen**
- Vitalfunktionen sind zu kontrollieren und zu überwachen!
- Oberkörper etwas hochlagern und für Ruhe sorgen
- Betroffenen in den Schatten bringen, Kleider öffnen
- **Bei vorhandenem Bewusstsein**: elektrolythaltige Getränke verabreichen (kein reines Schneewasser; Schneewasser entzieht dem Körper Mineralien und Salze)
- **Bei Bewusstlosigkeit**: stabile Seitenlage
- Wärmeschutz wenn nötig
- Alarmierung eines Arztes

9.5 Schneeblindheit

Unter Schneeblindheit versteht man eine starke Entzündung der Horn- und Bindehaut, ausgelöst durch ultraviolette Strahlung.

▶ **Ursachen**
- Bergtouren ohne Schutzbrille in extremen Höhenlagen und Schneegebieten

▶ **Symptome**
- Augen sind gerötet
- Fremdkörpergefühl (Sand in den Augen)
- Augenbrennen bis hin zu Augenschmerzen
- Starker Tränenfluss
- Lichtempfindlich

Achtung:
Der Höhepunkt des Beschwerdebildes ist erst einige Stunden nach der direkten Sonneneinstrahlung erreicht.

▶ **Erste-Hilfe-Maßnahmen**
- Beide Augen lichtundurchlässig verbinden
- Kühlen mit feuchten Kompressen
- Feuchte Teebeutel auflegen,
- Evtl. Augentropfen
- Wenn keine Besserung: Augenarzt aufsuchen

Tipp:
Sonnenbrille bzw. Gletscherbrille mit UV-Schutz

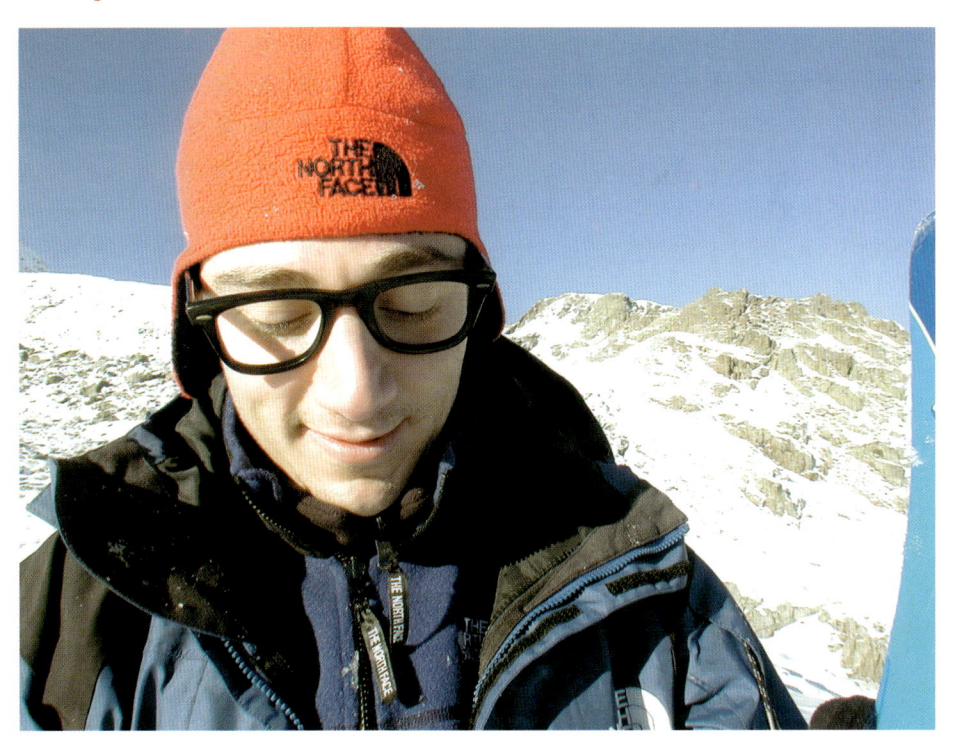

Eine Brille ohne UV-Schutz schützt so gut wie wie eine Brille ohne Gläser...

10. Erste Hilfe bei Lawinenverschütteten

In den ersten 15 Minuten bestehen für den Verschütteten die größten Überlebenschancen. Danach beginnt der sogenannte "tödliche Knick" (ca.15.–35. Minute). In dieser Zeit sinkt die Überlebensrate erheblich. Ein geübter Alpinist benötigt für die Ortung mit dem VS-Gerät unter idealen Bedingungen 2–5 Minuten. Die Ausgrabung der Verschütteten aus einer Tiefe von ca. 1 Meter dauert im Normalfall weitere 10–15 Minuten.
Fazit: Auf der Suche nach Lawinenopfern entscheidet jede Sekunde über Leben und Tod.

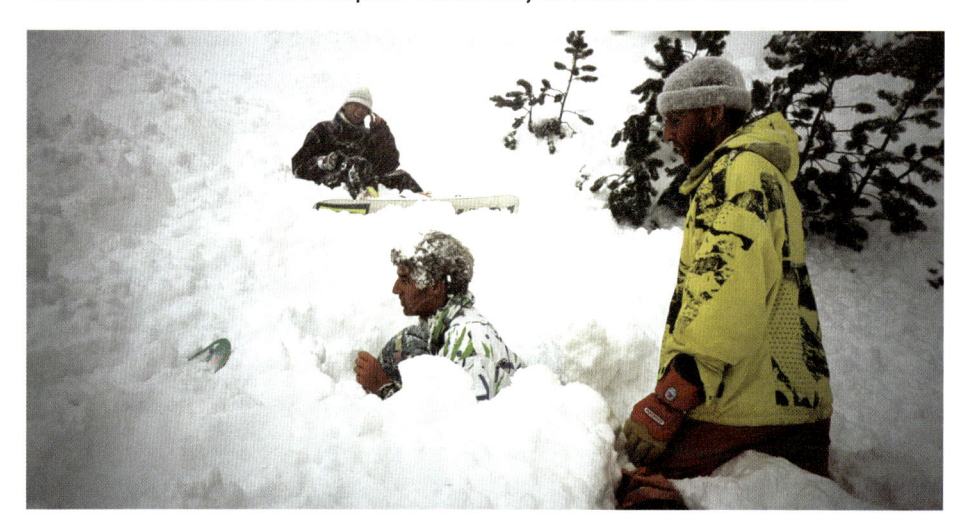

▶ Vorgehensweise bei der Ausgrabung von Lawinenverschütteten
Folgende Kriterien werden beurteilt:
- **A**tmung? Atemhöhle vorhanden? Konnte der Verschüttete atmen?
- **B**ewusstsein?
- **C**irkulation?
- AllgemeineUnterkühlung / welches Stadium?
- Sichtbare Verletzungen?

Atemhöhle vorhanden
Wenn ein Hohlraum, egal wie klein, vor Mund und Nase, bei gleichzeitig freien Atemwegen vorhanden ist

Atemhöhle nicht vorhanden
Wenn Mund und Nase durch Schnee verschlossen sind

▶ Allgemeine Erste-Hilfe-Maßnahmen
- Bei Atemstillstand: Beatmen
- Bei Kreislaufstillstand: Wiederbelebung einleiten
- Verletzungen vorhanden: Entsprechend behandeln (Blutung stillen, Wundverband, Druckverband)
- Gegen Kälte schützen (isolieren gegen Bodenkälte, feucht-heisse Wärmepackung)

Achtung:
Ein Verschütteter kann nach dem Ausgraben doppelt so rasch auskühlen (ca. 6°/Std.) wie in der Lawine. Das bedeutet für den Retter: Ist ein Lawinenverschütteter erst einmal ausgegraben, muss er umgehendst mittels feucht-heisser Wärmepackung versorgt werden.

Herz-Lungen-Wiederbelebung bei Lawinenverschütteten

Keine Atmung beim Ausgraben des Opfers: Sofort beatmen

▶ **Beurteilung nach dem Ausgraben**
1. Vitalfunktionen kontrollieren!
   - Atmung
   - Bewusstsein
   - Cirkulation (60 Sekunden fühlen)
2. Atemhöhle vorhanden?

Dauer der Verschüttung

ab 35 Minuten

- ▶ Vitalfunktionen intakt
- ▶ Keine schweren Verletzungen

  → ▶ Feucht-heisse Packung anlegen
  ▶ Hilfeleistung je nach Notwendigkeit

- ▶ Herz-Kreislaufstillstand
  Keine Atmung
  Kein Bewusstsein
  Keine Cirkulation

  → Herz-Lungen-Wiederbelebung

Gefahr
schwere allgemeine Unterkühlung (Stadium II-IV)

← **after drop**

← **Deshalb**
Ausgraben und umlagern, so sanft wie möglich

bis 35 Minuten

- ▶ Vitalfunktionen intakt
- ▶ Keine schweren Verletzungen

  → ▶ Prophylaktisch feucht-heisse Packung anlegen

- ▶ Herz-Kreislaufstillstand
  Keine Atmung
  Kein Bewusstsein
  Keine Cirkulation

  → Herz-Lungen-Wiederbelebung

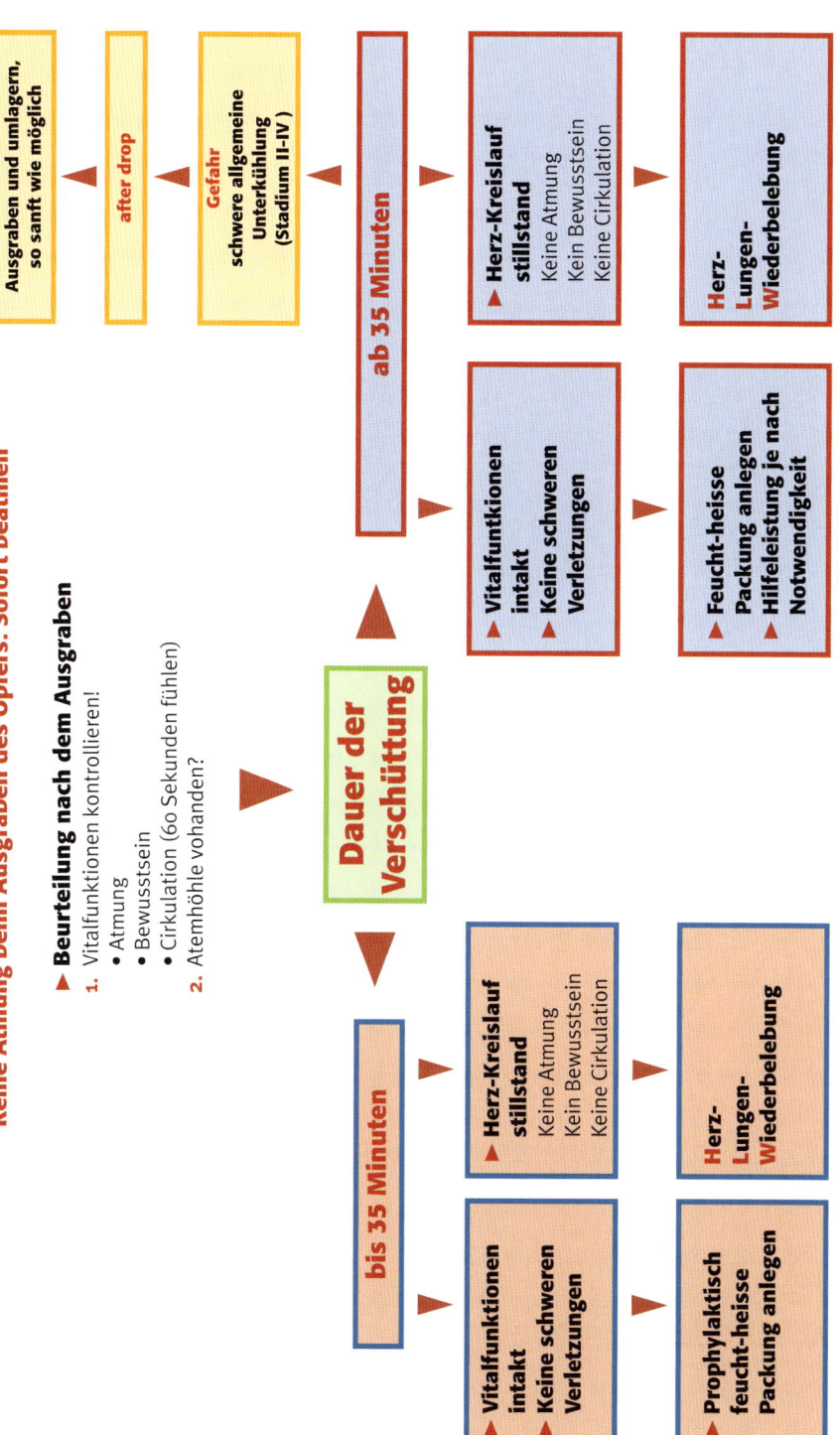

11. Höhenkrankheiten

Höhenerkrankungen kommen in unseren Alpen relativ selten vor. **Akute** Höhenkrankheiten treten in der Regel erst ab einer Höhe von ca. 3000 m auf, wobei Erstsymptome schon bei einer Höhe von 2500 m auftreten können.

Krankheitszeichen und Komplikationen mit zunehmender Höhe

- Kopfschmerz
- Sehstörungen, Augenminusstellung
- Kleine Netzhautblutung
- Unregelmäßige, rasselnde Atmung
- Gesteigerte Atemfrequenz
- Blaufärbung der Lippen und Fingernägel
- Trockener Husten
- Übelkeit, Brechreiz, Erbrechen
- Rötlich-schaumiger Auswurf
- Appetitlosigkeit
- Sprachstörungen
- Gleichgewichtsstörungen
- Bewusstseinsverlust
- Wadensteifigkeit
- Muskelschwäche
- Halbseitenlähmung
- Schwellungen
- Herzklopfen
- Zu wenig Urinabgabe
- Durchfall
- Lokale Erfrierungen

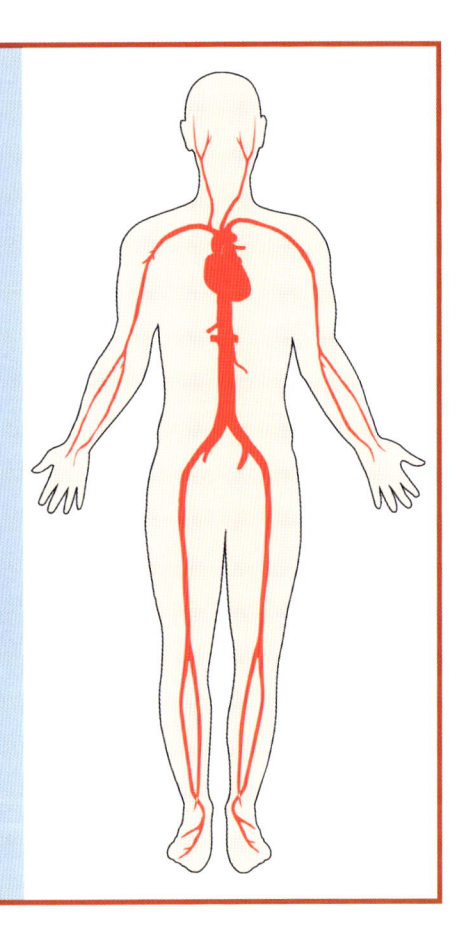

Ursachen

- Sauerstoffmangel mit zunehmender Höhe, bedingt durch verringerten Luftdruck in zunehmender Höhe)
- Zu schneller Aufstieg
- Körperliche Anstrengung
- Kälteeinwirkung
- Verminderte Atmung im Schlaf
- Individuelle Veranlagung

Symptome

Fließender Übergang von Frühsymptomen zu Warnsymptomen und Alarmsymptomen.
Die jeweiligen Symptome dauern von wenigen Stunden bis zu mehreren Tagen.

11. Höhenkrankheiten

▶ Frühsymptome
mindestens zwei Zeichen bedeuten akute Höhenkrankheit
- Kopfschmerz
- Übelkeit, Brechreiz, Appetitlosigkeit
- Schlaflosigkeit, Gleichgültigkeit
- Ruhepulsanstieg um mehr als 20%
- Ungewohnter Leistungsabfall
- Gelegentliche Schwellungen im Gesichtsbereich (Augen), Hände, Füße und Knöchel
- Unregelmäßige Atmung (nachts)
- Kleine Netzhautblutungen im Auge

▶ Warnsymptome
für ein beginnendes Höhenödem
- Anhaltend schwere Kopfschmerzen trotz der Einnahme von Schmerzmitteln
- Schwere Übelkeit bis Erbrechen, Durchfall
- Schlaflosigkeit, trockener Husten, Koordinationsstörung
- Rapider Leistungsabfall
- Gesteigerte Atem- und Herzfrequenz
- Rasselnde Atmung, Infektion der oberen Atemwege, rötlich-schaumiger Auswurf
- Verwirrtheit

▶ Alarmsymptome
für ein Höhenlungenödem
- zunehmende Atemnot zuerst bei Anstrengung, dann in Ruhe, schnelle Atmung, rasselnde Atmung
- rasselnder Husten mit rötlich-schaumigem Auswurf
- häufig Verschlechterung bei Nacht
- Blaufärbung der Lippen und Fingernägel

für ein Höhenhirnödem
- Rasender Kopfschmerz
- Zunehmender Verlust des Bewusstseins bis zur Bewusstlosigkeit
- Sehstörungen, Sprachstörungen, Erbrechen
- Gleichgewichtsstörungen / Schwindel
- Halbseitenlähmung, Augenmuskellähmung
- Nackensteifigkeit

Allgemeine, vorbeugende Maßnahmen
- Warnzeichen ernst nehmen
- Ausreichend trinken
- Keine Überanstrengungen
- (Medikamente siehe Fachliteratur)
- 300–400 Höhenmeter / Tag Schlafhöhe

Erste-Hilfe-Maßnahmen bei

▶ Frühsymptome
- Aufstieg sofort unterbrechen
- frühestens am nächsten Morgen und nur wenn beschwerdefrei weiter aufsteigen
- Bleiben Symptome 24 Stunden bestehen: Abstieg beginnen
- Verzicht auf Medikamente

▶ Warnsymptome
- Sofortiger Abstieg (mind. 500 Höhenmeter)
- Bei Verschlechterung während des Abstieges muss der Betroffene getragen werden
- Überdruckkammer! (wenn vorhanden)

▶ Alarmsymptome
- Sofortiger, kompromissloser Abtransport (unter 3500 m)
- Vitalfunktionen überwachen
- Überdruckkammer mit Sauerstoffgabe! (wenn vorhanden)
- Gabe von Medikamenten, auch durch geschulte Laien (lebensrettend)

Tipp:
Frühzeichen auf keinen Fall bagatellisieren, sondern richtig deuten und kompromisslose Konsequenzen ziehen.
Bei "Notabstieg" Höhenerkrankten stets gut "beaufsichtigen", da Reaktions- / Wahrnehmungsfähigkeit häufig beeinträchtigt sind (z. B. Kontrolle der Knoten etc.).

Bergrettung

1. Einleitung Bergrettung

Behelfsmäßige Bergrettung

Wir wünschen keinem eine alpine Notsituation. Dennoch ist es äußerst wichtig, einige Grundkenntnisse über Bergrettung griffbereit zu haben, um für den Fall der Fälle gewappnet zu sein. Es kann jeden einmal treffen, dass er gerettet werden oder anderen zu Hilfe kommen muss.
Dabei kann der "Einsatz" ebenso in einfachem Gehgelände wie in schwierigem Klettergelände erfolgen. Bei einer behelfsmäßigen Bergrettung steht nur das mitgeführte Material zur Verfügung.

2. Grundlagen

Improvisation ist gefragt

Wer verschiedene Möglichkeiten und Techniken der Seil- und Materialhandhabung beherrscht, wird sich und anderen schnell und sicher helfen können.
Die in diesem Buch vorgestellten Möglichkeiten haben nicht den Anspruch auf Vollständigkeit. Vielmehr möchten wir dazu anregen, unterschiedliche Techniken und Materialien zu testen. Wer die unterschiedlichen Techniken von Zeit zu Zeit übt, wird sich in einer Notsituation und unter Zeitdruck leichter und sicherer helfen können.
Eine professionelle Hilfe, wie sie die Bergwacht leistet, steht nicht überall und immer zur Verfügung. Deshalb sollten grundlegende, behelfsmäßige Bergrettungsmethoden beherrscht werden.

Notruf über Handy

Handys haben sich bei einem Notruf im Gebirge inzwischen bewährt! Mehr als 50% der Notrufe in Deutschland gehen bereits über das Handy.
Die durchschnittliche Alarmierungszeit zwischen Unfall und Benachrichtigung der Rettungsmannschaft sinkt von ca. 1 Stunde auf etwa 5 Minuten. Darüber hinaus sind die Notrufe über Handy deutlich präziser. Informationen über Unfallort, Art der Verletzung usw. können genauer nachgefragt werden. Dadurch steigt die Qualität der Rettung und die Rettungsmittel können entsprechend der Angaben eingesetzt werden. Die Alarmierungszahlen sind dadurch aber nicht gestiegen.

2.1. Knoten

Die Knoten für die behelfsmäßige Bergrettung unterscheiden sich nicht von denen, die für das Klettern verwendet werden. Wir möchten an dieser Stelle die wichtigsten Knoten für die behelfsmäßige Bergrettung darstellen.

▶ **Die wichtigsten Knoten für die behelfsmäßige Bergrettung**

- Halbmastwurf
- Schleifknoten
- Sackstichschlaufe
- Sackstich (Seilverbindungen)
- Prusikknoten
- Mastwurf

Der Schleifknoten ist ein Knoten, der sich selbst bei starker Belastung wieder lösen lässt.
Mit dem Schleifknoten kann die Partnersicherung blockiert werden. Durch diese Fixierung hat der Retter beide Hände frei und kann so weitere Maßnahmen durchführen.

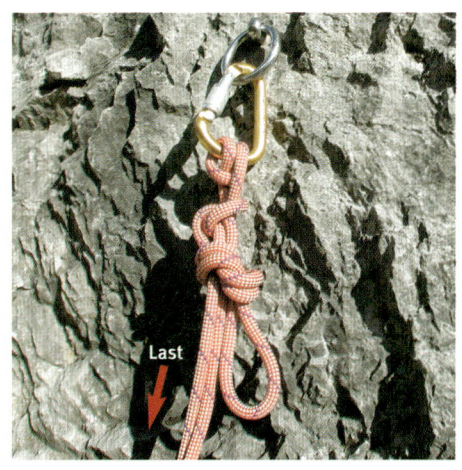

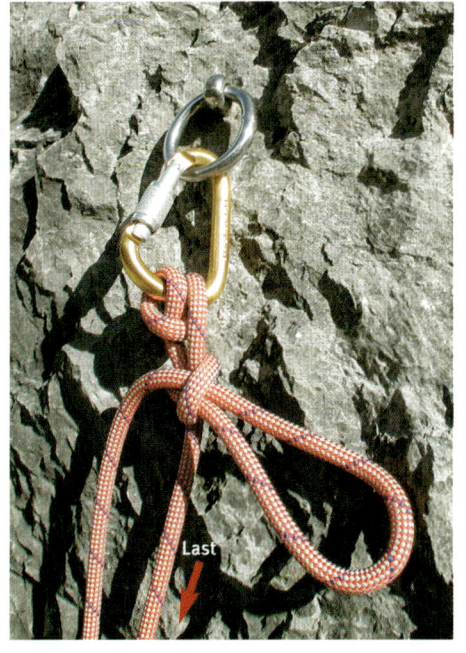

Halbmastwurfknoten, HMS mit Schleifknoten und Sicherungsschlag

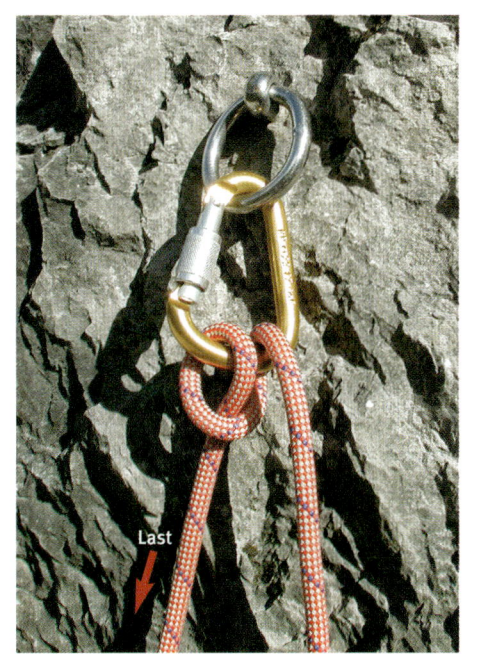

Halbmastwurfknoten, HMS

Halbmastwurfknoten, HMS mit Schleifknoten

2.1 Knoten

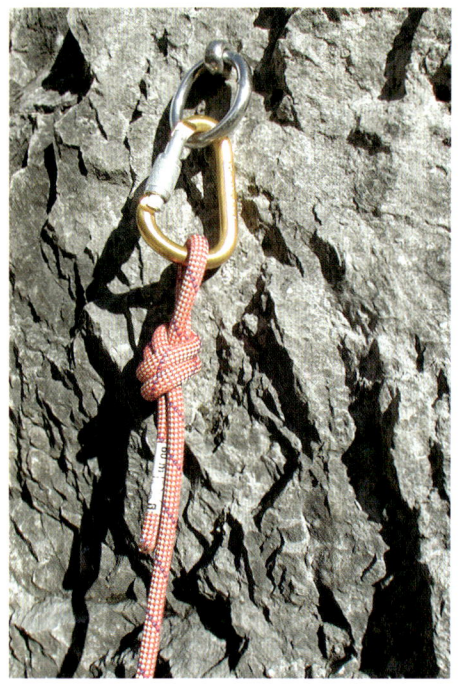

30 cm lange Seilenden

Sackstichschlaufe (Seilfixierung)

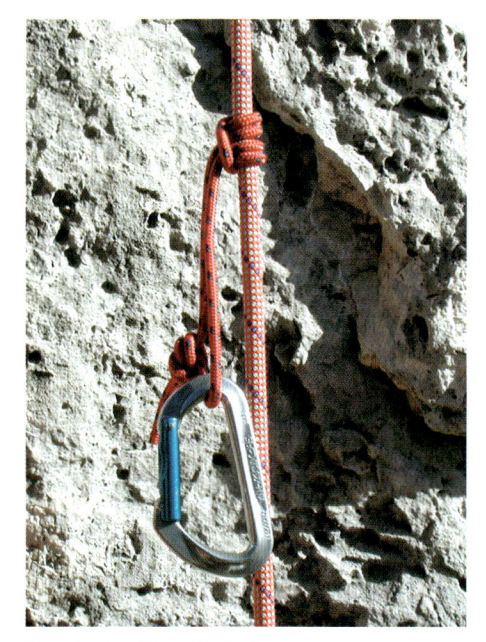

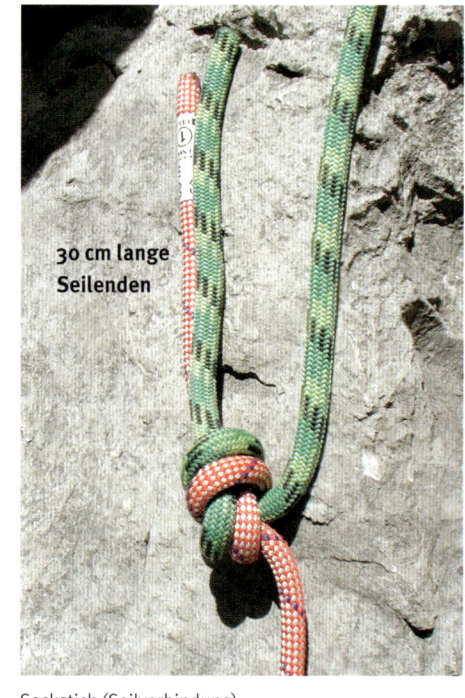

Sackstich (Seilverbindung)

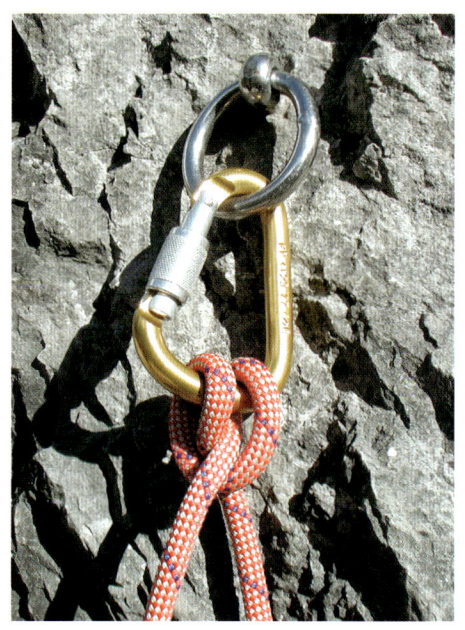

Prusikknoten (Klemmknoten)

Mastwurf (Selbstsicherung)

2.2 Anseilen

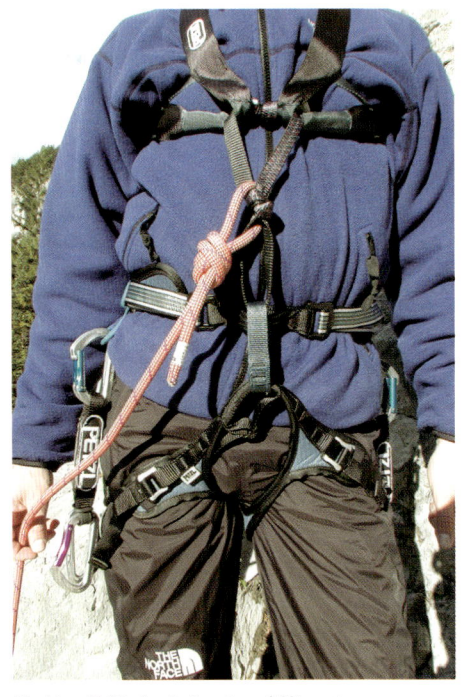

▶ Anseilen für Fels- und Eistouren

Grundsätzlich sollte zum Klettern ein Hüft- und ein Brustgurt angelegt werden. Der Hüftgurt kompensiert beim Fall einen Großteil der Sturzenergie. Der Brustgurt verhindert das Nach-Hinten-Kippen des Oberkörpers.

Beim Anseilen für Fels- und Eistouren wird das Seil direkt in die Achterschlinge eingebunden. Die Achterschlinge dient zum Verbinden von Brust- und Sitzgurt.

Direktes Einbinden in Brust- und Sitzgurt

▶ Anseilen für Gletschertouren

Beim Anseilen für Gletschertouren wird das Seil mittels Karabiner in die Achterschlinge eingehängt. Es sollte ein Karabiner mit manueller Verriegelung benutzt werden (Schraubkarabiner), auf keinen Fall ein Karabiner mit automatischer Verriegelung (Twistlock).

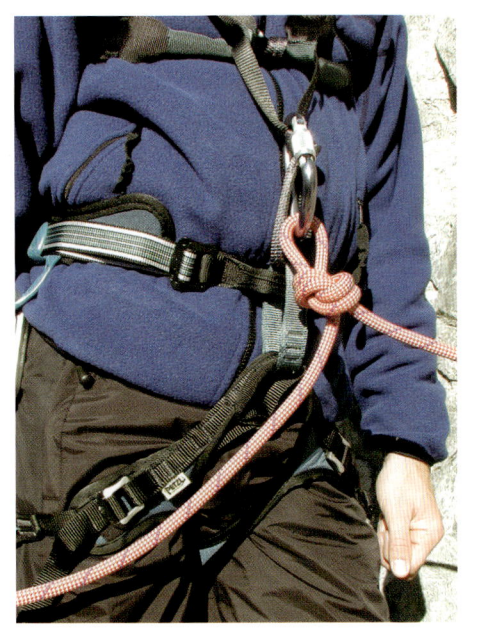

Indirektes Einbinden mit Schraubkarabiner

2.3 Sturzfixierungen

Durch die Sturzfixierung hat der Retter beide Hände frei und kann so weitere Maßnahmen durchführen.

▶ Sturzfixierung / HMS

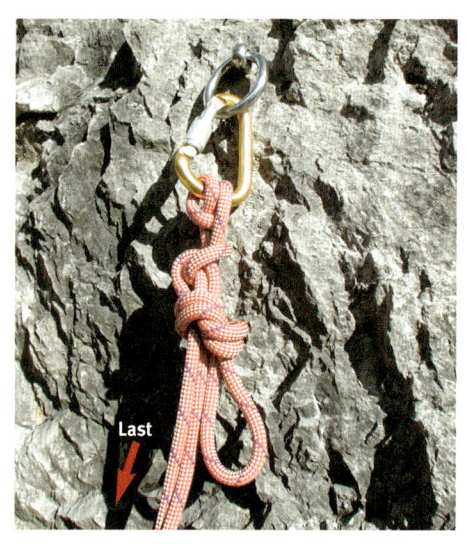

Bei Halbmastwurfsicherung mittels Schleifknoten

▶ Sturzfixierung / Achter

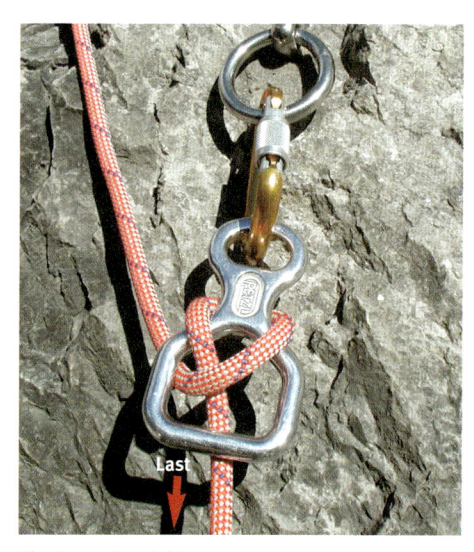

Blockieren des Achters

▶ Sturzfixierung / Grigri

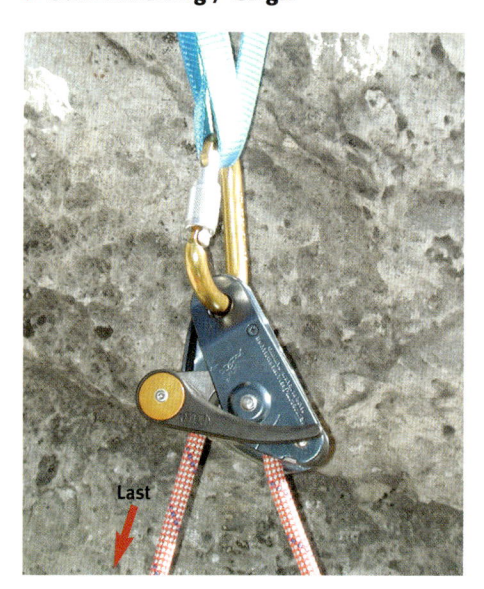

Bei Grigri-Sicherung nicht nötig. Es blockiert von selbst

▶ Sturzfixierung / Robot

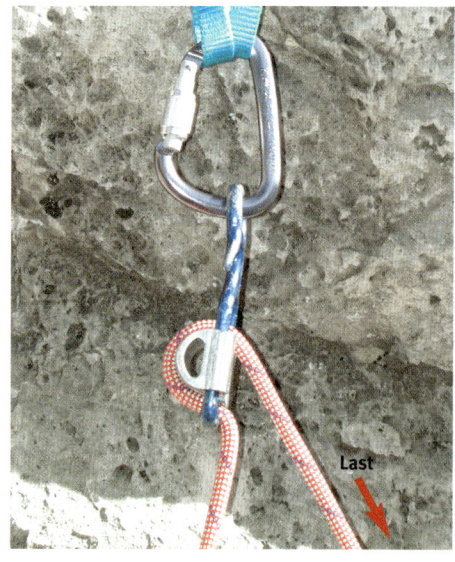

Bei Robot nicht notwendig. Er blockiert von selbst

2.4 Seilklemmen

Zum Aufbau eines Flaschenzuges ist der Einsatz einer Seilklemme zwingend notwendig. Auch hier stehen verschieden Möglichkeiten zur Wahl.

▶ **Seilklemme mit Steigklemme Croll**

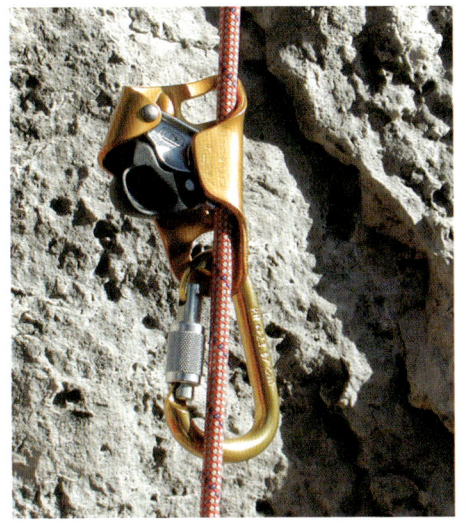

▶ **Seilklemme mit Tibloc**

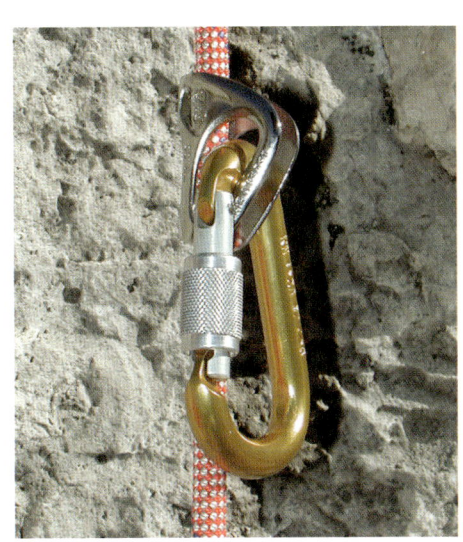

▶ **Seilklemme mit Prusikknoten**

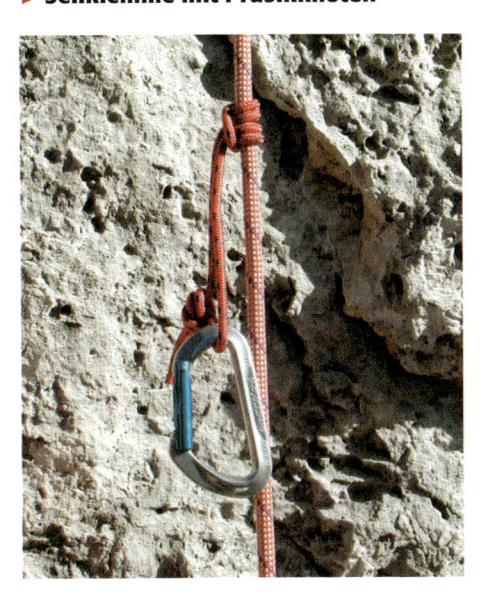

2.5 Umlenkungen

Der Wirkungsgrad eines Flaschenzuges kann durch die Art der Umlenkung beeinflußt werden.

▶ **Umlenkung mit dem Karabiner**

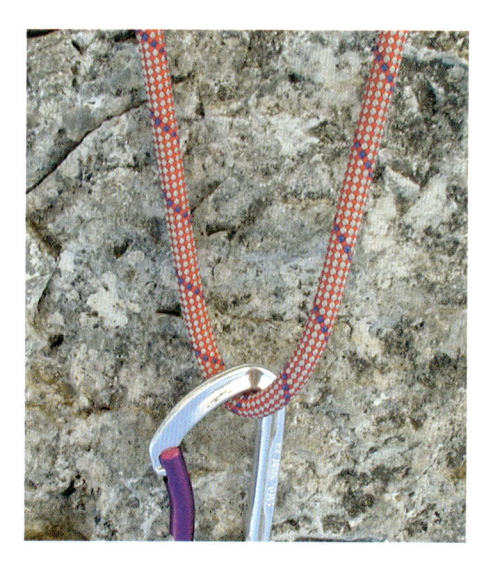

▶ **Umlenkung mit Seilrolle (Oscillante von Petzl)**

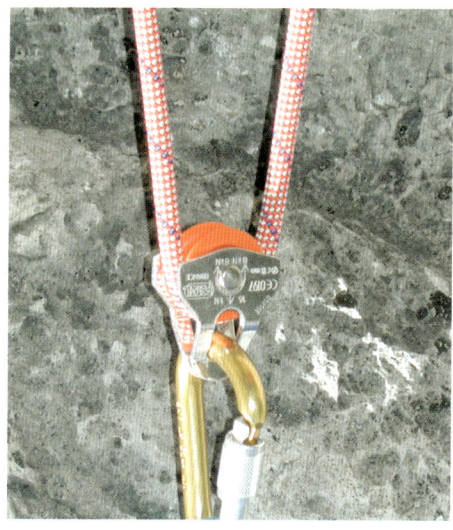

▶ **Umlenkung mit Seilrolle (Fixe von Petzl)**

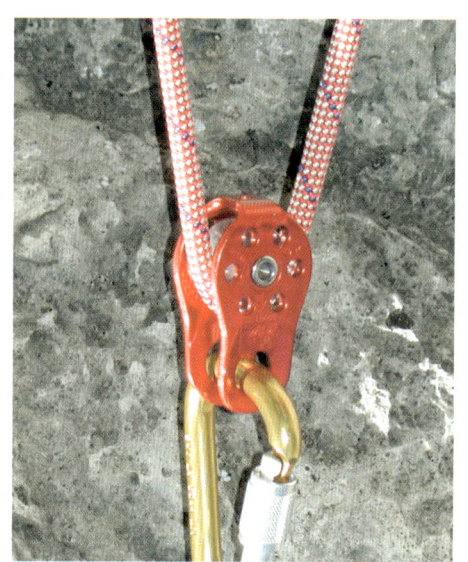

▶ **Umlenkung mit Mini Traxion**

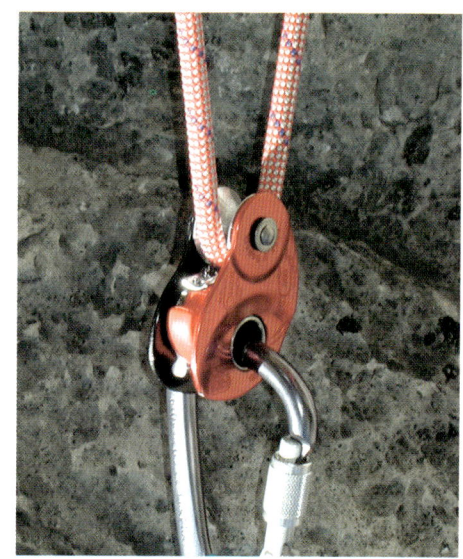

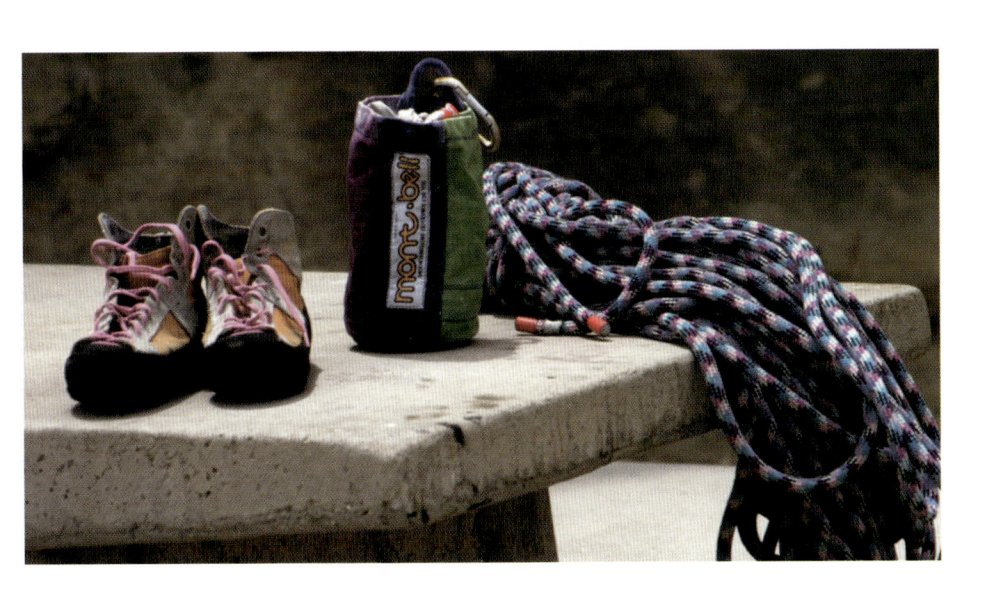

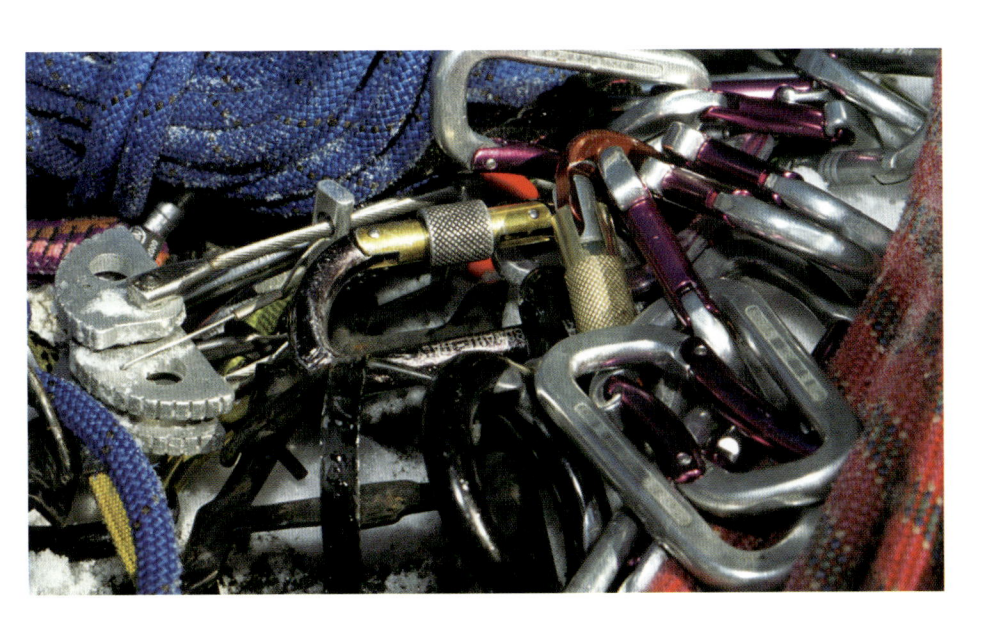

2.6 Rücklaufsperren

Wird ein Verletzter mittels Flaschenzug nach oben gezogen, muss eine Seilrücklaufsperre verwendet werden. Eine Seilrücklaufsperre verhindert das Zurückrutschen des eingeholten Seiles.

▶ **Gardaknoten**

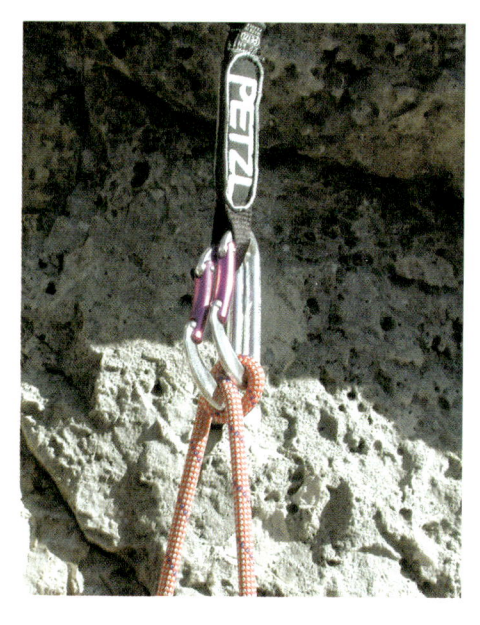

▶ **Croll von Petzl**

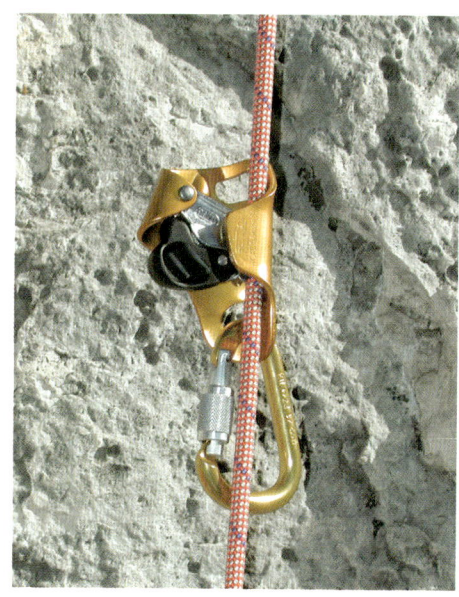

▶ **Tibloc – korrekter Gebrauch**

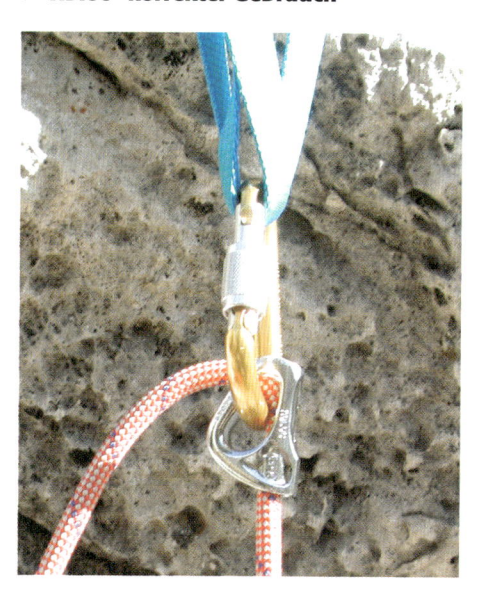

▶ **Tibloc – falsche Verwendung**

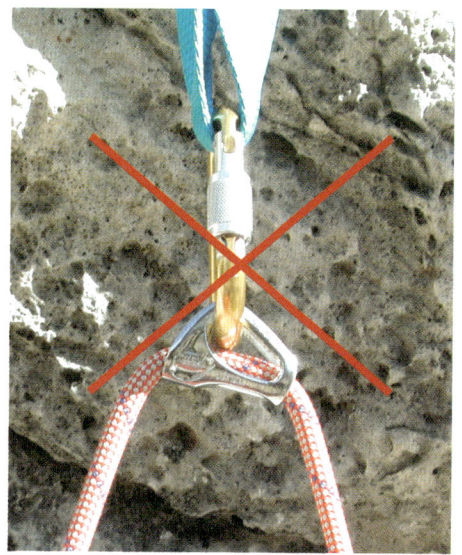

2.6 Rücklaufsperren

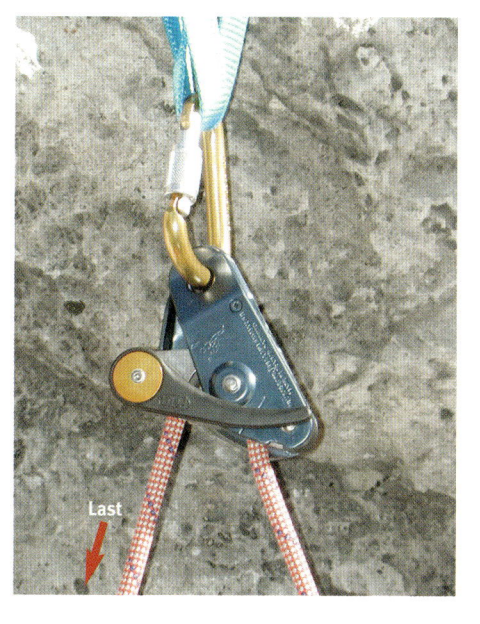

▶ **Grigri**

▶ **Robot**

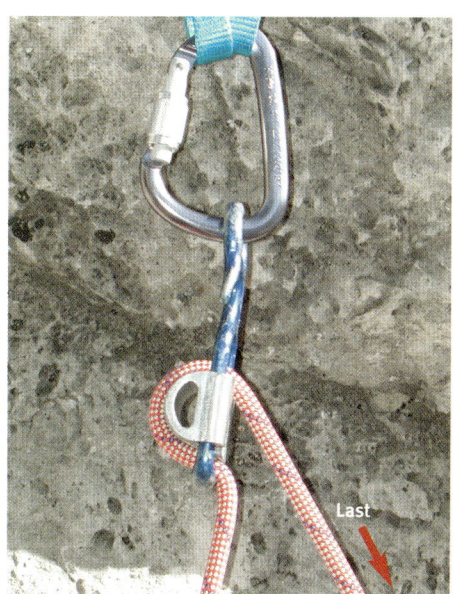

Last

Last

▶ **Mini Traxion**

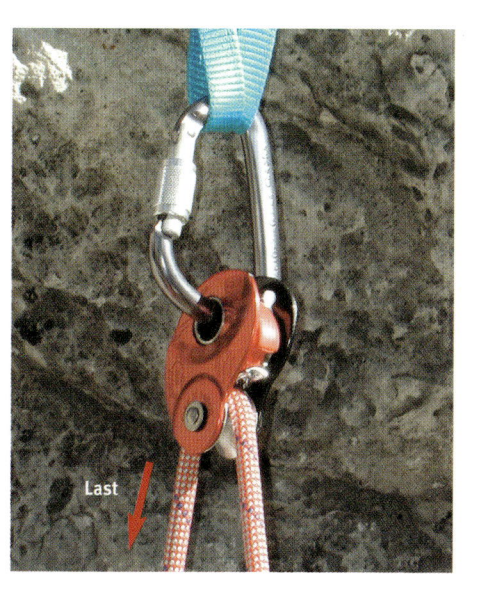

▶ **Reverso**

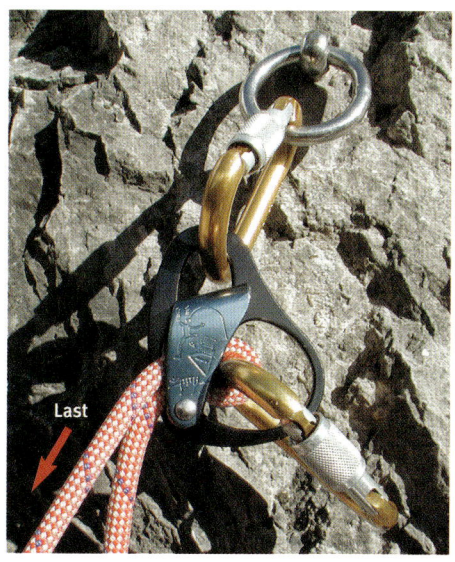

Last

Last

2.7 Seilbremsen

Wird ein Verletzter abgelassen, sollte unter Berücksichtigung der Last und des Geländes die entsprechende Bremsmöglichkeit beachtet werden.

Verschiedene Bremsmöglichkeiten

- Halbmastwurfsicherung
- Abseilachter
- Grigri
- Stop

▶ **Ablassen mit Halbmastwurfsicherung**
Mittlere Bremswirkung

▶ **Ablassen mit Abseilachter**
Große Bremswirkung

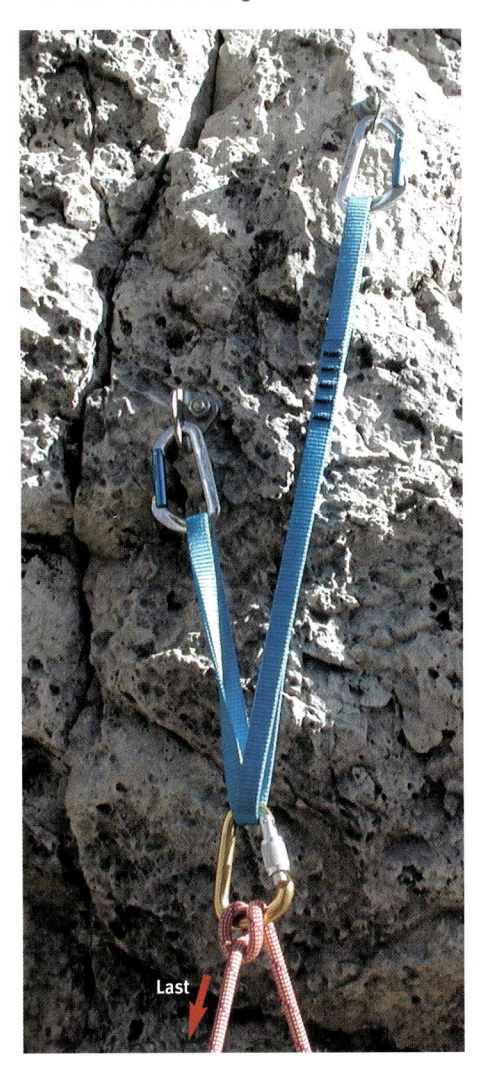

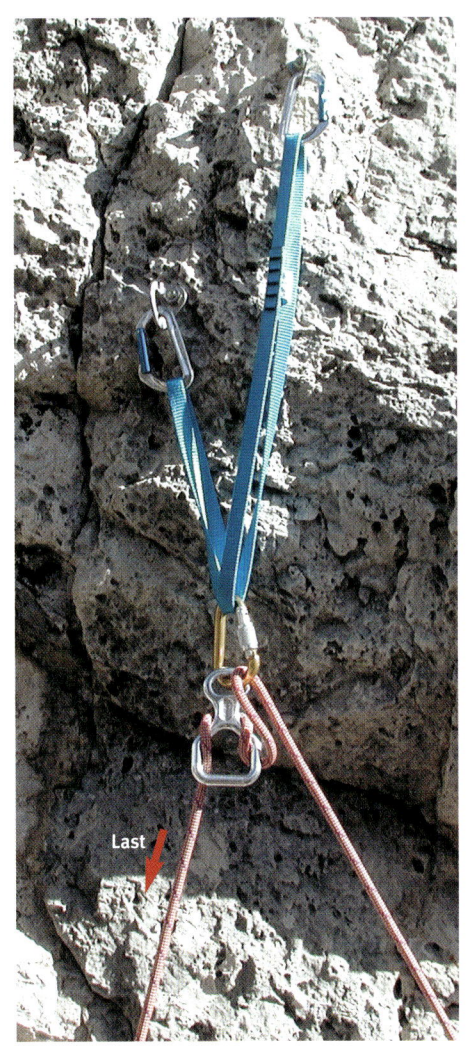

2.7 Seilbremsen

▶ **Ablassen mit Abseilachter**
Geringste Bremswirkung
Achtung: **Nicht** bei schwerer Last oder in steilem Gelände anwenden

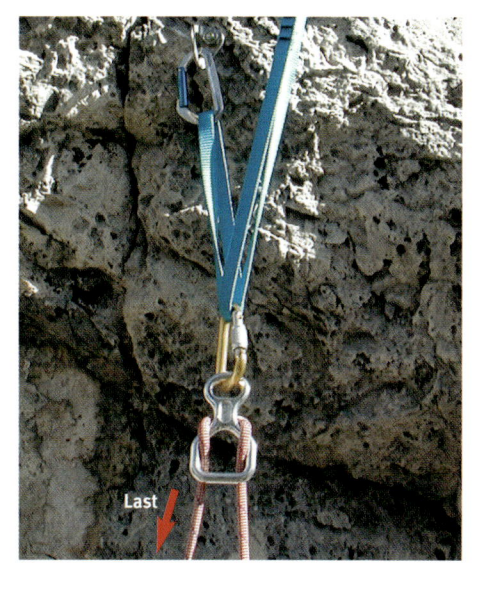

▶ **Ablassen mit Achter**
Größte Bremswirkung
Bei schwerer Last – z.B. zwei Personen – und in steilem Gelände

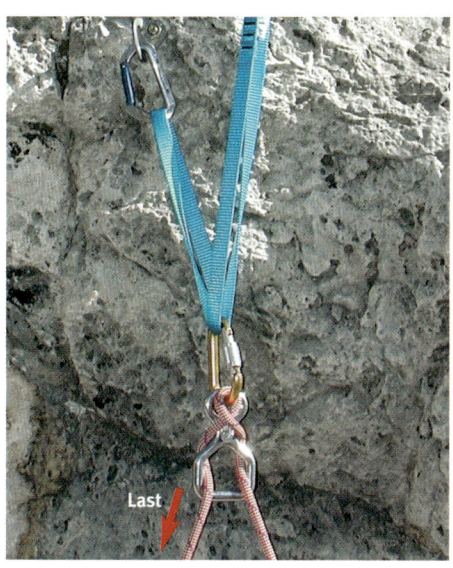

▶ **Ablassen mit Grigri**
Achtung: **Nicht** bei schwerer Last oder in steilem Gelände anwenden, schwierige Bremsregulierung

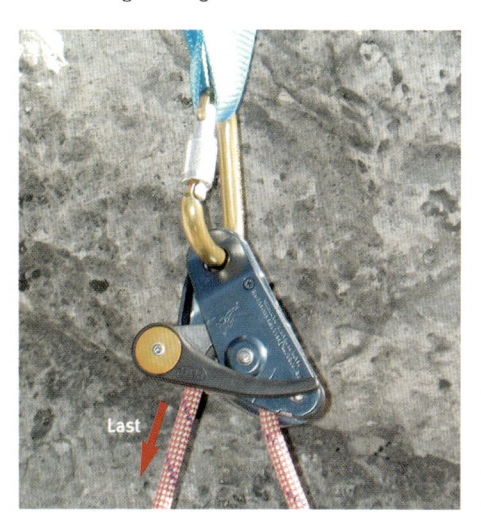

▶ **Ablassen mit Stop**
Große Bremswirkung
Besonders gute und leichte Bremsregulierung möglich

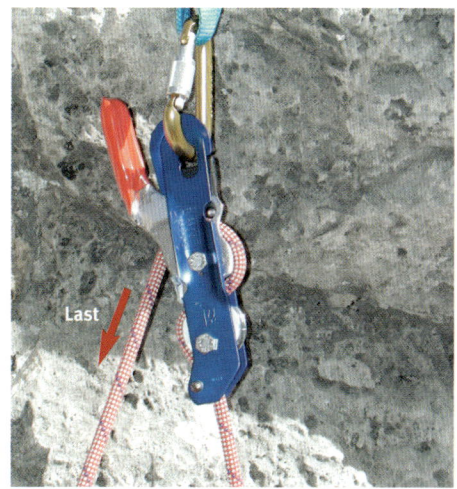

3. Rettung aus Klettergelände

3.1 Ablassen

Vorausgesetzt, das Gelände ist für eine Rettung nach unten geeignet und der Verletzte ist in der Lage dazu, sollte abgelassen werden. Durch Ablassen kann der Verletze kontrolliert und sicher zum nächsten sicheren Platz gelangen. Welche Bremsmethode zum Einsatz kommt, hängt immer von dem vorhandenen Material und dem Einsatzzweck ab.

Vorgehensweise

- Bevor abgelassen wird, muss sicher gestellt sein, dass der Verletzte einen sicheren Platz erreichen kann
- Sollte dies nicht möglich sein, so muss zuerst der Retter abseilen und dann den Verletzten nach unten ablassen

- Kann der nächste Stand nicht in Fallinie erreicht werden, sondern nur schräg, dann muss ebenfalls der Retter zuerst abseilen. Der Verletzte wird mit einer Expressschlinge zusätzlich in das zum Retter führende Seil eingehängt. Dadurch wird ein "Wegpendeln" verhindert.

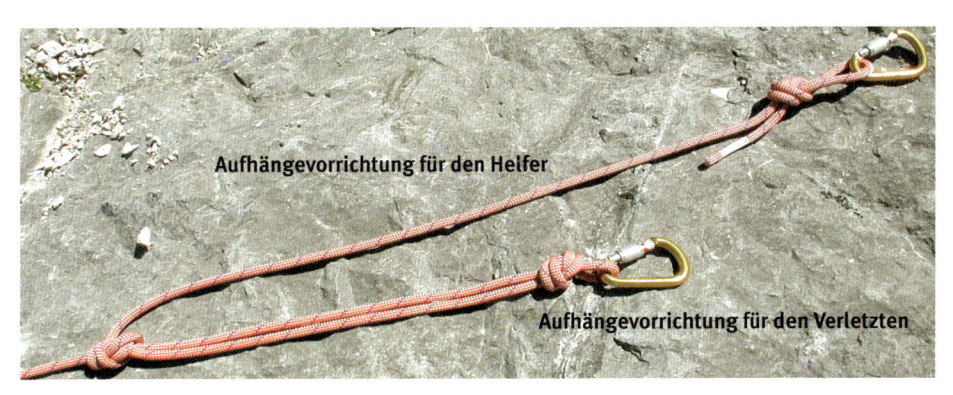

Aufhängevorrichtung für das Ablassen von Verletztem mit Helfer

3.2 Seilverlängerung

Vorgehensweise

- Bei einer "Seilverlängerung" werden die Seile mittels Sackstich verbunden. Die Seilenden werden ca. 30 cm lang gelassen
- Als Seilbremse sollte hier der Halbmastwurf oder der Abseilachter gewählt werden, da der Sackstich durch den HMS-Karabiner bzw. durch den Abseilachter laufen kann
- Die Seilenden vor dem Sackstich durch den HMS stecken

- Der Sackstich zieht eine Schlaufe auf. Diese kann mit den langen Seilenden leicht entfernt werden. Achtung: "Ruckt" etwas
- Möglicherweise muss etwas nachgeholfen werden, so kann auf eine umständliche "Seilverlängerung" mit Lastwechsel verzichtet werden

3.2 Seilverlängerung

▶ **Seilverlängerung bei Halbmastwurfsicherung**

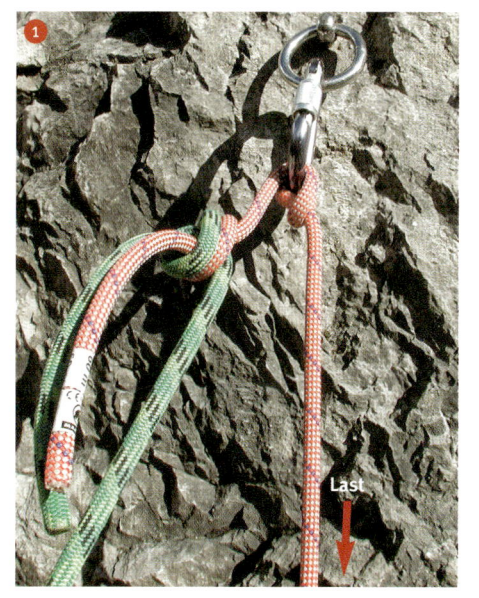

Lange Seilenden vorsehen und den Sackstichknoten in den HMS-Karabiner laufen lassen

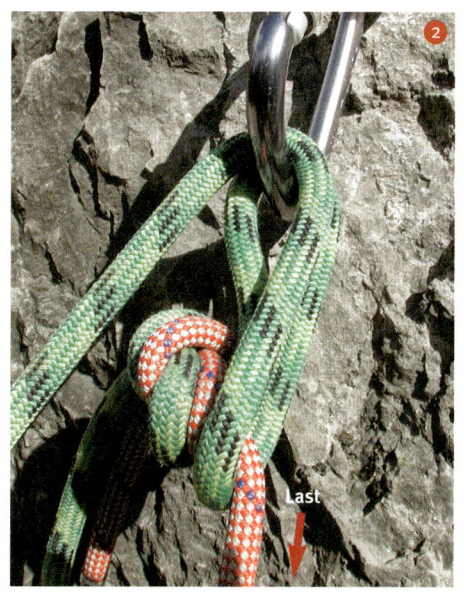

Beim Ablassen zieht der Halbmastwurfknoten eine Schlaufe

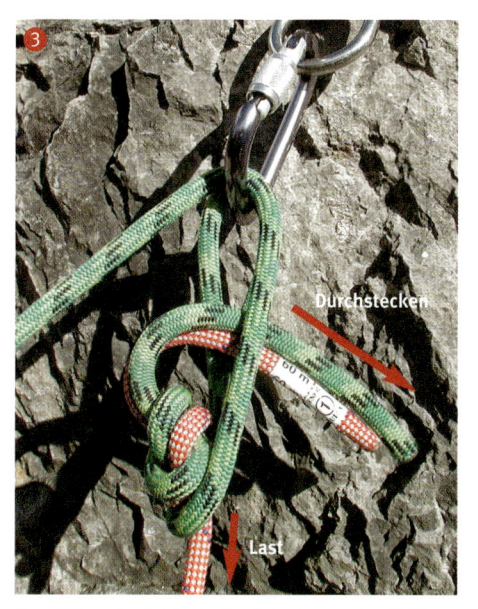

Zum Öffnen der Schlaufe durchstecken und an Seilenden ziehen

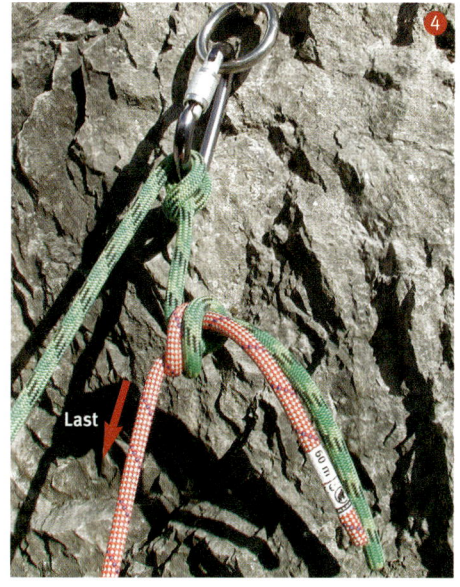

Nach Auflösen der Schlaufe gibt es einen Ruck auf die Verankerung

3.2 Seilverlängerung

▶ **Seilverlängerung bei Sicherung mit dem Abseilachter**
Der Sackstichknoten läuft problemlos durch den Abseilachter. Eventuell muss durch Drücken etwas nachgeholfen werden.

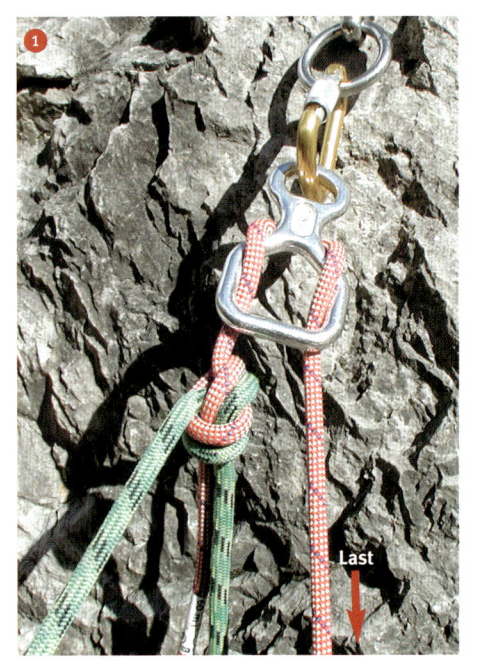

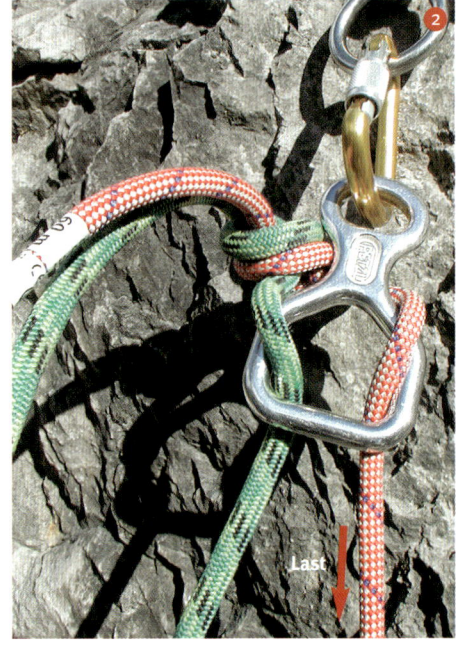

Ausgangssituation

Einlaufen des Knotens

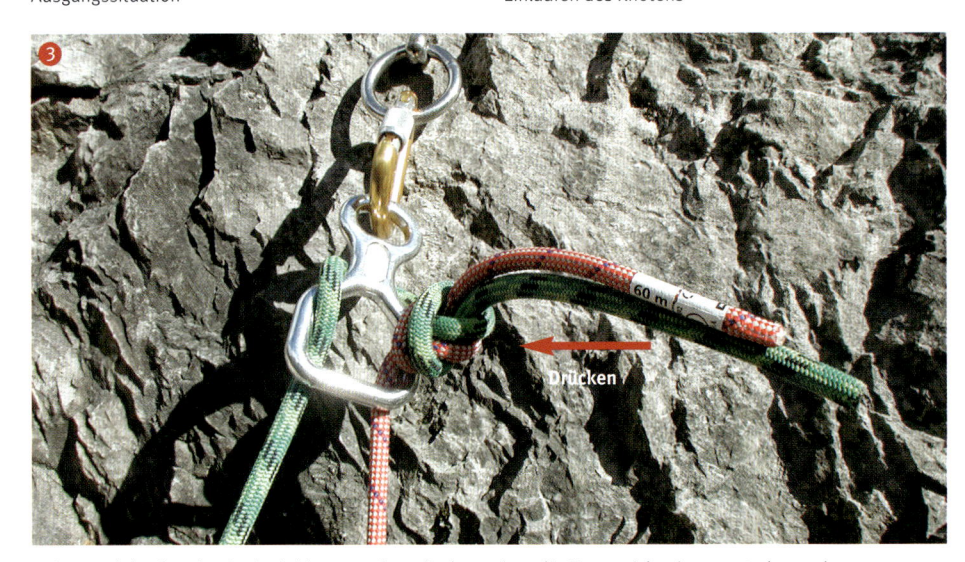

Beim Durchdrücken des Sackstichknotens darauf achten, dass die Finger nicht eingequetscht werden

3.3 Prusiken

Das Prusiken kommt dann zum Einsatz, wenn an einem fixen Seil nach oben aufgestiegen werden muss. Die Selbstrettung aus einer Gletscherspalte oder aus einem überhängendem Gelände, ist durch Aufsteigen am Seil mit Hilfe von "Prusiken" gut möglich.

Material

- Eine lange Bandschlinge
- Eine kurze Bandschlinge
- Zwei Karabiner
- Zwei Seilklemmen

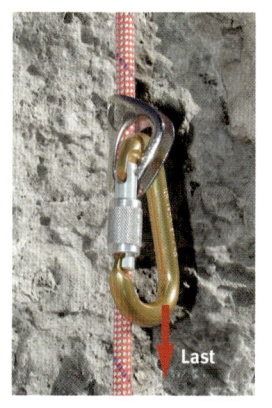

Seilklemme / Tibloc

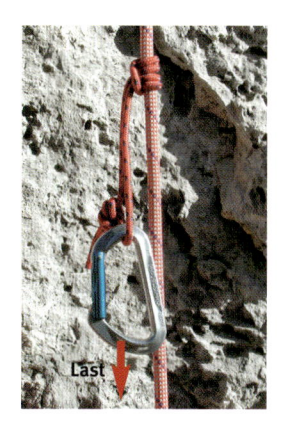

Seilklemme / Prusik

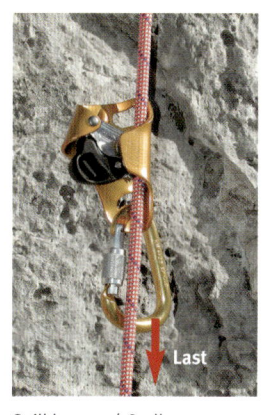

Seilklemme / Croll

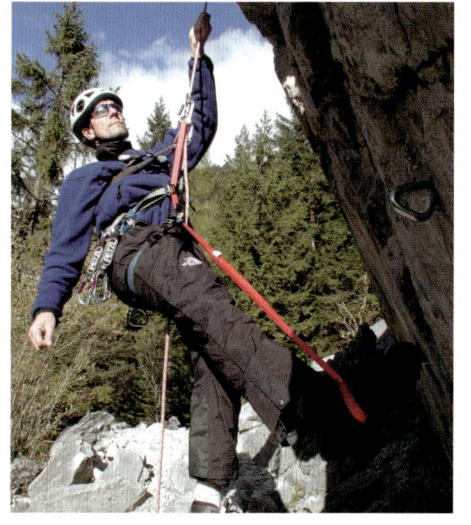

Prusiken an einem fixierten Seil

3.3 Prusiken

1. Die Seilklemmen werden auf das Seil gesteckt, an dem aufgestiegen werden soll
2. In die Seilklemmen wird mittels Karabiner je eine Bandschlinge eingehängt
3. Die kurze Bandschlinge wird direkt am Anseilpunkt mit einem Schraubkarabiner fixiert
4. Die lange Bandschlinge wird unter den Hüftgurt und unter der Beinschlaufe hindurch, am Fuß mittels Ankerstich fixiert
5. Durch unterschiedliches Belasten der Bandschlingen kann die jeweils unbelastete Bandschlinge höher geschoben werden

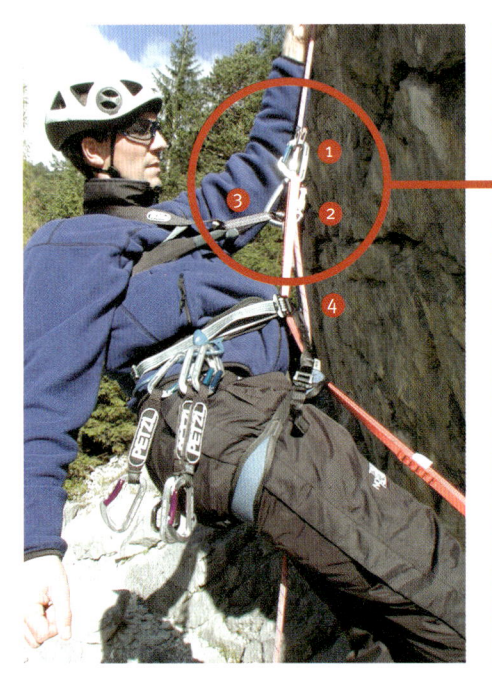

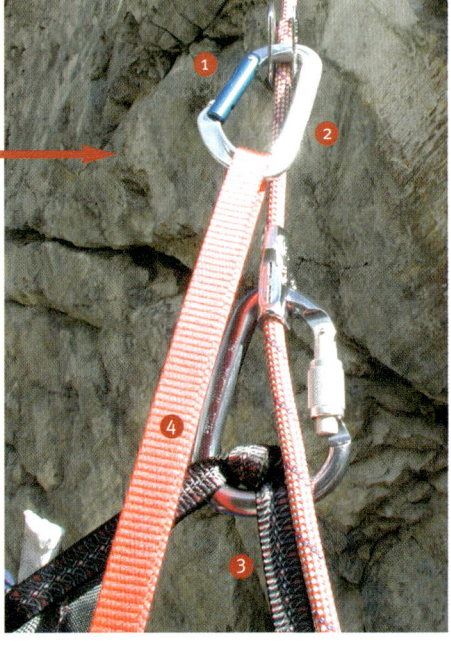

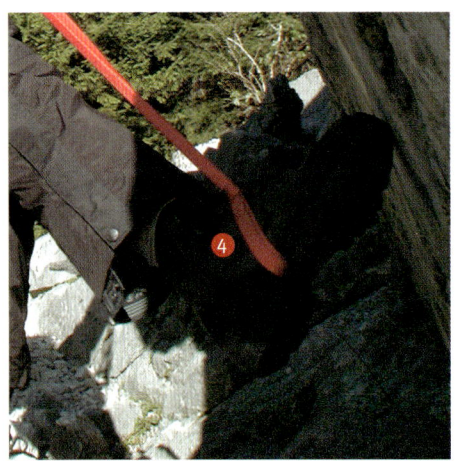

Dünne Prusikschnüre schneiden in die Schuhe ein. Abhilfe schafft eine eingeknüpfte Bandschlinge, die mit einem Ankerstich um den Schuh befestigt wird

3.4 Lose Rolle

Die "Lose Rolle" ist die einfachste Form eines Flaschenzuges. Sie kann mit wenig Material schnell aufgebaut werden. Die Last kann mit etwas mehr als der halben Kraft hochgezogen werden.
Diese Methode kann aber nur angewendet werden, wenn der Verletzte in der Lage ist mitzuhelfen. Außerdem muss genügend Seil vorhanden sein, das zum Verletzten hinunter gelassen wird.

Aufbau wie folgt

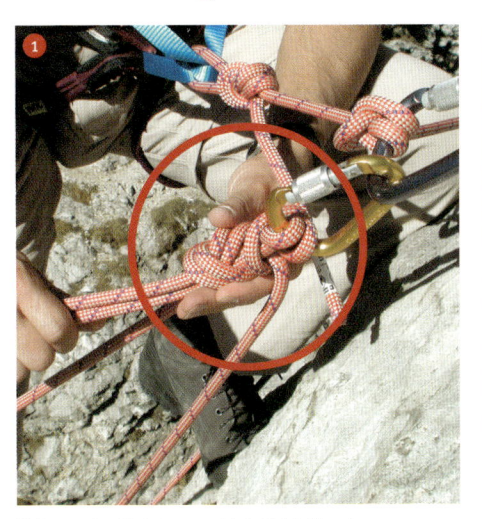

Fixieren des Verletzten mittels Schleifknoten

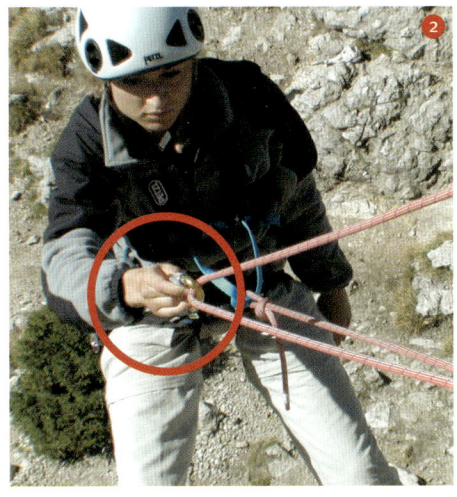

Ablassen des doppelten Seiles mit Karabiner zum Verletzten und Einhängen in dessen Anseilpunkt

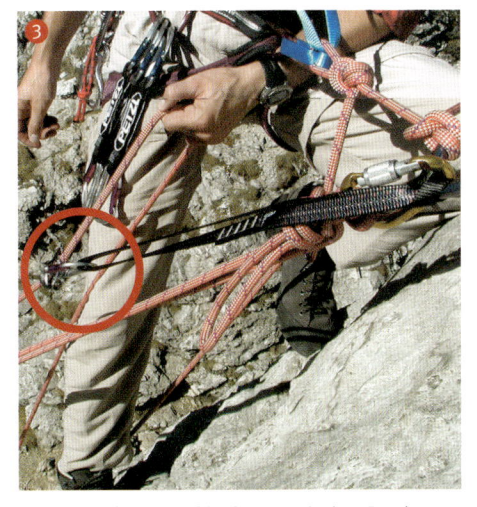

Einhängen der Seilrücklaufsperre mit einer Bandschlinge am Zugseil

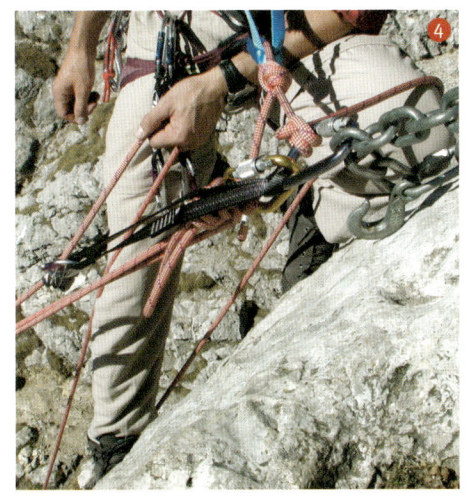

Hochziehen des Verletzten

3.4 Lose Rolle

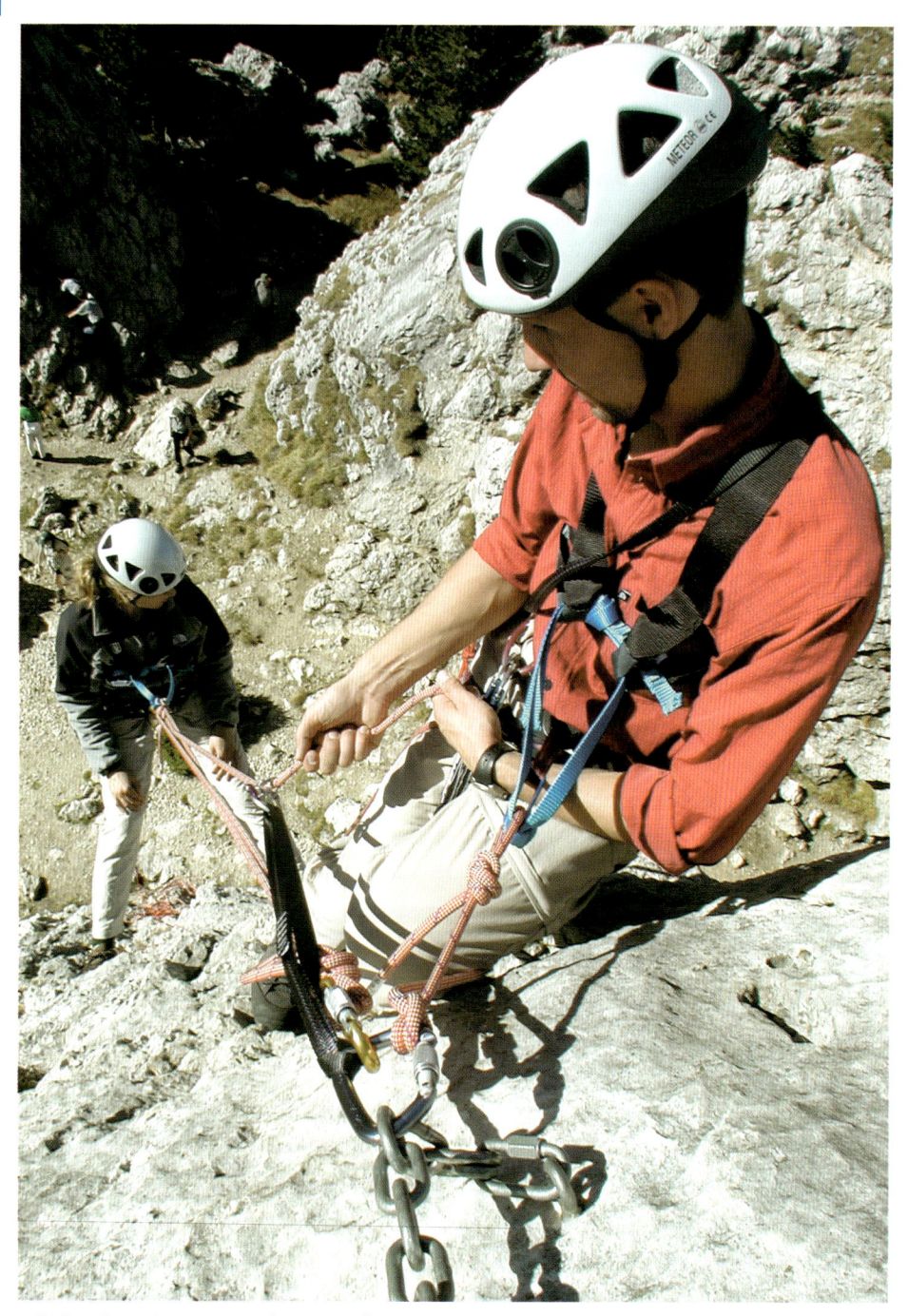

Aufziehen des Verletzten mittels "Loser Rolle"

3.5 Expressflaschenzug

Der Expressflaschenzug wird angewandt, wenn der Verletzte eigentlich nur eine Zughilfe benötigt. Der Verletzte muss in der Lage sein mitzuhelfen.
Eine weitere Anwendung findet der Expressflaschenzug, wenn ein Kletterpartner zur Überwindung einer schweren Kletterstelle Zughilfe benötigt.

Aufbau

1. Fixieren des Verletzten mittels Schleifknoten
2. Einhängen einer Seilklemme in das zum Verletzten führende Seil
3. Das Seil, das aus dem HMS bzw. Schleifknoten läuft, mit einem Karabiner oder besser mit einer Rolle über die Seilklemme umlenken
4. Schleifknoten lösen. Die Halbmastwurfsicherung wird nicht durch eine Seilrücklaufsperre ersetzt
5. Verletzten hochziehen

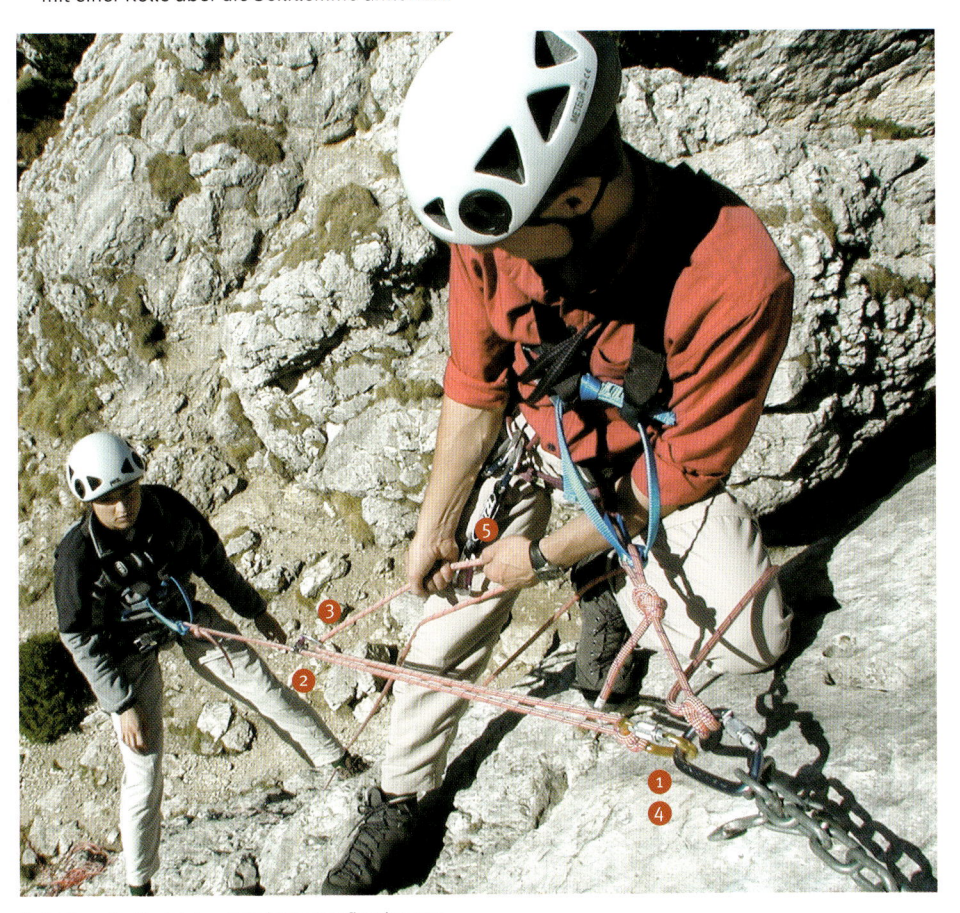

Aufziehen des Verletzten mittels Expressflaschenzug

3.6 Schweizer Flaschenzug

Ist ein Verletzter nicht in der Lage bei der Rettung selbst mitzuhelfen, oder ist für eine "Lose Rolle" nicht genug Seil zur Verfügung, muss ein Flaschenzug aufgebaut werden. Zum Aufbau gibt es viele verschiedene Varianten.
Das Modell "Schweizer Flaschenzug" stellt die wirkungsvollste Variante dar und ist leicht zu bauen.

Aufbau

1. Fixieren des Verletzten mittels Schleifknoten
2. Lastübernahme auf eine lange Prusikschlinge oder Bandschlinge
3. Einhängen der Gardaschlinge oder einer anderen Seilrücklaufsperre
4. Aushängen der Halbmastwurfsicherung
5. Lastwechsel auf die Seilrücklaufsperre (Gardaschlinge)
6. Einhängen einer Hilfsschlinge in die Verankerung
7. Einhängen einer Seilklemme in das zum Verletzten führende Seil
8. Freies Ende der Hilfsschlinge über die Seilklemme (Karabiner) umlenken
9. Das aus der Gardaschlinge laufende Seil über die Hilfschlinge umlenken

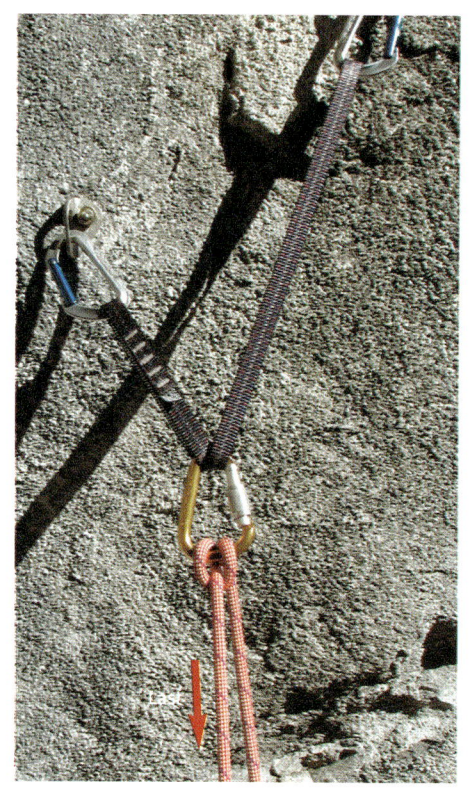

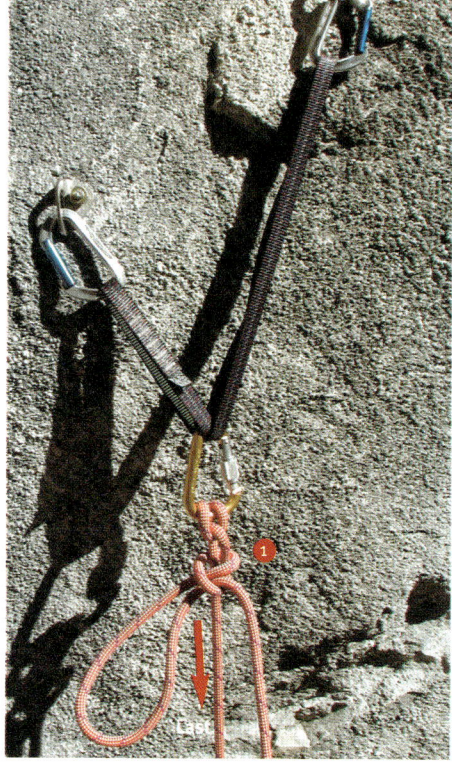

Sturz ins Seil

Fixieren mit Schleifknoten

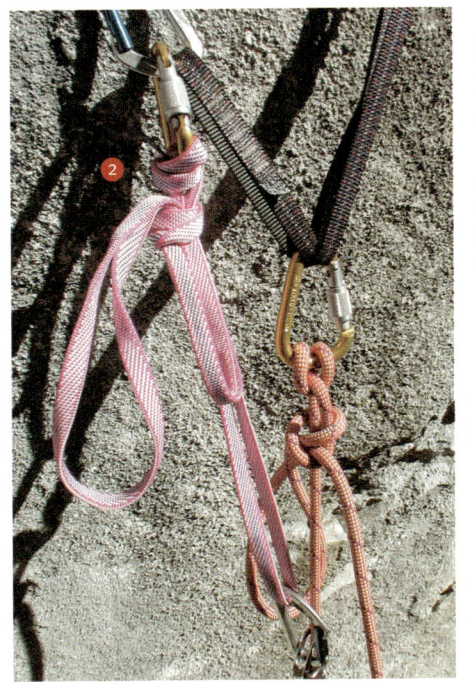

3.6 Schweizer Flaschenzug

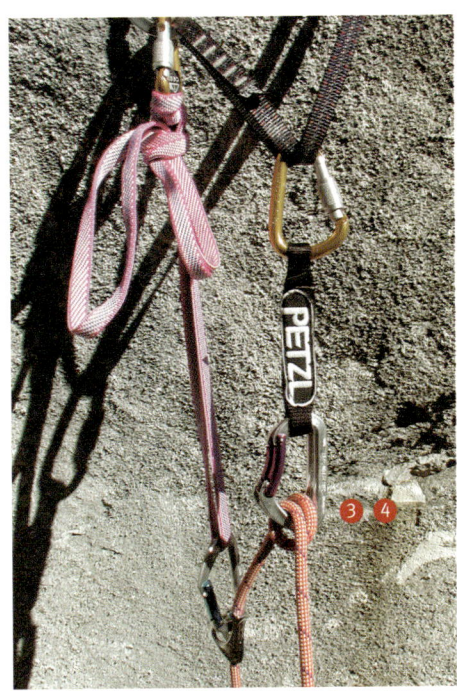

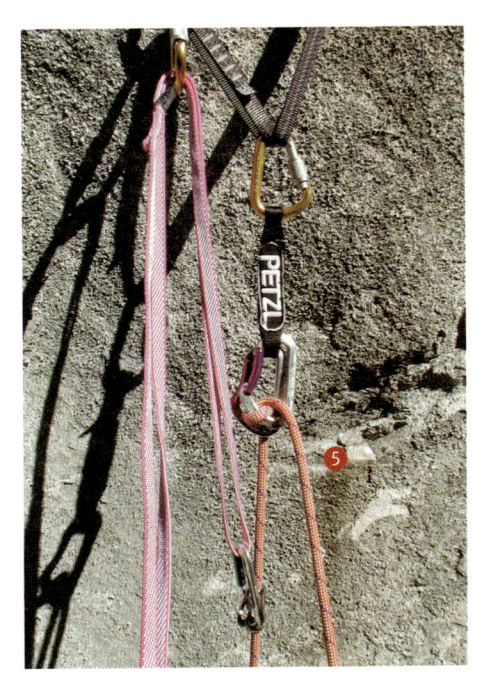

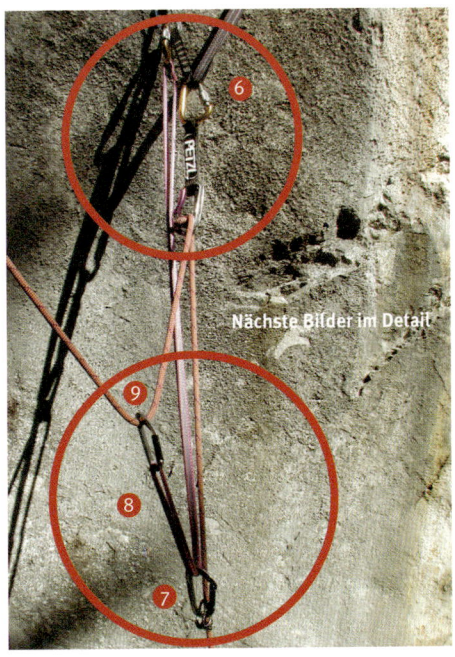

3.6 Schweizer Flaschenzug

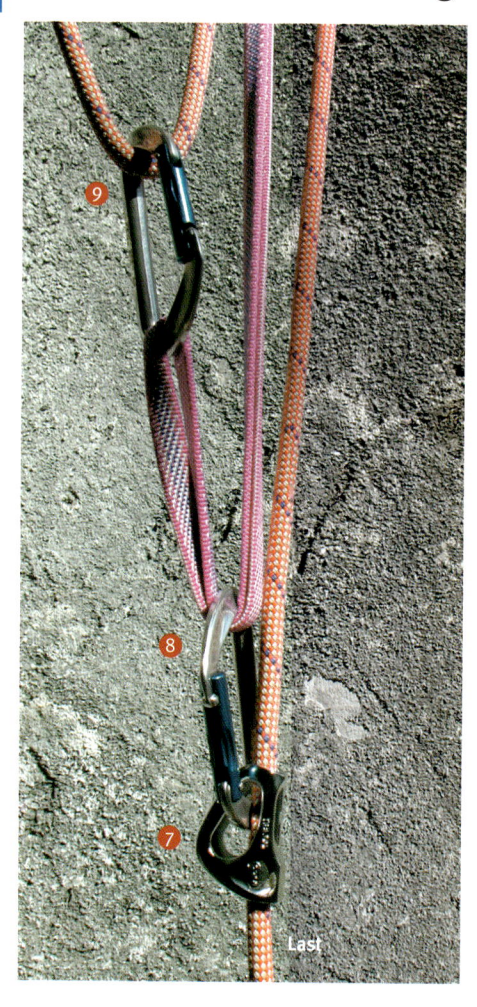

Last

6. Einhängen einer Hilfsschlinge in die Verankerung
7. Einhängen einer Seilklemme in das zum Verletzten führende Seil
8. Freies Ende der Hilfsschlinge über die Seilklemme (Karabiner) umlenken
9. Das aus der Gardaschlinge laufende Seil über die Hilfschlinge umlenken

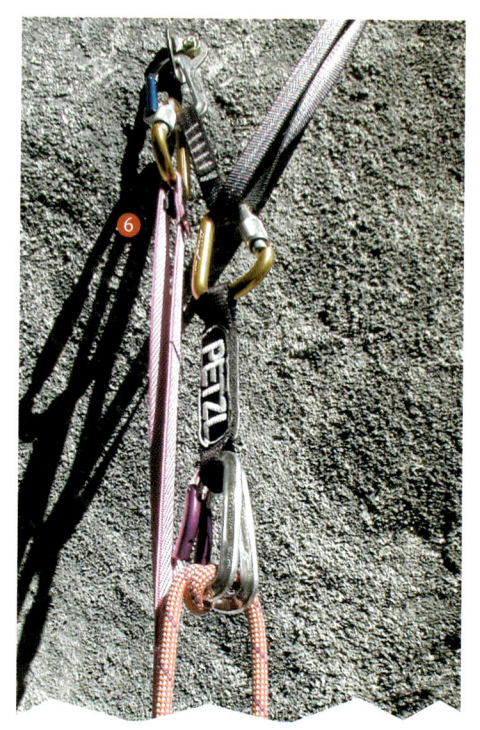

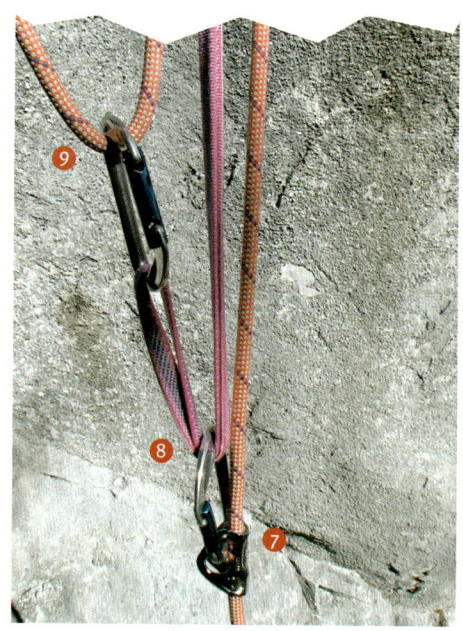

3.7 Ein-Mann-Bergetechnik

Die Ein-Mann-Bergetechnik wird angewendet, wenn mit einem Verletzten abgeseilt werden muss. Dabei wird der Verletzte auf dem Rücken des Retters fixiert und mit ihm zusammen abgeseilt.
Die Ein-Mann-Bergetechnik stellt hohe Anforderungen an Seil- und Materialbeherrschung. Sie ist aber unter Umständen die einzige Möglichkeit, einen Verletzten aus einer Wand zu bergen.
Da in einer Notsituation auch immer Stress und Hektik im Spiel sind, sollte diese Technik vor einer Anwendung im Ernstfall perfekt gelernt werden. Das Erlernen der Bergrettungstechniken, speziell der Ein-Mann-Bergetechnik, sollte unter Anleitung eines Bergführers erfolgen.

Möglichkeiten

- Stehen zwei Halbseile zur Verfügung, kann über die gesamte Strecke von 60 m abgeseilt werden
- Wird über mehrere Seillängen abgeseilt, muss ein Standplatzwechsel durchgeführt werden

▶ Ein-Mann-Bergetechnik Aufhängevorrichtung

- Aufhängevorrichtung für den Retter
- Aufhängevorrichtung für den Verletzten

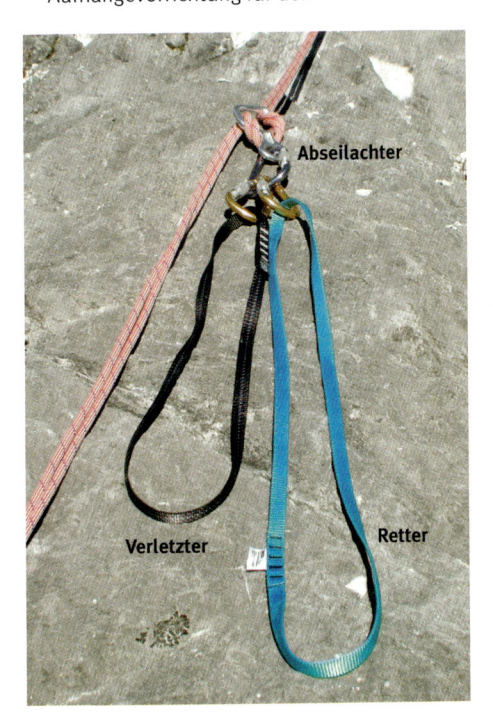

Aufbau
siehe Bilder auf nachfolgender Seite

- Einrichten der Abseilstelle; steht kein eingeklebter Abseilhaken zur Verfügung, muss auf jeden Fall eine Ausgleichsverankerung eingerichtet werden
- Einhängen der Aufhängevorrichtung für den Verletzten (ca. 50 cm) und der Aufhängevorrichtung für den Retter (ca. 70 cm) in den Abseilachter
- Die beiden Aufhängungen werden separat in den Achter eingehängt, damit sie bei einem Standplatzwechsel unabhängig voneinander ein- bzw. ausgehängt werden können
- Einhängen der Kurzprusikschlinge in die Beinschlaufen beim Retter als Eigensicherung (damit kann der Retter beide Hände vom Seil nehmen, ohne dass das Seil durch den Achter rauscht)
- Dem Verletzten wird eine lange Bandschlinge in Form einer Acht um den Rücken gelegt
- Der Helfer nimmt den Verletzten wie einen Rucksack auf

3.7 Ein-Mann-Bergetechnik

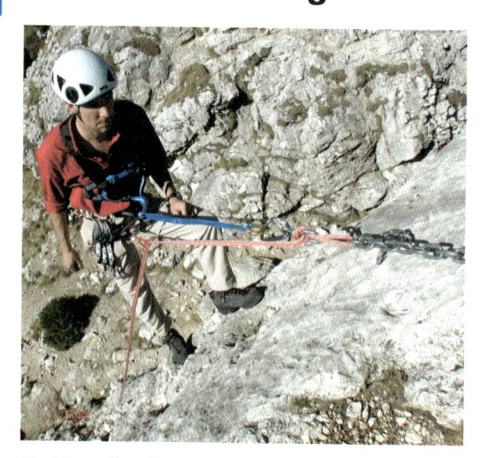

Einrichten der Abseilstelle

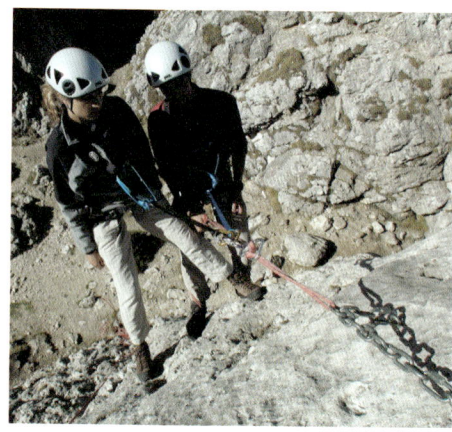

Einhängen der Aufhängevorrichtung in den Abseilachter

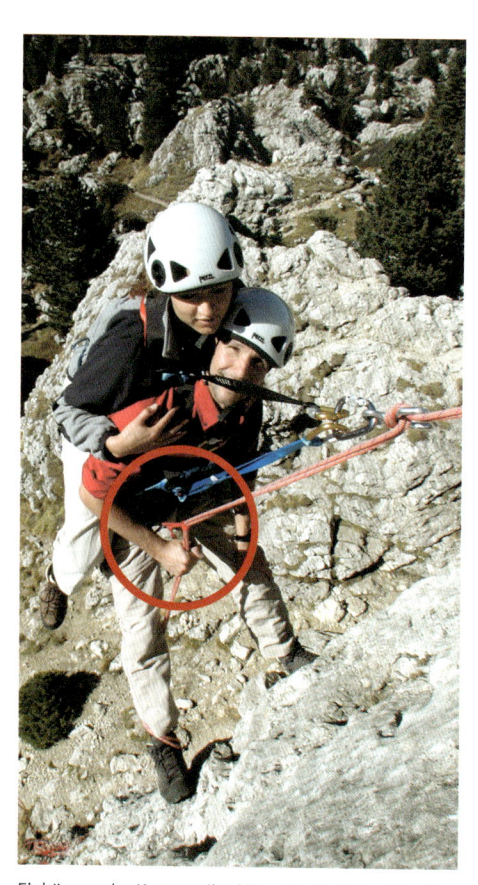

Einhängen der Kurzprusikschlinge in die Beinschlaufen

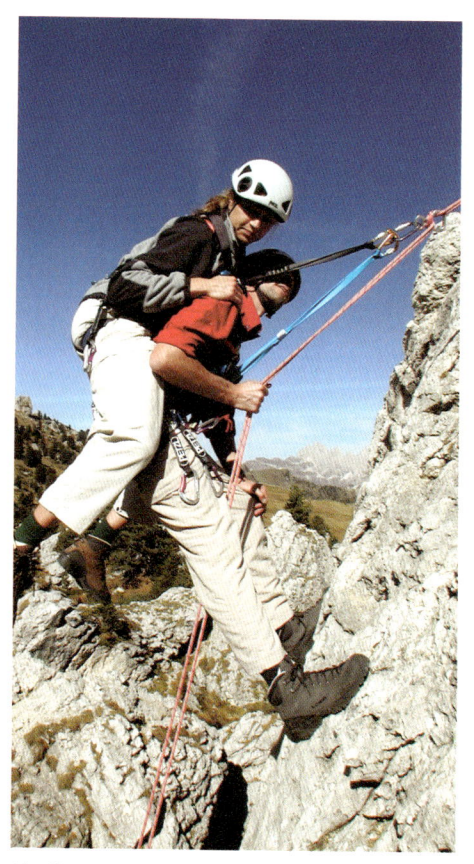

Abseilen mit der Ein-Mann-Bergetechnik

3.7 Ein-Mann-Bergetechnik

▶ **Standplatzwechsel bei Ein-Mann-Bergetechnik**

Wenn ein einmaliges Abseilen mit einem Verletzten nicht ausreicht, um den Wandfuß zu erreichen, muss ein Standplatzwechsel durchgeführt werden. Retter und Verletzter müssen auch bei einem Standplatzwechsel ständig gesichert sein. Damit die Sicherung auch unter Belastung wieder gelöst werden kann, empfiehlt sich folgende Vorgehensweise:

- In den Anseilgurt des Verletzten wird eine ca. 2 m lange Bandschlinge oder Reepschnur geknotet.
- Am neuen Standplatz angekommen, wird zuerst eine Bandschlinge oder Reepschnur durch die Verankerung gefädelt und dann am Retter mit einem Halbmastwurfknoten und Schleifknoten fixiert.
- Erst jetzt wird die Last vom Seil auf die neue Sicherung übertragen.
- Das Seil kann abgezogen und für die nächste Abseilstrecke vorbereitet werden.
- Die Last wird durch das Lösen des Schleifknotens und des Halbmastwurfknotens auf das Seil übertragen.

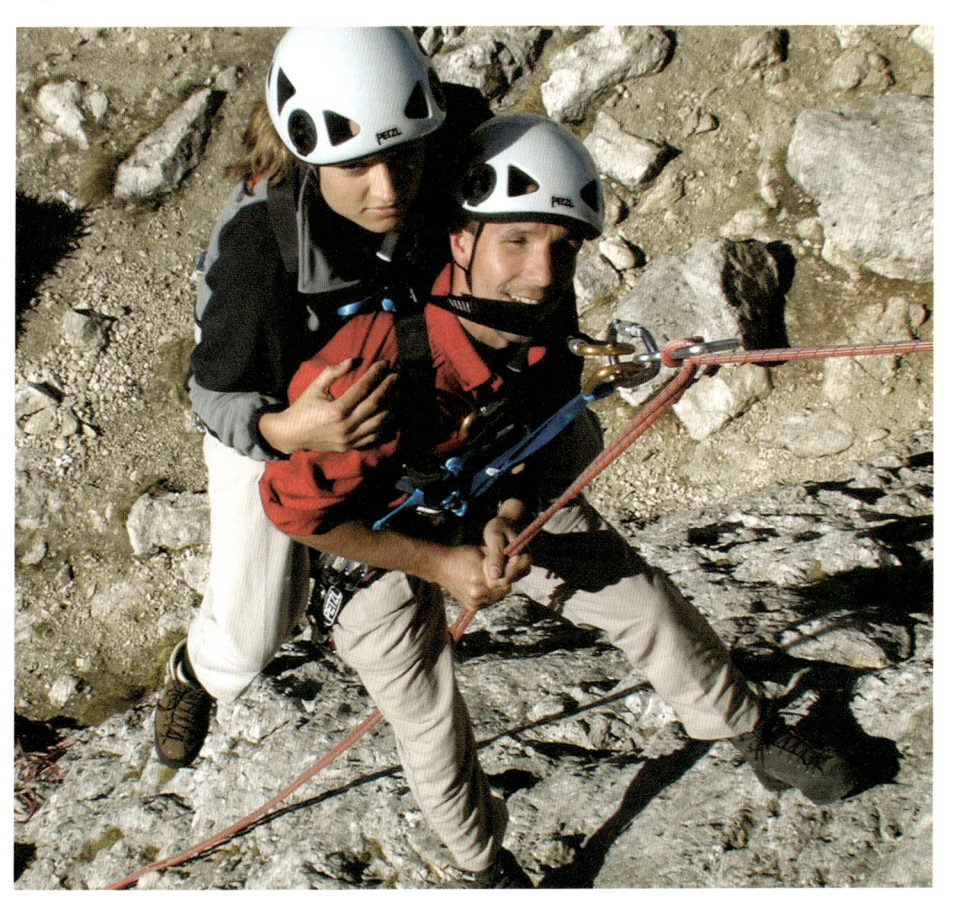

3.8 Selbstseilrolle

Die Selbstseilrolle kann angewandt werden bei einem Wiederaufstieg des gestürzten Seilersten bis zur obersten Umlenkung. Bei Seilquergängen kann diese Methode als zusätzliche Sicherung ebenfalls hilfreich sein.

Aufbau wie folgt

1. Einhängen einer Seilklemme in das Zugseil (das Seil, das zum Sicherungspartner führt)
2. Verbinden der Seilklemme mit einer Schlinge zum Anseilpunkt
3. Der Gestürzte zieht sich, noch besser mit zwei Händen, am Zugseil hoch
4. Dabei schiebt er die Seilklemme mit nach oben (Selbstsicherung)

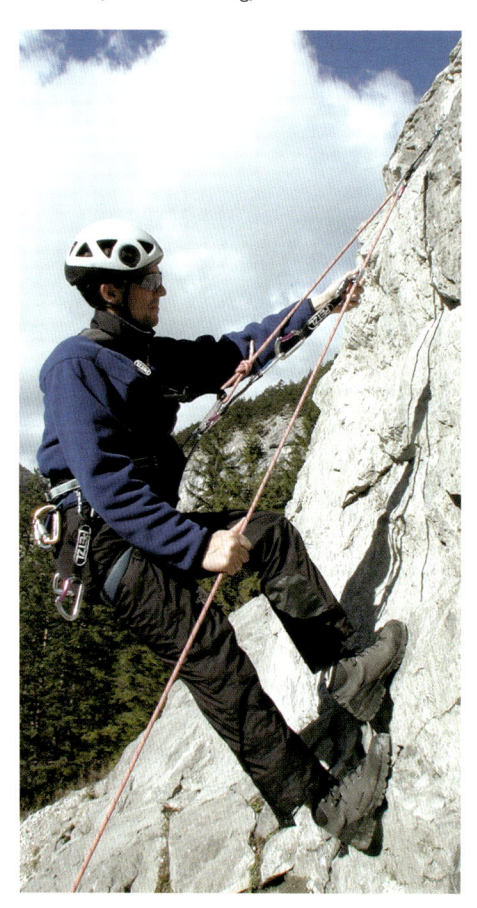

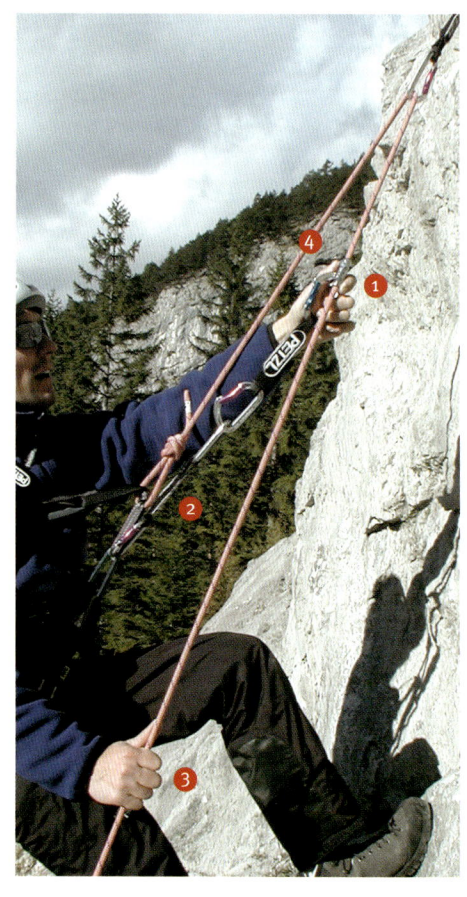

4. Rettung aus Gletscherspalten

Grundsätzlich unterscheiden sich die Rettungsverfahren in Eis und Schnee nicht von denjenigen, welche beim Retten aus einem Klettergelände angewandt werden.

Gefährtenrettung aus Spalten

▶ Fixieren des Gestürzten

Wie beim Klettern, muss ein Gestürzter zuerst fixiert werden. Dies ist unter Umständen schwieriger und zeitaufwendiger als im Felsgelände. Bei einer Zweier-Seilschaft muss derjenige, der den Sturz gehalten hat, den Gestürzten halten und gleichzeitig einen Fixpunkt einrichten. Meist schneidet das Seil am Spaltenrand ein und entlastet so etwas den Seilschaftszweiten. Bei einer Dreierseilschaft kann der Mittelmann den Fixpunkt einrichten, während der Hintermann den Gestürzten hält.

▶ Fixpunkt

In Schnee und Firn bietet sich sehr häufig der Bau eines T-Ankers an. Ist die Oberfläche hart, muss mit Eisschrauben ein Fixpunkt geschaffen werden. Das Seil zum Gestürzten wird mit einer Prusikschlinge am Fixpunkt eingehängt. Hier bietet sich der Tibloc sehr gut an, da er auch bei nassem Seil perfekt funktioniert.

▶ Mannschaftszug

Ist die Seilschaft groß genug, kann die in die Spalte gestürzte Person ohne besondere Technik aus der Spalte befreit werden. Die gesamte Seilschaft zieht gleichmäßig und langsam am Seil. Es sollte sich eine Person am Spaltenrand (gesichert mit Prusik) befinden, um mit dem Gestürzten Kontakt zu halten. Damit das Seil nicht zu tief am Spaltenrand einschneidet, ist es zweckmäßig, einen Rucksack, Pickel oder Ski unter das Seil zu legen. Diese Gegenstände müssen immer gesichert werden, damit sie nicht in die Spalte fallen und den Gestürzten gefährden. Wenn der Gestürzte den Spaltenrand erreicht, sollte besonders vorsichtig gezogen werden, damit der Gestürzte die Möglichkeit hat, sich von dem meist überhängenden Spaltenrand abzustützen.

▶ Kontaktaufnahme

Welche Bergungsmethode angewandt wird, hängt in erste Linie vom Zustand des Gestürzten ab.
Bevor mit einer Rettung begonnen wird, muss zuerst mit dem Gestürzten gesprochen werden. Oft besteht zwischen dem Gestürzten und den Kameraden keine Rufverbindung. Um zu erfahren, wie es dem Gestürzten geht, bindet sich ein Seilschaftsmitglied aus dem Seil und geht an einer Seilklemme gesichert zum Rand der Spalte.

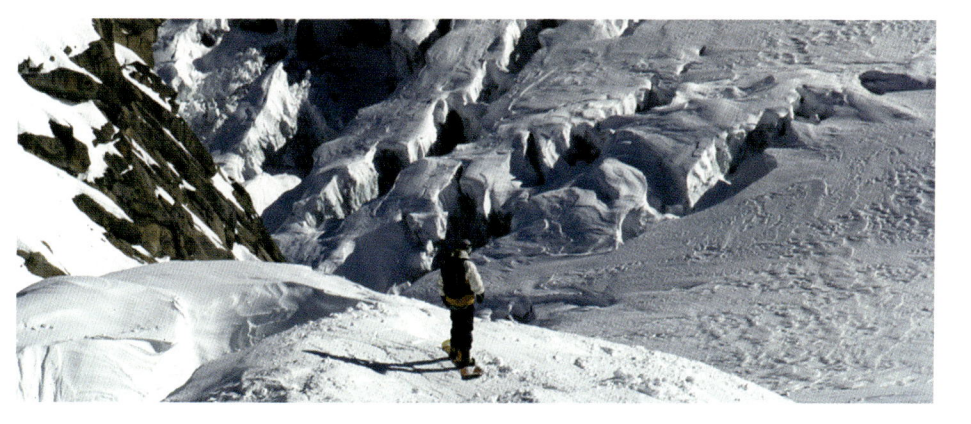

4. Rettung aus Gletscherspalten

▶ Lose Rolle

Das Prinzip ist das gleiche, wie beim Retten aus dem Klettergelände. Um den Gestürzten besser hochziehen zu können, ist es nötig, möglichst dicht an den Spaltenrand zu gehen.

Achtung:
Der Spaltenrand könnte überwächtet sein und durch die Zusatzlast abbrechen.
Deshalb auch als Retter immer gesichert sein.

▶ Flaschenzug

Der Flaschenzug wird so angewandt, wie im Abschnitt "Rettung aus Klettergelände" beschrieben.

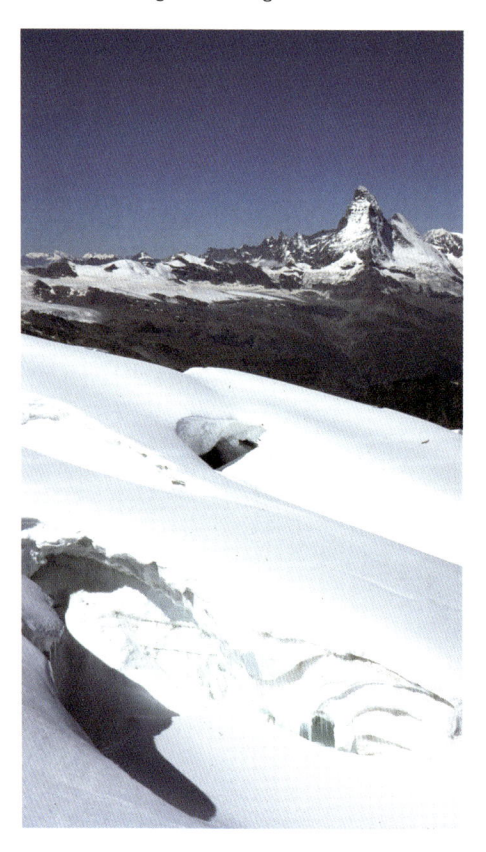

Selbstrettung aus Spalten

▶ Prusikverfahren

Die Selbstrettung aus einer Gletscherspalte erfolgt mittels Prusikverfahren.
(Wird im Abschnitt "Rettung aus Klettergelände" beschrieben.)
Die Prusiktechnik kann für eine Rettung aus Gletscherspalten noch optimiert werden, wenn mit Steigklemmen oder Tibloc gearbeitet wird.

▶ Raupenverfahren

Zum Überwinden des Spaltenrands hat sich das Raupenverfahren bewährt.
Hierzu werden am Besten zwei Tiblocs oder zwei Steigklemmen verwendet.
Eine kurze Bandschlinge mit Tibloc am oberen Anseilpunkt einhängen. Eine längere Schlinge mit Tibloc in den Schenkelschlaufen des Hüftgurtes einhängen. Wird der Körper senkrecht genommen, kann der obere Tibloc entlastet und höher geschoben werden.
Wird die Hüfte durch Abstützen von der Spaltenwand nach oben gebracht, kann der untere Tibloc entlastet und höher geschoben werden. So kann mit raupenartigen Bewegungen ein überhängender Spaltenrand überwunden werden.

5. Transport eines Verletzten

Falls ein Verletzter nicht gehfähig ist, weil er beispielsweise einen gebrochenen Fuß hat, sonst aber in einem guten Zustand ist, kann er von seinen Gefährten getragen werden.
Ein Transport ist auch dann notwendig, wenn der Verletzte mit einem Hubschrauber abgeholt wird, der Hubschrauber aber nicht am Unfallort anlanden kann.
Der Verletzte kann, sofern es sein Verletzungsgrad zulässt, behelfsmäßig in liegender oder sitzender Position abtransportiert werden. Dabei ist aber zu bedenken, dass ein Verletztentransport im Gebirge sowohl für den Verletzen, wie auch für die Helfer äußerst anstrengend ist.

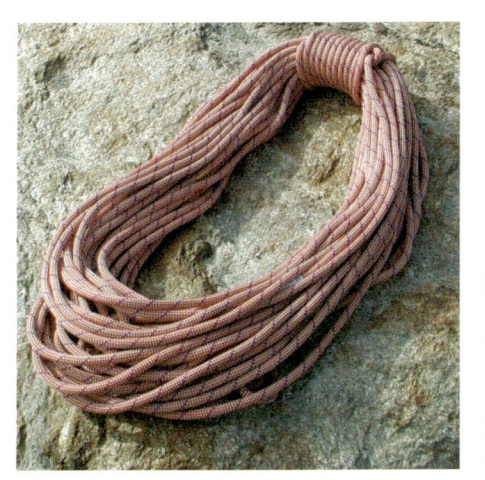

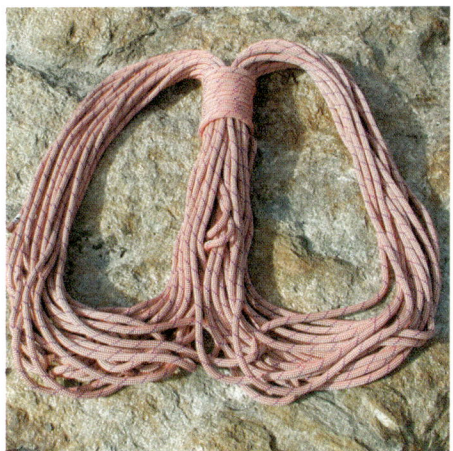

5.1 Der Seilsitz

Mit Hilfe eines Bergseiles kann das Transportmittel für einen Verletzten gebaut werden.
Zusätzlich zum "Abbinden" der Seilschlingen oder zum "Fixieren" des Verletzten können Dreiecktücher oder Bandschlingen nützlich sein.

Herrichten des Seiles

5.1 Der Seilsitz

▶ Seilsitz mit einem Helfer

Ein Bergseil wird in gleichmäßigen Schlingen aufgenommen und abgebunden. Die Länge der Schlingen sollte ca. 60–70 cm betragen. Die genaue Länge der Schlingen hängt von der Körpergröße des Verletzten und des Helfers ab.

Die Seilschlingen werden in zwei Hälften geteilt, so dass zwei gleich große Schlingen entstehen. Die Seilschlingen werden zuerst dem sitzenden Verletzten über die Beine geschoben. Erst dann nimmt der Helfer den Verletzten auf. Dazu setzt sich der Helfer vor den Verletzten und steht dann mit einer Drehbewegung zur Seite auf.

▶ Seilsitz mit zwei Helfern

Aufnehmen des Seiles wie oben. Die Länge der Schlingen sollte aber etwa 70–90 cm betragen. Die Seilschlingen werden in zwei Hälften geteilt, so dass zwei gleich große Seilschlingen entstehen. Die Helfer legen die Seilschlingen jeweils um ihre äußere Schulter.

Der Verletzte setzt sich nun zwischen die zwei Helfer auf das Seil und legt die Arme auf die Schultern der Helfer. Damit der Verletzte bequem sitzen kann, wird das Seil mit einem Kleidungsstück gepolstert.

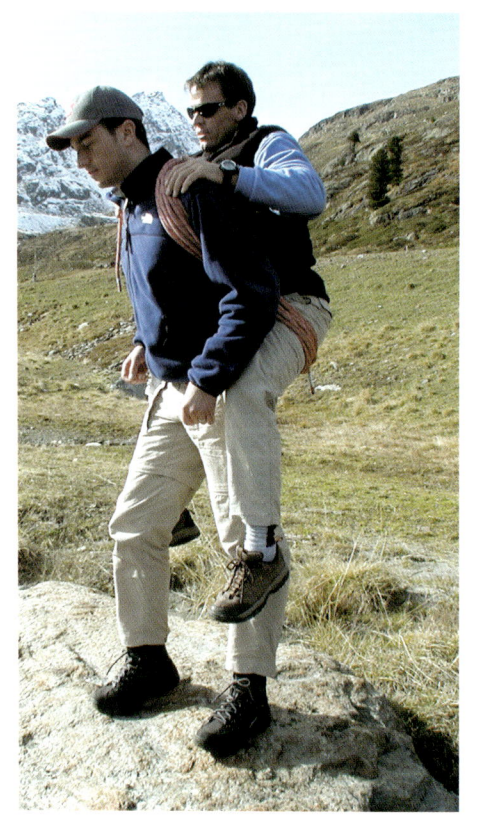

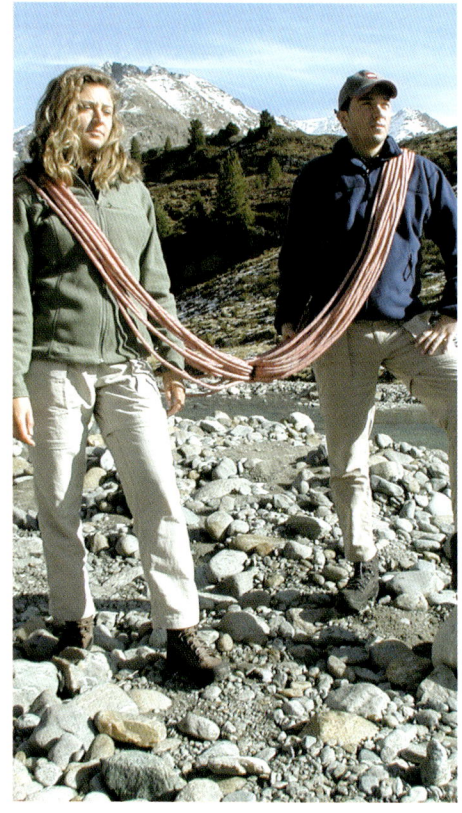

5.2 Der Rucksacksitz

Der Rucksacksitz wird gebaut, indem man Skistöcke oder einen Eispickel quer durch die Träger des Rucksackes führt. Die Skistöcke bzw. der Eispickel werden mit Kleidungsstücken umwickelt, damit der Verletzte bequemer sitzen kann.

▶ **Rucksacksitz mit einem Helfer** ▶ **Rucksacksitz mit zwei Helfern**

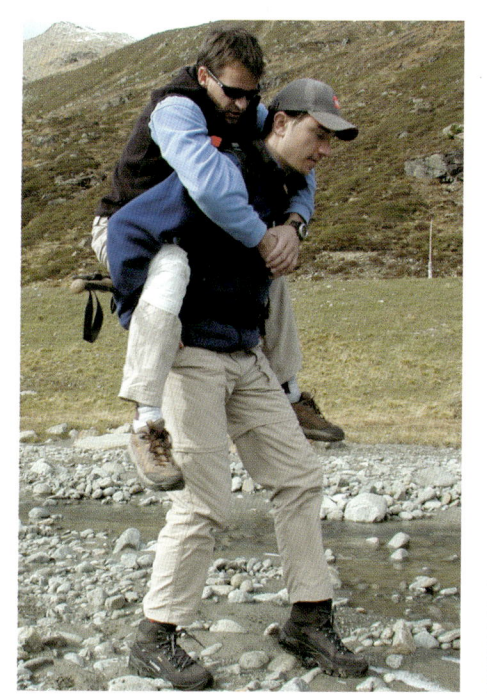

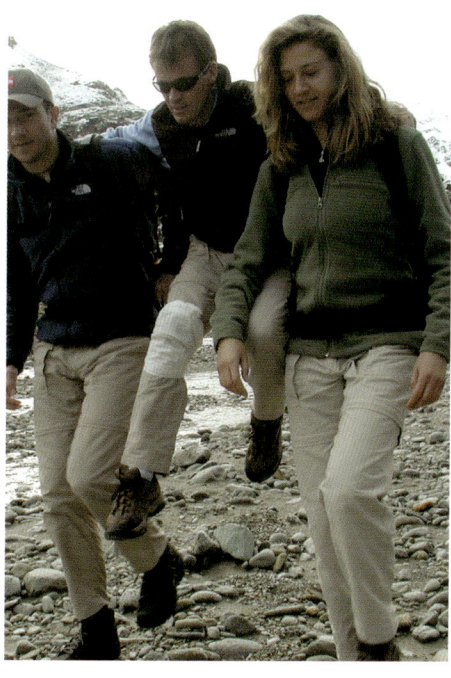

5.3 Jackentrage

Für den Liegendtransport kann mit Hilfe von drei Jacken und zwei Stangen eine Trage für den Verletzten gebaut werden.

Die Ärmel der Jacke werden in die geschlossen Jacke gezogen. Durch die Ärmel werden Stangen von etwa zwei Meter Länge geschoben. Je nach vorhandenem Material, z. B. Bandschlingen, Dreiecktücher, usw., kann der Verletzte zusätzlich auf der Trage fixiert werden.

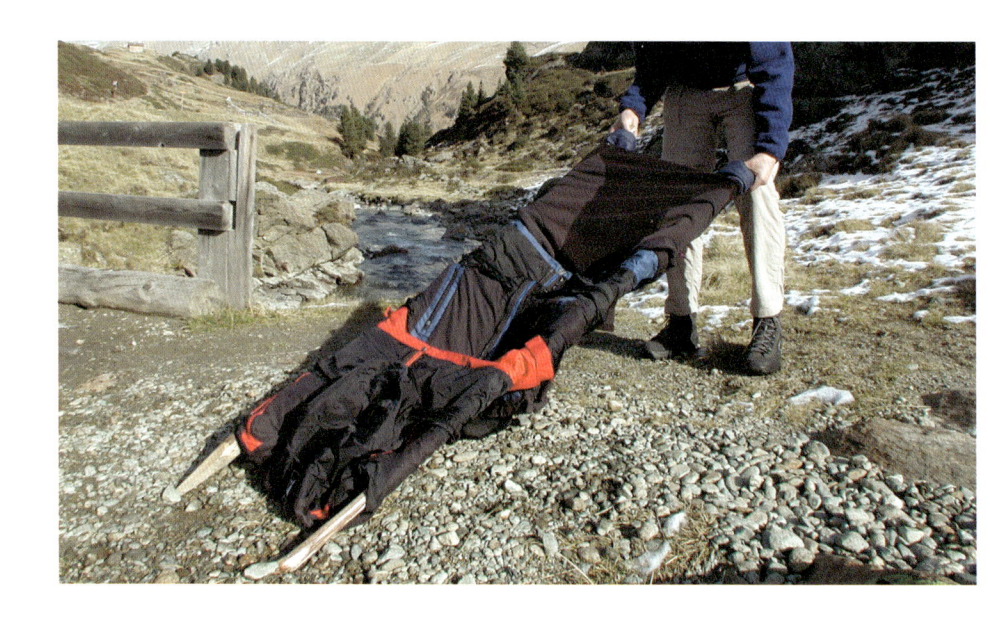

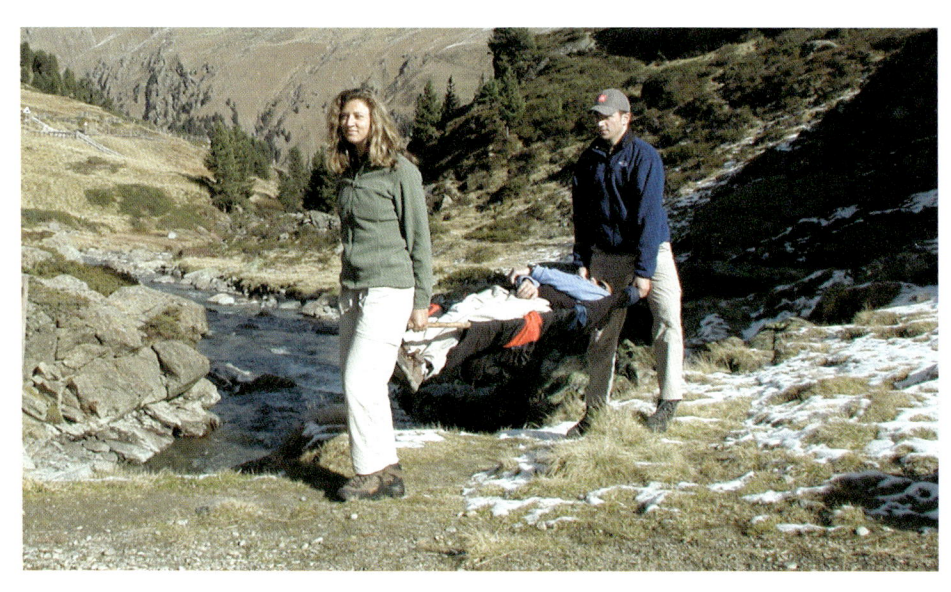

5.4 Biwaksackverschnürung

Wenn ein Verletzter im Schnee liegend abtransportiert werden muss, bietet sich der Transport mit dem Biwaksack an, da dieser sehr gut auf dem Schnee gleitet.
Selbst steile Passagen, die mit einem Skischlitten nicht mehr möglich sind, lassen sich mit der Biwaksackverschnürung bewältigen.
Allerdings sollte beachtet werden, dass der Verletzte gegen Bodenunebenheiten gut geschützt ist.
Auch hier gilt, dass ein Verletzter zu einem derartigen Abtransport in der Lage sein muss. Bei einem Ein-Mann-Biwaksack wird der Verletzte in den Biwaksack gelegt und verschnürt.
Der Biwaksack wird mit Kleidungsstücken, leeren Rucksäcken oder Isomatten belegt, damit der Verletzte gut gepolstert liegt und vor Bodenunebenheiten geschützt ist.
Die überstehenden Seiten des Biwaksackes werden übereinander geschlagen und verknotet.
Damit der Biwaksack fest verschnürt werden kann, bindet man möglichst Karabiner oder Schneebälle mit Mastwurfknoten in den Biwacksack ein. Zum Ziehen, Bremsen und Ablassen werden weitere Seilstücke eingebunden.

▶ **Einrollen des Biwaksackes**

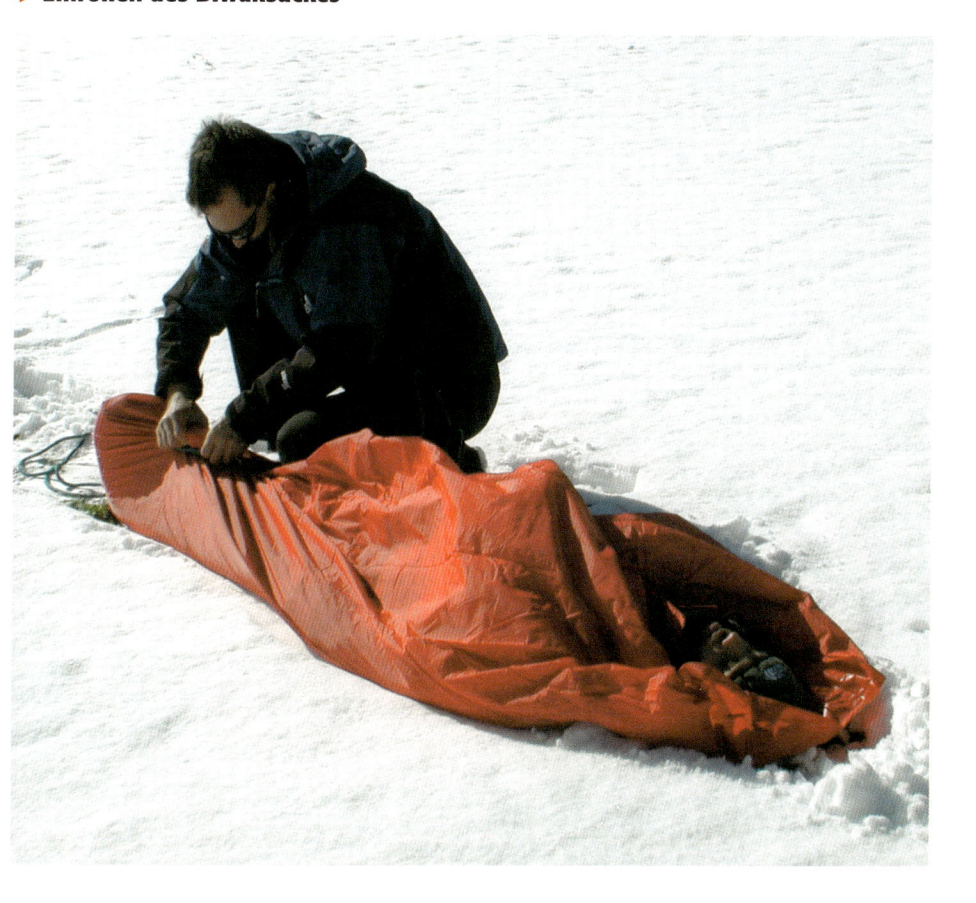

5.4 Biwaksackverschnürung

▶ **Einbinden von unten nach oben**

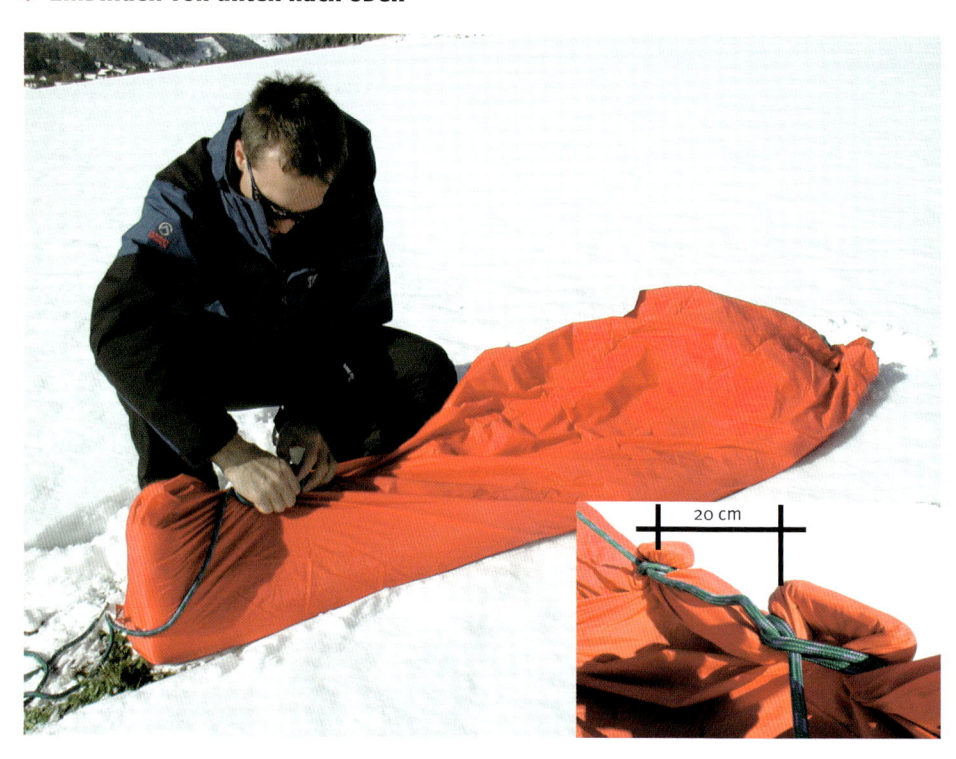

20 cm

▶ **Eingebundener Karabiner oder Schneeball, mit Mastwurf abgebunden**

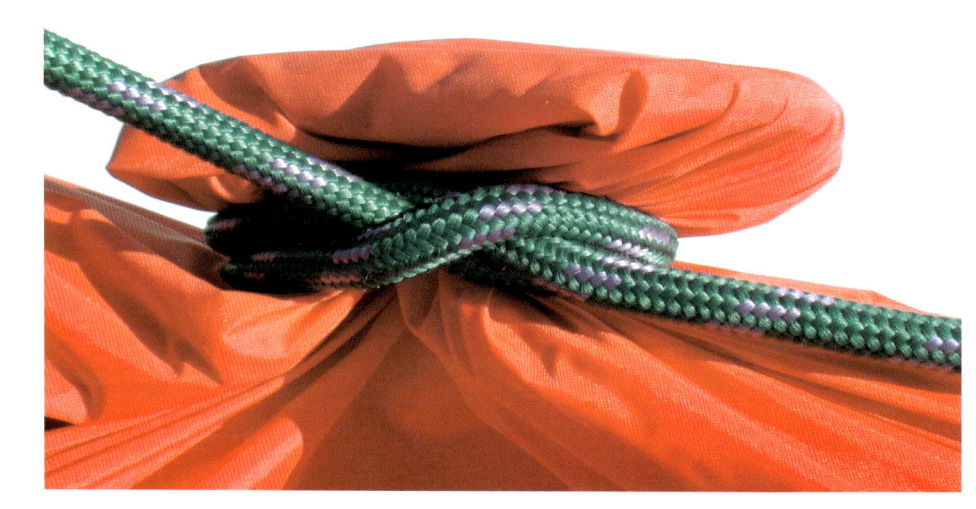

5.4 Biwaksackverschnürung

▶ **Restseil zum Ziehen bzw. Bremsen**

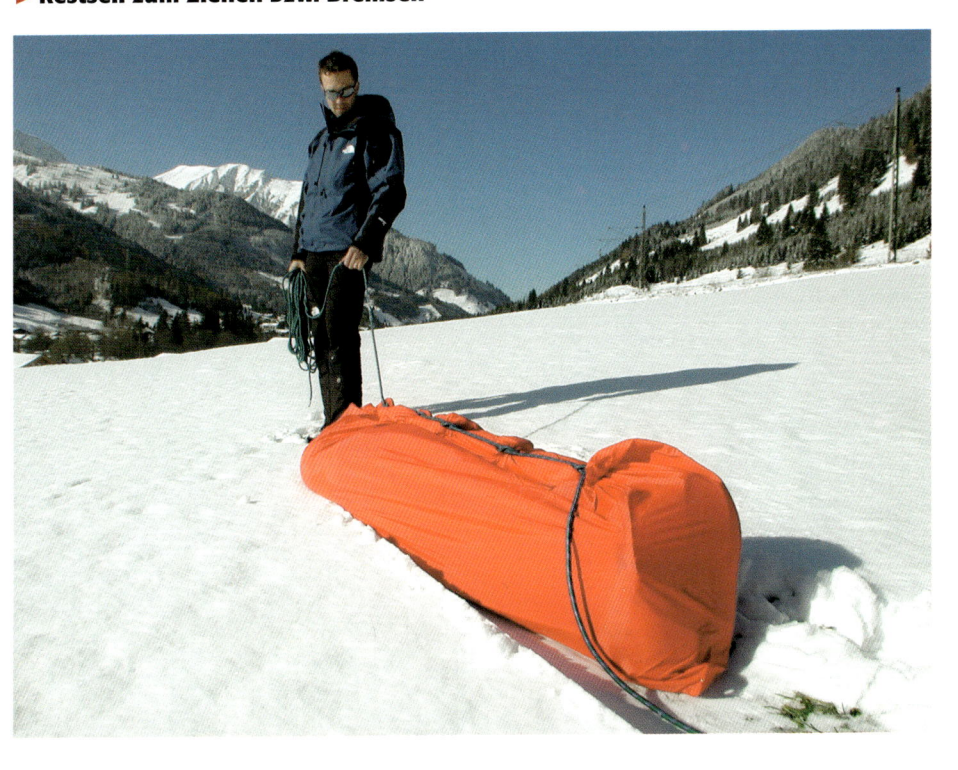

▶ **Der Zug wird auf alle Fixpunkte übertragen**

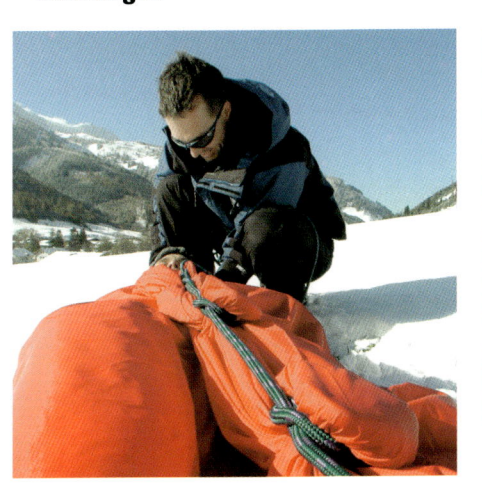

▶ **Bremsen und Ablassen des Verletzten**

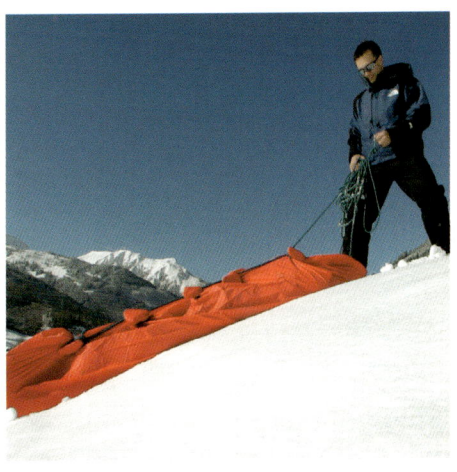

5.5 Seiltrage

Muss ein Verletzter liegend abtransportiert werden, kann mit Hilfe eines Seiles eine Trage angefertigt werden. Zum Abtransport des Verletzten müssen jedoch mindestens vier Personen zur Verfügung stehen.

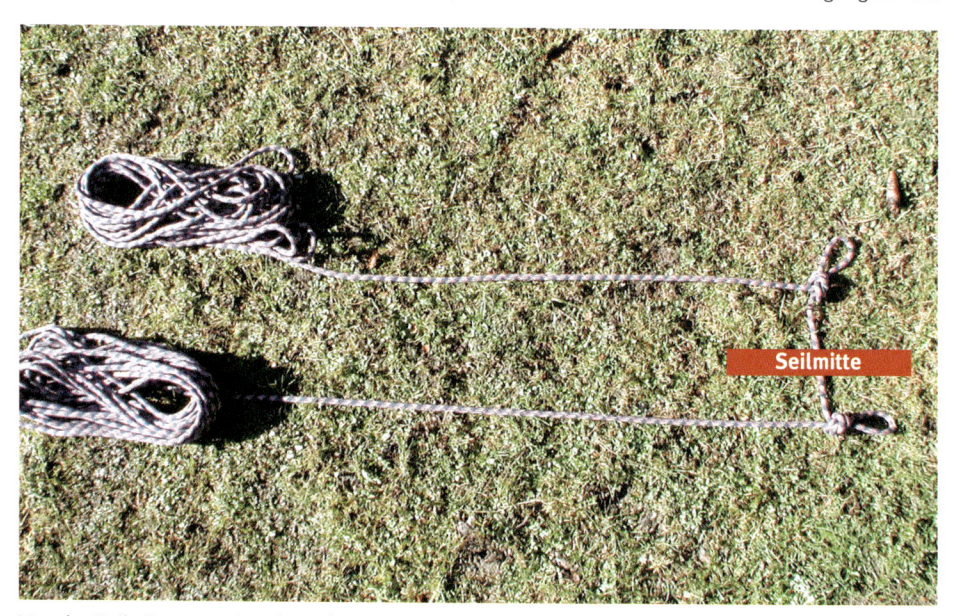

Von der Seilmitte ausgehend werden nach beiden Seiten handgroße Sackstichschlaufen geknotet.

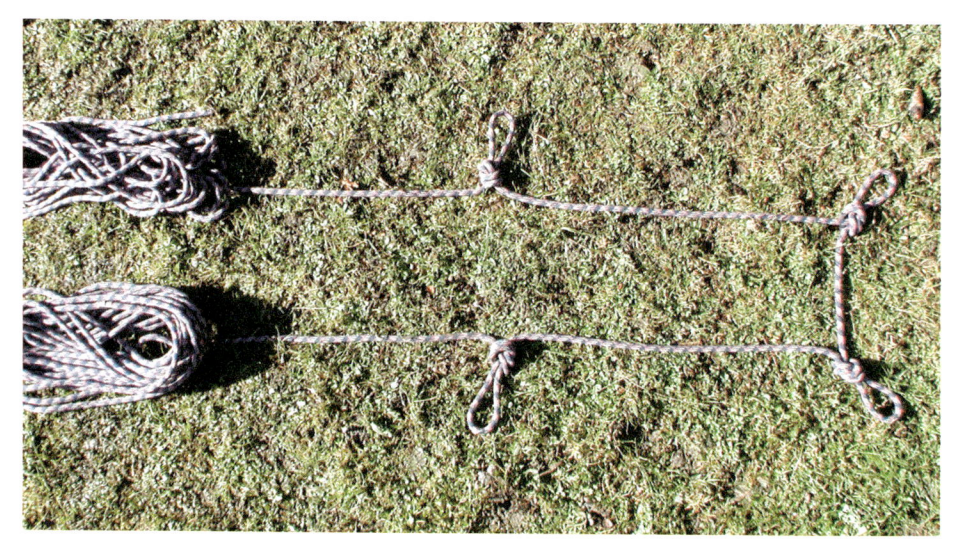

Zwei weitere handgroße Sackstichschlaufen werden auf Beckenhöhe des Verletzten geknüpft. Die handgroßen Sackstichschlaufen dienen als Tragegriffe.

5.5 Seiltrage

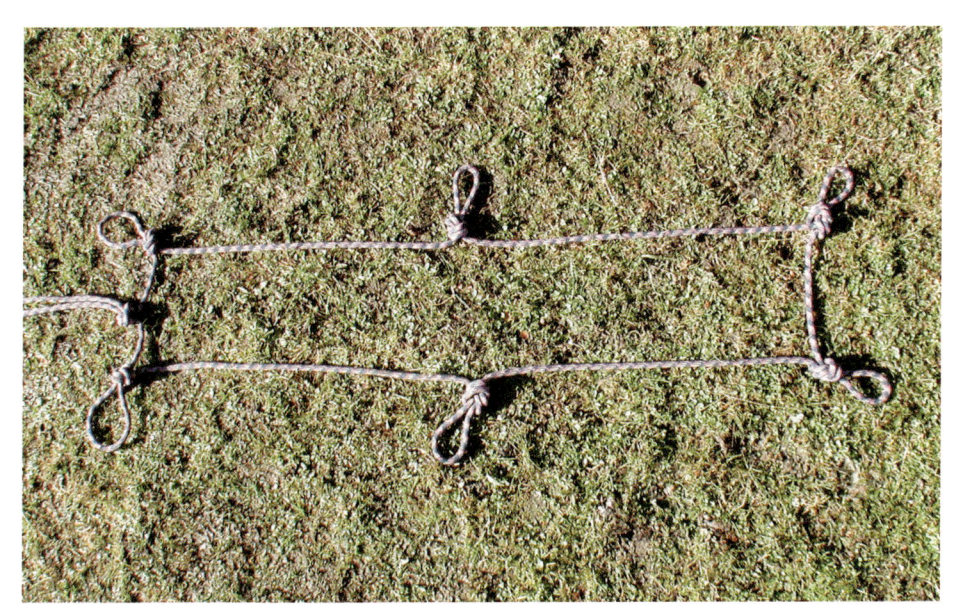

Je nach Körpergröße des Betroffenen kommen am Fußende zwei weitere handgroße Sackstichschlaufen hinzu. Abschließend werden die fortlaufenden, losen Enden mit einem weiteren Sackstichknoten verknüpft.

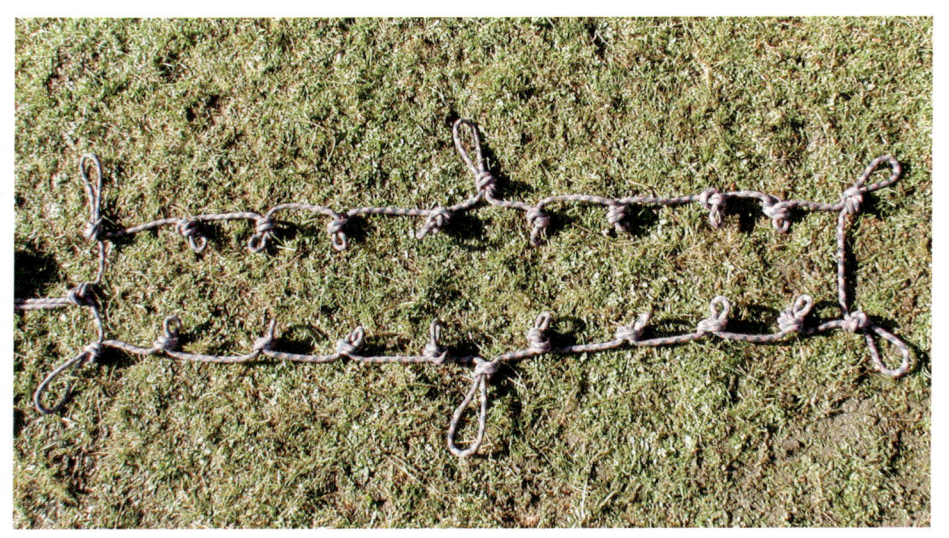

Bereits zu Beginn werden in beide Seilstränge in einem Abstand von ca. 15 cm kleine Sackstichschlaufen eingeknüpft.

5.5 Seiltrage

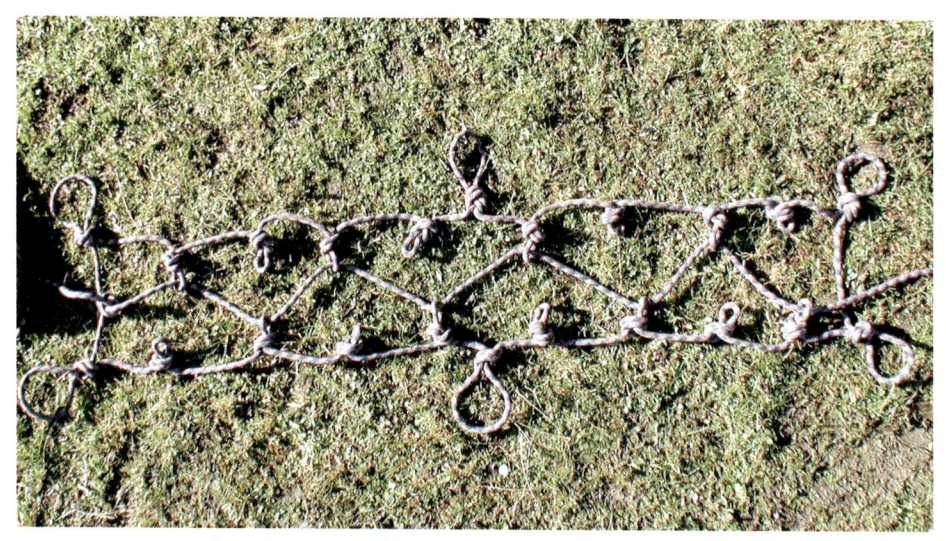

Ein Strang des Restseiles wird abwechselnd durch die kleinen Sackstichschlaufen geführt.

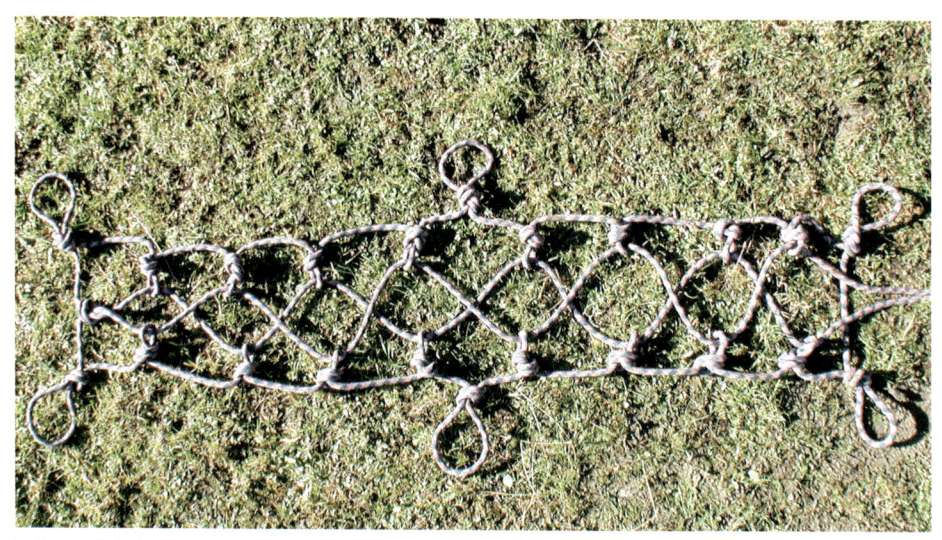

Zuletzt wird der restliche Strang gegengleich durch die Sackstichschlaufen gezogen, so dass eine kreuzförmige Fläche entsteht, auf die der Verletzte gelegt werden kann. Mit den Seilenden kann der Betroffene fixiert werden.

5.6 Behelfsmäßiger Trage- und Abseilsitz

Der behelfsmäßige Trage- und Abseilsitz dient sowohl zum Tragen des Verletzten in flachem Gelände, wie auch zum Abseilen in steilem Gelände.
Wenn ein Verletzter getragen oder abgeseilt werden muss, aber weder Helfer noch Retter einen Klettergurt haben, kann diese Methode weiterhelfen. Dazu ist ein Seil, bzw. ein zweites Seil, zum Abseilen notwendig. Sicher könnte man einwenden, dass der notwendige Klettergurt in der Ausrüstung vorhanden ist, sobald ein Seil zur Verfügung steht! Aber was ist, wenn eine Seilschaft jemandem helfen muss, der sich im Absturzgelände befindet und keine Kletterausrüstung hat; beispielsweise ein Wanderer, der sich im Schrofengelände verstiegen hat und weder vor noch zurück kommt.

▶ Vorbereiten der Seiles

Das Seil wird in Schlingen aufgenommen. Die Länge der Schlingen sollte etwa 60–70 cm betragen. An den Seilenden werden jeweils drei Seilschlingen abgenommen. Die restlichen Seilschlingen werden mit einem Dreiecktuch oder einer Bandschlinge abgebunden.

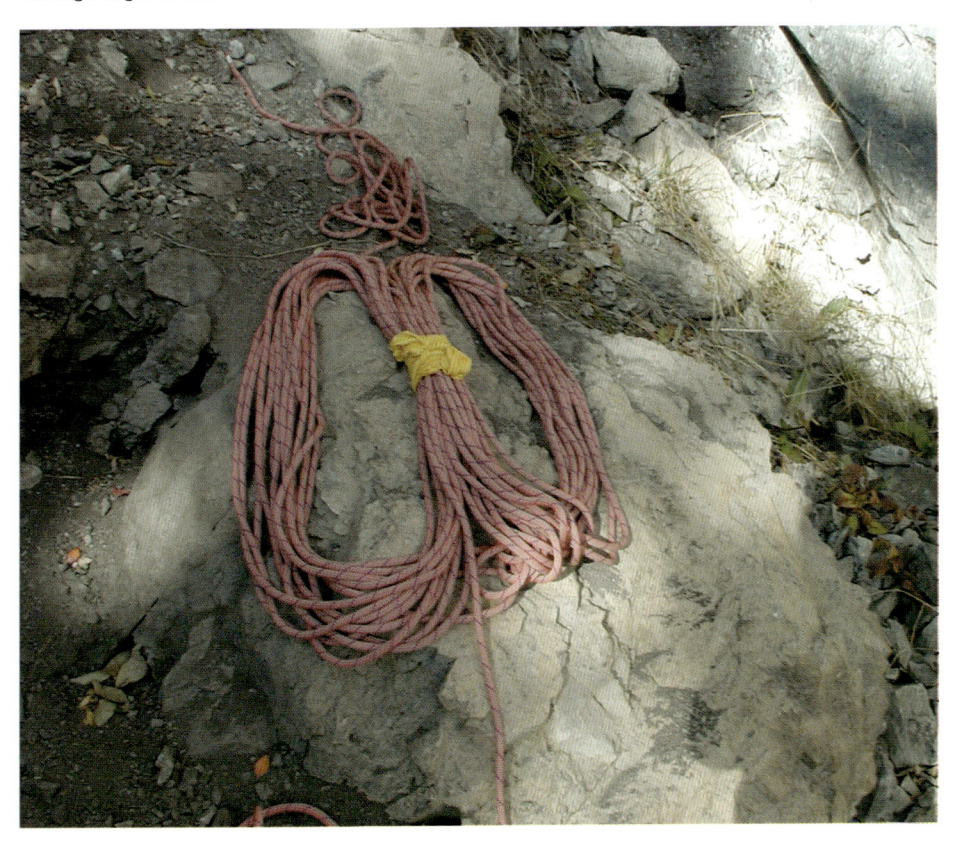

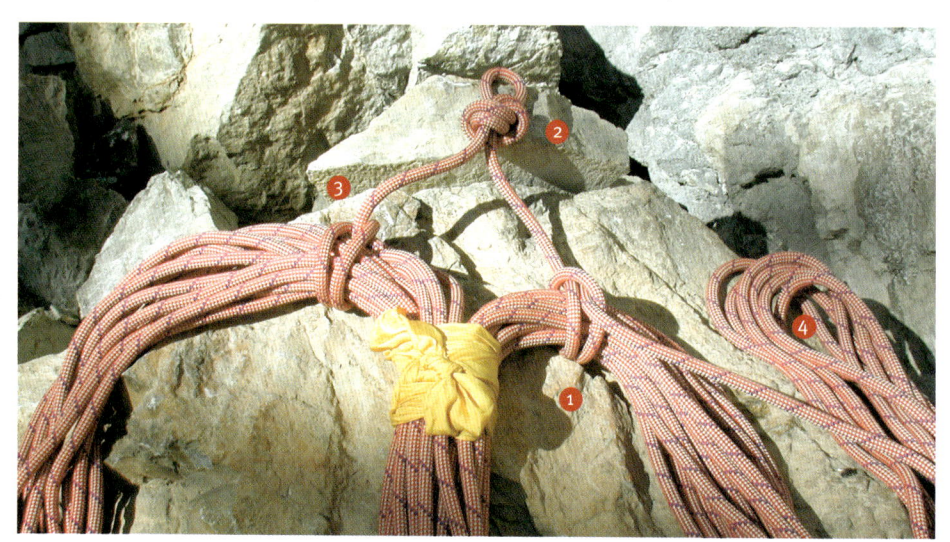

5.6 Behelfsmäßiger Trage- und Abseilsitz

▶ Die Aufhängevorrichtung
1. Oberes Seilende mit einem Mastwurf um die Seilstränge fixieren
2. 60–70 cm oberhalb des Mastwurfes eine Sackstichschlaufe einbinden
3. Restliches Seilende ebenfalls mit einem Mastwurf um die Seilschlingen fixieren
4. Das Restseil dient zur Fixierung des Verletzten

▶ Die Sitzschlinge
5. Das untere Seilstück mit einem Mastwurf um die Seilstränge fixieren
6. Seilstückende mit einem Mastwurf um die anderen Seilstränge fixieren und mit einem Sicherungsschlag abbinden
7. Am Ende der langen Schlinge einen Sackstichknoten knüpfen

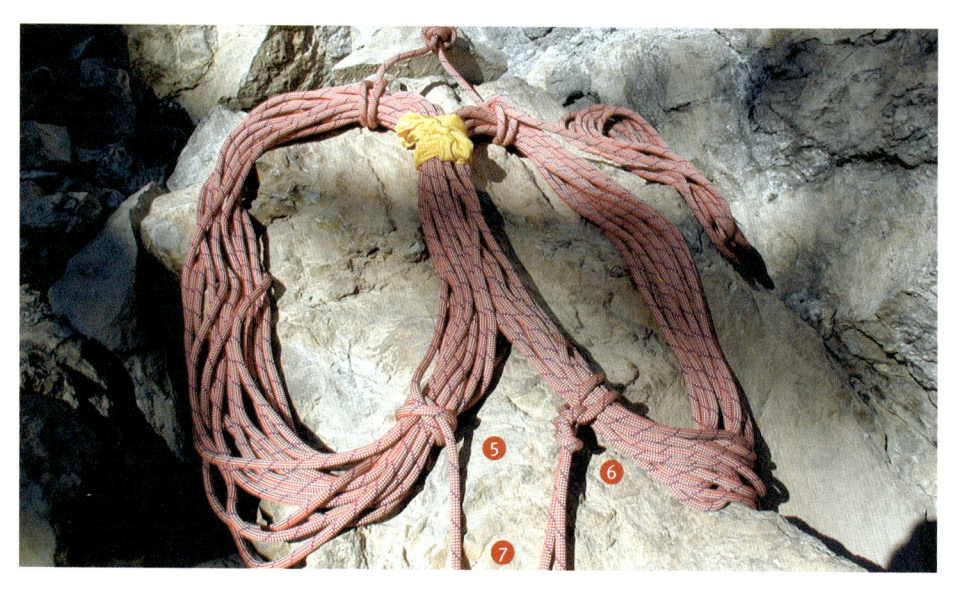

5.6 Behelfsmäßiger Trage- und Abseilsitz

▶ Einbinden des Verletzten

8. Die unteren Seilschlingen unter die Oberschenkel des Verletzten ziehen
9. Mit dem übrigen Seil der oberen Seilschlinge den Verletzten fixieren. Dabei wird das Seilstück diagonal über den Rücken des Verletzten geführt und jeweils unter der Achsel an den Seilsträngen mit einem Mastwurf fixiert
10. Der Retter setzt sich vor den Verletzten. Dann schlüpft er in die beiden oberen Seilstränge (wie in einen Rucksack) und nimmt den Verletzten auf

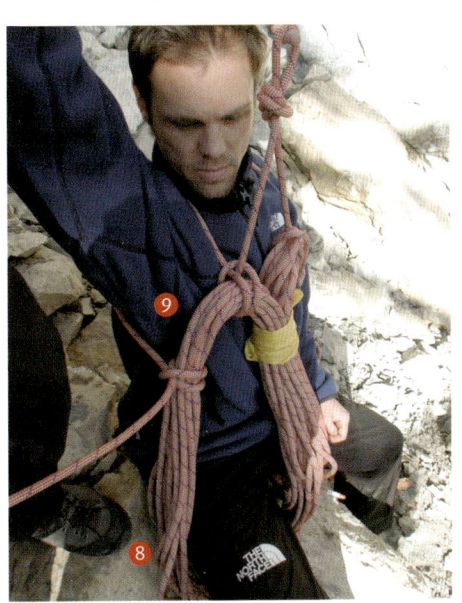

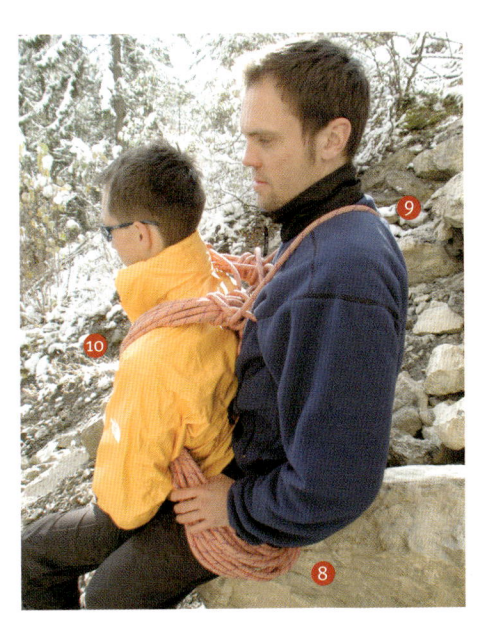

▶ Tragen des Verletzten

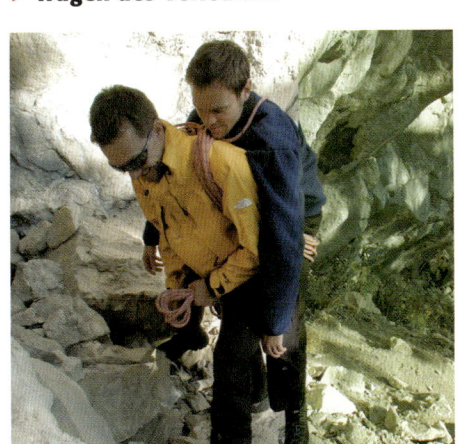

▶ Abseilen mit dem Verletzten

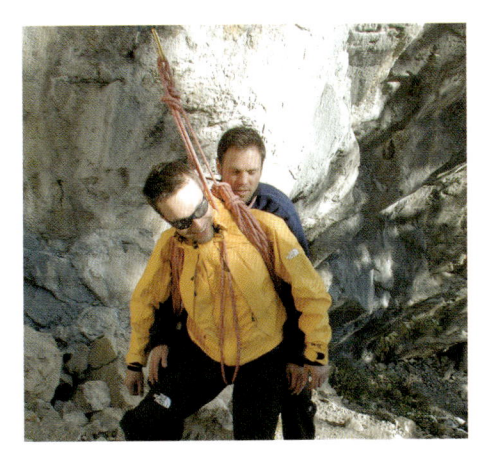

6. Lawinenverschütteten-Rettung

6.1 Überlebenswahrscheinlichkeit

▶ Der Zeitfaktor

Die Überlebensaussichten schwinden mit jeder Minute. Statistiken zeigen auf, wie schnell der Überlebens-Countdown abläuft.
Erfahrungsgemäß überleben im Schnitt 91 % den Augenblick der Verschüttung.

- Zwischen 15 und 35 Minuten nimmt die Überlebenswahrscheinlichkeit rapide ab
- Nach 2 Stunden geht die Überlebenschance gegen Null, da die Verschütteten entweder an Unterkühlung sterben oder ersticken

Diese Zahlen gelten für eine Verschüttungstiefe von ca. 1–2 Metern. Bei größeren Tiefen ist die Überlebenschance noch geringer.

▶ Die Rettung: Ein Wettlauf gegen die Zeit

Das Ziel der Rettung ist, verschüttete Personen lebend aus der Lawine zu befreien.
Schnellstmögliches Handeln ist oberstes Gebot. Der Erfolg einer Rettung hängt besonders von Schnelligkeit und Beherrschung der Rettungsmaßnahmen ab.

Tipp:
Bei der Suche nach Verschütteten kommt es auf jede Minute an! Mit VS-Geräten ist die Überlebenswahrscheinlichkeit im Ernstfall größer. Eine perfekte Beherrschung der Suchmethoden mit VS-Geräten sollte selbstverständlich sein. Nur wer immer wieder mit dem VS-Gerät übt, wird schnell und sicher suchen können.

Todesrate in %

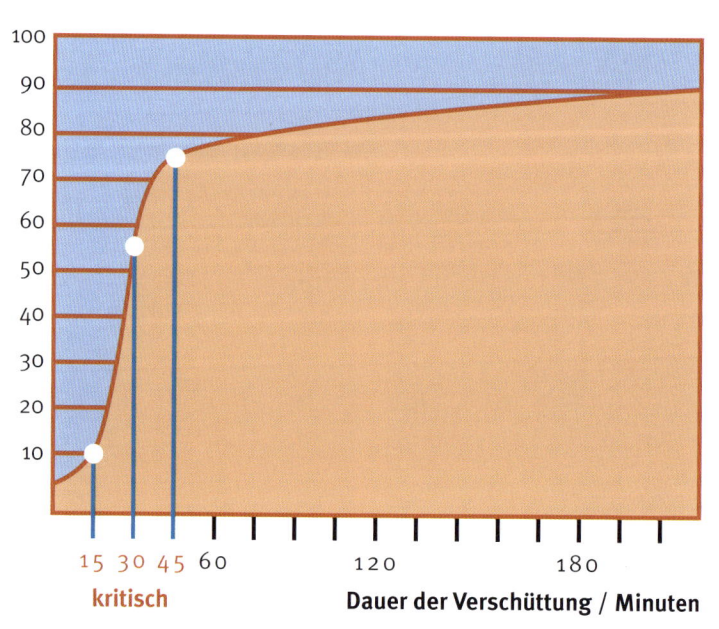

Dauer der Verschüttung / Minuten

kritisch: 15 30 45

6.2 Richtiges Verhalten bei Lawinenabgängen

▶ Erfasste Personen

Durch richtiges Verhalten während eines Lawinenabganges kann unter Umständen die akut lebensbedrohliche Situation noch positiv beeinflusst werden.

- Falls möglich, ohne zu stürzen aus dem Lawinenbereich ausfahren

Wenn man beim Versuch, aus der Lawine zu fahren, stürzt, besteht die Gefahr, dass man sich nicht mehr von den Skiern lösen kann! Ski und Stöcke wirken wie ein Anker und ziehen in die Tiefe.

- Versuchen Sie, mit Schwimmbewegungen an der Oberfläche zu bleiben
- Nehmen Sie vor dem Stillstand der Lawine die Arme vor das Gesicht, um eine Atemhöhle zu schaffen
- Bewahren Sie Ruhe!

▶ Nichterfasste Personen

- Die nichterfassten Personen beobachten den Erfassten während des Lawinenabganges
- Erfassungspunkt und Verschwindepunkt mit Skistöcken oder Bekleidung markieren
- Wo ist der primäre Suchbereich?

▶ Faktoren für die Organisation der Kameradenrettung

- Zahl der Verschütteten
- Zahl der Nichtverschütteten
- Wo befinden sich die Nichtverschütteten? (ober-/ unterhalb der Lawine)
- Ausmaß und Art der Lawine
- Wie kann die Unfallmeldung weitergegeben werden? (Handy, Melder...)

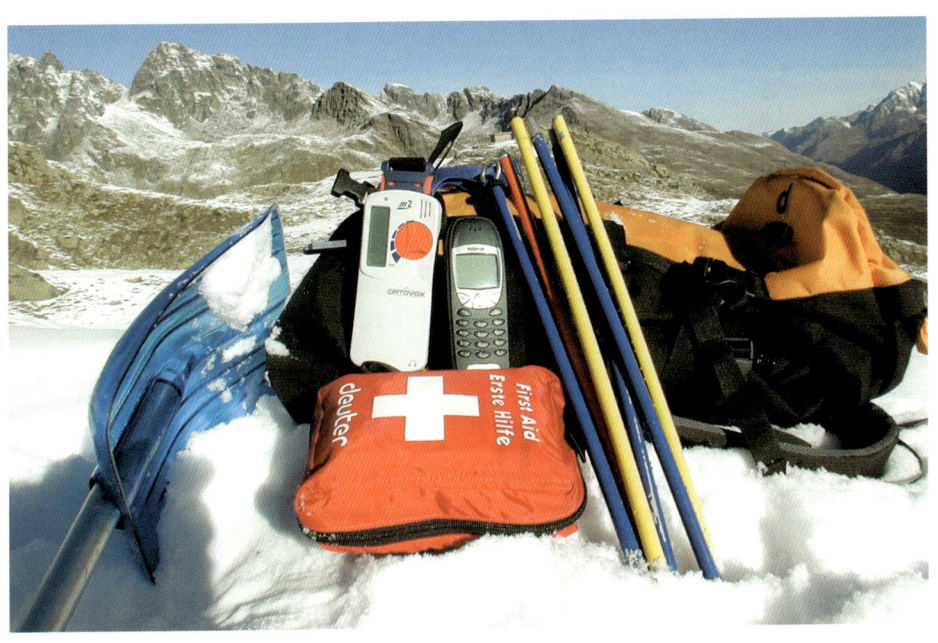

Lawinenausrüstung

6.3 Verschüttetensuche mit VS-Geräten

Die drei Phasen der Suche

Grobsuche

Feinsuche

Punktortung

▶ **1. Grobsuche**
- Das VS-Gerät auf Empfang umschalten
- Die größte Reichweite einstellen
- Den primären Suchbereich in Suchstreifen mit einem Abstand von ca. 20 m absuchen
- Gleichzeitig die Lawinenoberfläche mit Augen und Ohren auf Körper- und Ausrüstungsteile absuchen
- Nach dem Empfang der ersten Signale ist die Feinsuche anzuwenden

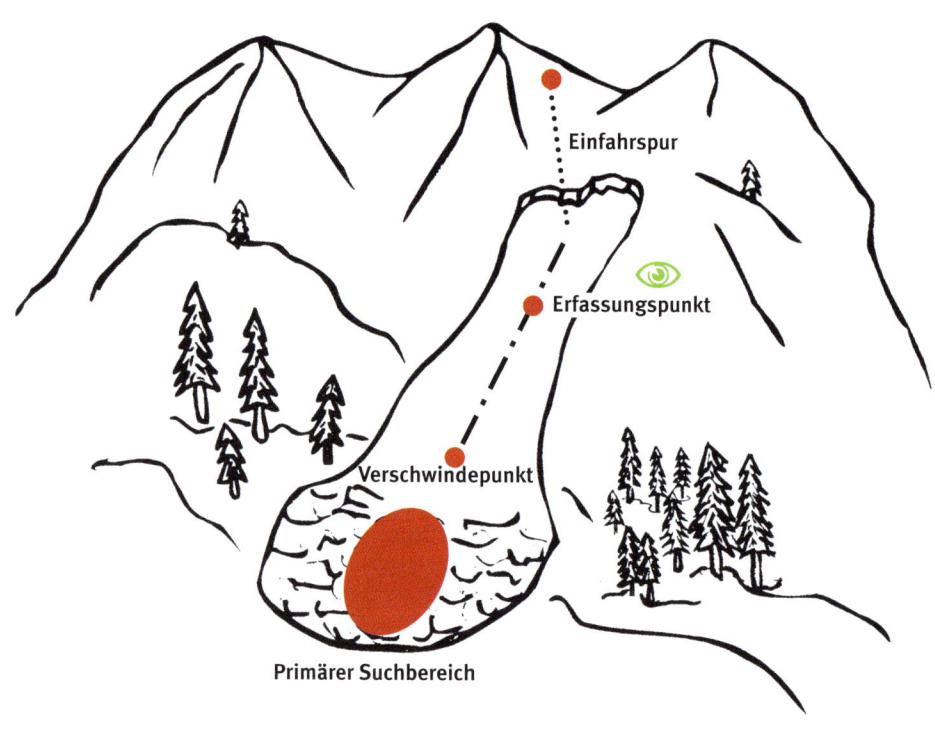

Einfahrspur

Erfassungspunkt

Verschwindepunkt

Primärer Suchbereich

Lawinenfeld

6.3 Verschüttetensuche mit VS-Geräten

Die drei Phasen der Suche

Grobsuche

Feinsuche

Punktortung

▶ 2. Feinsuche
- Nachdem die ersten Signale empfangen wurden, beginnt die Feinsuche
- Das Gerät erst in verschiedene Richtungen drehen und feststellen, woher das lauteste Signal kommt
- In die Richtung des lautesten Signals gehen
- Alle paar Meter die Peilrichtung korrigieren und die Lautstärke des VS-Gerätes reduzieren
- Ist der niedrigste Empfangsbereich des VS-Gerätes (0–2 Meter) erreicht, beginnt die Punktortung

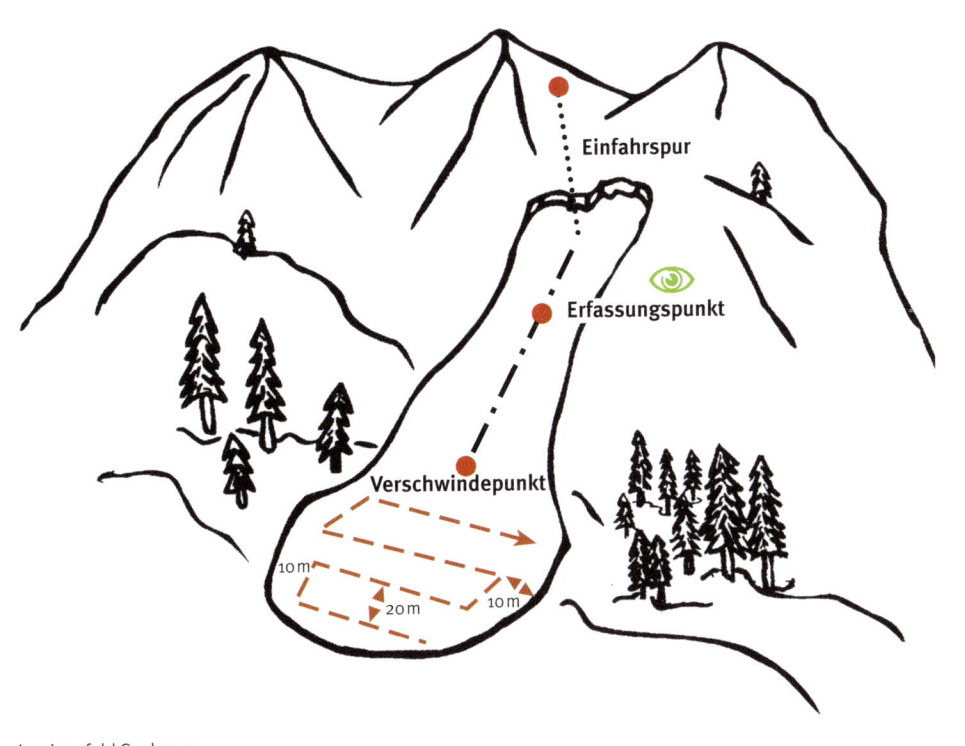

Lawinenfeld Suchweg

6.3 Verschüttetensuche mit VS-Geräten

Die drei Phasen der Suche

- Grobsuche
- Feinsuche
- **Punktortung**

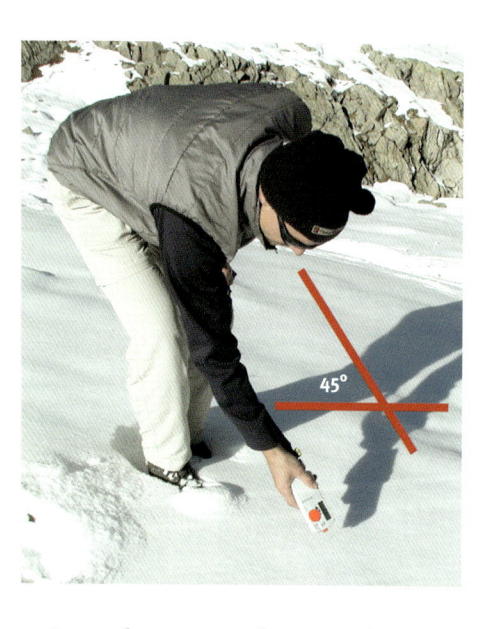

▶ **3. Punktortung**
- Um den Liegepunkt des Verschütteten genau festzustellen, ist das Verschüttetensuchgerät in einem 45°-Winkel und knapp über die Schneeoberfläche zu führen
- Das Gerät wird im 90°-Winkel vor / zurück / nach links / nach rechts bewegt,
- solange, bis der Punkt des stärksten Empfangs eindeutig feststeht
- Mit einer Lawinensonde wird der Punkt des stärksten Empfangs sondiert
- Nach einer positiven Lokalisierung wird mit dem Ausgraben begonnen

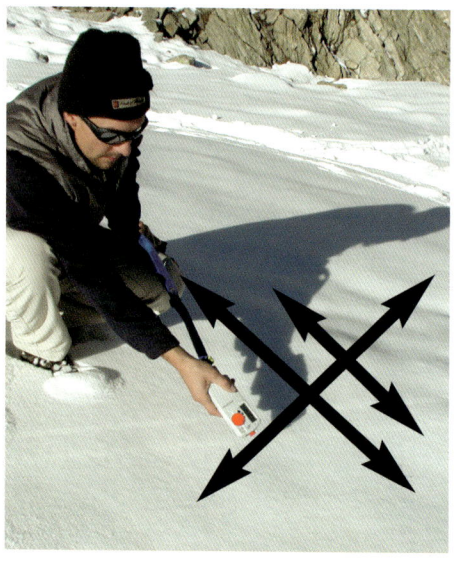

▶ **Ausgraben von Lawinenverschütteten**
- Nach Möglichkeit nicht von oben, sondern von der Seite graben
- Wird der Verschüttete erreicht, vorsichtig mit den Händen den Kopf freilegen
- Atemhöhle nicht zerstören, Gesicht vor nachrutschendem Schnee schützen
- Atemwege von Schnee und Schmelzwasser freimachen
- Erste-Hilfe-Maßnahmen ergreifen

▶ **Nach dem Ausgraben**
- Die Person nach dem Ausgraben vor weiterer Auskühlung schützen
- Der Körper kühlt in der Lawine um ca. 3° und außerhalb um etwa 6° pro Stunde ab
- Unterkühlte Personen nicht aktiv bewegen lassen. Das kalte Schalenblut würde sich mit dem wärmeren Kernblut vermischen. Dies kann zum Herz-Kreislaufstillstand führen
- Erste-Hilfe-Maßnahmen ergreifen
- Abtransport

6.4 Verschüttetensuche ohne VS-Geräte

- Die Lawinenoberfläche mit Augen und Ohren auf Körper- und Ausrüstungsteile absuchen
- Falls dies keinen Erfolg bringt, sofort eine Unfallmeldung absetzen
- Erfassungspunkt und Verschwindepunkt markieren (mit Skistöcken oder Bekleidung)
- Kameradensuche mit Behelfsgeräten, wie z. B. Skistöcken, fortsetzen
- Augenzeugen müssen bis zum Eintreffen der Bergwacht am Unfallort bleiben

6.5 Europäische Lawinen-Gefahrenskala

Gefahrenstufe	Schneedeckenstabilität	Lawinen-Auslösewahrscheinlichkeit
1 gering	Die Schneedecke ist allgemein gut verfestigt und stabil	Auslösung ist nur bei großer **Zusatzbelastung, an sehr wenigen, extremen Steilhängen möglich.
2 mäßig	Die Schneedecke ist an einigen Steilhängen* nur mäßig verfestigt, ansonsten allgemein gut verfestigt	Auslösung ist bei großer Zusatzbelastung**, vor allem an den angegebenen Steilhängen, wahrscheinlich. Größere und spontane Lawinen sind nicht zu erwarten.
3 erheblich	Die Schneedecke ist an vielen Steilhängen* mäßig bis schwach verfestigt	Auslösung ist bei geringer Zusatzbelastung**, vor allem an den angegebenen Steilhängen, wahrscheinlich. Fallweise sind spontan einige mittlere, vereinzelt aber auch große Lawinen möglich.
4 groß	Die Schneedecke ist an den meisten Steilhängen* schwach verfestigt	Auslösung ist bereits bei geringer Zusatzbelastung** an den meisten Steilhängen wahrscheinlich. Fallweise sind spontan viele mittlere, mehrfach auch große Lawinen zu erwarten.
5 sehr groß	Die Schneedecke ist allgemein schwach verfestigt und weitgehend instabil	Spontan sind zahlreiche, große Lawinen, auch in mäßig steilem Gelände, zu erwarten.

* Im Lawinenlagebericht im Allgemeinen näher beschrieben (z. B. Höhenlage, Exposition, Geländeform, etc.) Steilhänge sind Hänge, die steiler als 30° abfallen

** Zusatzbelastungen: • groß: z. B. Skifahrergruppe ohne Abstände, Pistenfahrzeug, Lawinensprengung
 • gering: z. B. einzelne Skifahrer, Fußgänger

Begriffe:

spontan = ohne menschliches Dazutun

extreme Steilhänge = bezüglich Neigung, Geländeform, Kammnähe und Bodenrauhigkeit besonders ungünstige Hänge

7. Rettung mit Hubschrauber

7.1 Grundsätze

Der Einsatz von Hubschraubern im Gebirge ist sehr von Wetter und Tageszeit abhängig. Um dem Piloten die Rettung aus der Luft zu erleichtern, sollte jeder Bergsteiger die Grundregeln für eine Rettung mit Hubschraubern kennen.

▶ Gefahrenbereiche am Hubschrauber
- Der Hauptrotorbereich
- Der Heckrotorbereich

▶ Verhalten während des Fluges
- Nach Weisung der Hubschrauberbesatzung handeln
- Angeschnallt bleiben
- Kein Platzwechsel
- Keine Gegenstände hinauswerfen
- Rauchverbot
- Nach Landung Anweisungen abwarten

▶ Verhalten während des Beladens und Entladens
- Freigabe durch Hubschrauberbesatzung abwarten
- Ausrüstung und Gepäck verstauen und sichern
- Persönliche Ausrüstung bleibt am Mann (auf dem Schoß oder unter dem Sitz)
- Anschnallen oder am Bodenring sichern

▶ Verhalten beim Schwebeflug sowie Anlanden mit einer Kufe
- Auf Zeichen der Besatzung warten
- Langsame Gewichtsverlagerung auf Kufe, dann ein- bzw. aussteigen
- Immer nur eine Person ein- bzw. aussteigen (Gesicht zum Hubschrauber)
- Nicht springen
- Mindestens 1 m, höchstens 3 m Abstand zu den Kufen
- Dann absitzen und beobachten
- Auf Heckrotor achten

▶ Für eine Landung ist zu beachten
- Ebenes Gelände, keine Mulden oder Senken
- Freier Platz von etwa 25 x 25 Metern
- Keine Hindernisse im An- und Abflugsektor
- Fester Boden, lockerer Schnee ist festzutreten
- Gegenstände wie Rucksack, Biwaksack, Bekleidung, die durch den Downwash des Hubschraubers herumfliegen können, sind vom Landeplatz zu entfernen
- Ski und Stöcke dürfen nicht senkrecht in den Schnee gesteckt werden
- Der anfliegende Hubschrauber wird von einer Person eingewiesen
- Der Einweiser stellt sich so auf, dass der Wind im Rücken ist ("Yes-Stellung")
- Dem Hubschrauber nur von vorne und auf das Zeichen des Piloten nähern

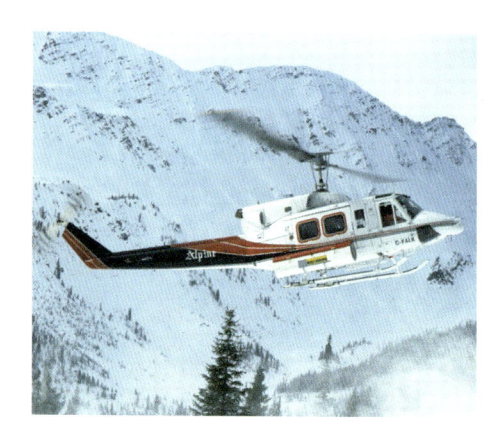

7.1 Grundsätze

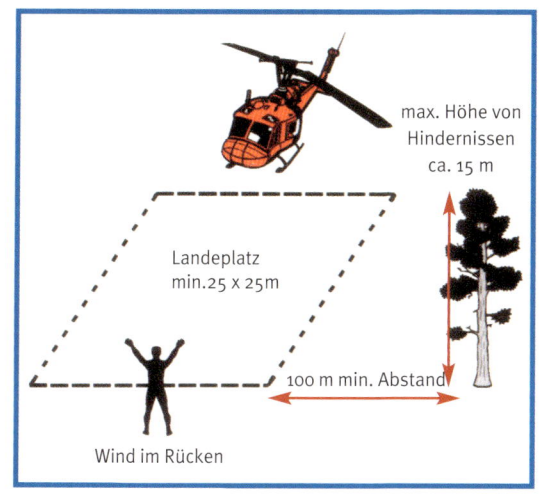

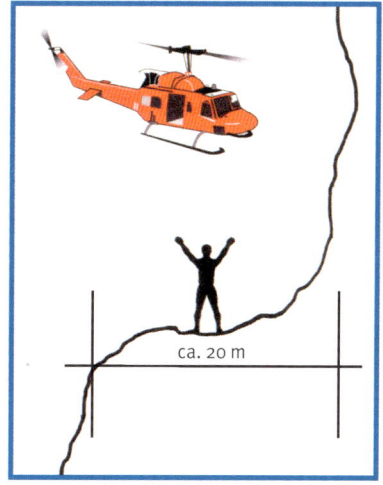

max. Höhe von Hindernissen ca. 15 m

Landeplatz min. 25 x 25m

100 m min. Abstand

Wind im Rücken

Landeplatz

ca. 20 m

Wandbergung

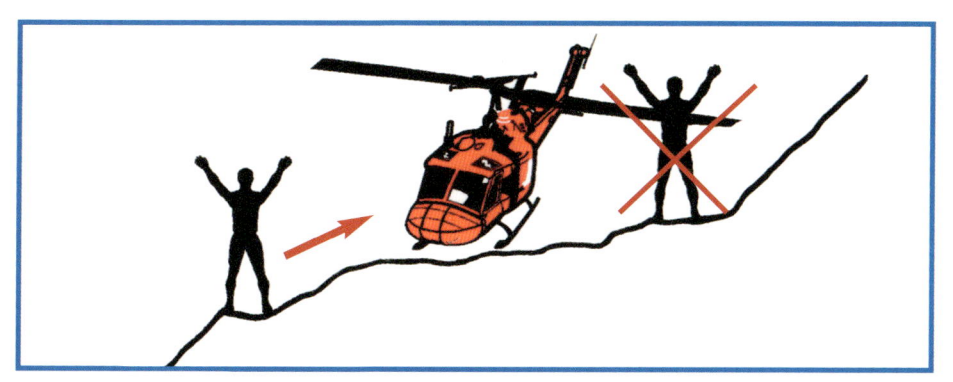

Annäherung an den Hubschrauber von vorne und von unten

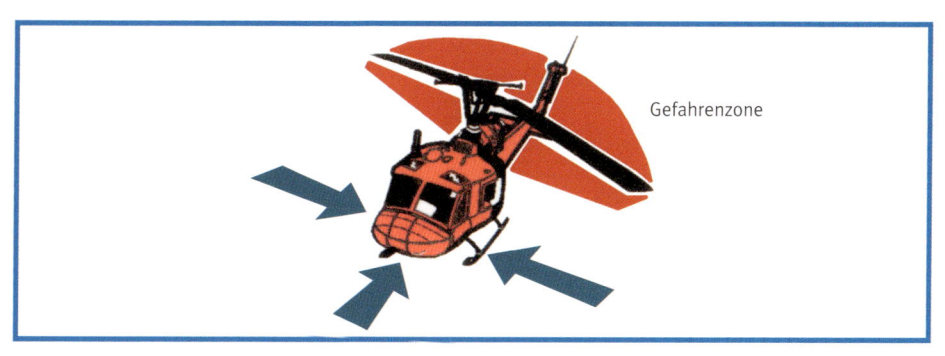

Gefahrenzone

Annäherung an den Hubschrauber von vorne und von der Seite

7.2 Wissenswertes über Hubschraubereinsätze

Bei einem großen Teil der Rettungseinsätze im Gebirge ist ein Hubschrauber beteiligt. Das darf aber nicht darüber hinweg täuschen, dass ein Hubschraubereinsatz sehr schnell seine Grenzen erreichen kann. Darüber hinaus ist der Einsatz eines Hubschraubers immer mit Risiken für die beteiligten Personen verbunden und enorm teuer.

Rettungsmannschaft

Ein erfolgreicher Rettungseinsatz mit einen Hubschrauber im Gebirge setzt voraus, dass das Flugpersonal und die Rettungsmannschaft gut und eng zusammenarbeiten.
Nur durch eine gründliche Ausbildung sowie häufiges Üben ist es möglich, Bergrettungen mit dem Hubschrauber durchzuführen.

Arten der Landung

- Direktes Landen am Unfallort
- Anlanden mit einer Kufe
- Schwebeflug
- Windeneinsatz (wenn Retter und Verletzte auf- oder abgeseilt werden müssen) Dabei wird die Winde oder behelfsmäßig ein Bergseil (Longline) eingesetzt

Einsatzmöglichkeiten

Durch Hubschraubereinsätze ist es möglich

- Retter und Bergrettungsgeräte schnell und kraftsparend zum Unfallort zu transportieren
- Verletzte oder erkrankte Personen schnell und schonend zum nächsten Krankenhaus zu fliegen
- Eine Vermisstensuche großräumig durchzuführen
- Evakuierungen von Personen aus bedrohten Gebieten (Lawinen, Waldbrand, Bergrutsch) durchzuführen

Die Grenzen des Einsatzes

sind von folgenden Faktoren abhängig:

- Maschinentyp und technische Ausstattung (Winde, Zuladungsmöglichkeit)
- Wetterverhältnisse (Wolken, Nebel, Wind, Schneefall)
- Sichtverhältnisse (Tageslicht, Nachtflug nur sehr begrenzt möglich)
- Können und Ausbildung des eingesetzten Personals (Gebirgsfluglizenz, Luftretter)

Arten eines Hubschraubereinsatzes

Das Gelände am Unfallort und die dort vorherrschende Wetterlage haben einen wesentlichen Einfluss, wie Retter und Gerät vom Hubschrauber abgesetzt und wieder aufgenommen werden können.

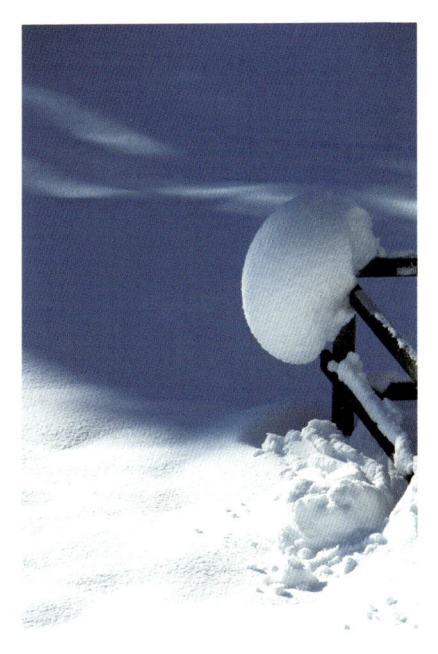

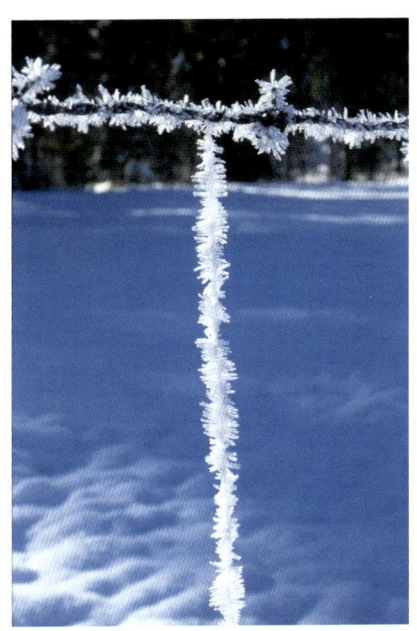

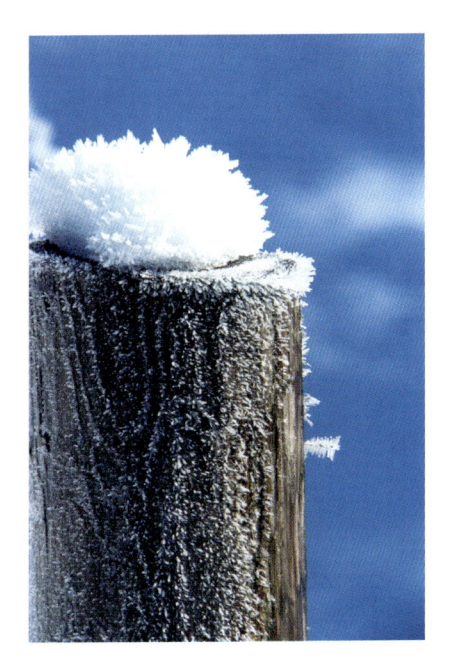

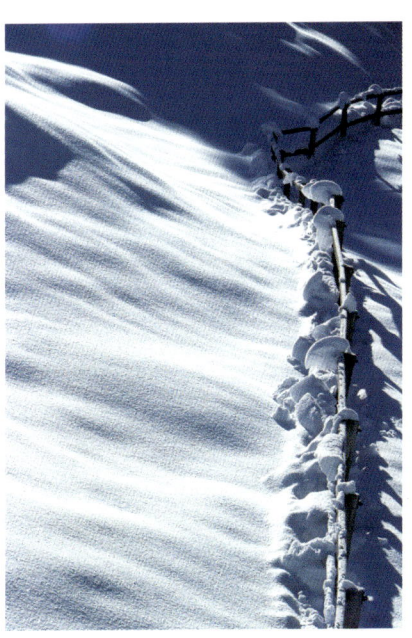

8. Stichwortregister

ABC Regel	20
Abdrückstellen	47
Ablassen	124
Allergischer Schock	53
Allgemeine Unterkühlung	93
Alpines Notsignal	18
Amputationsverletzungen	77
Anseilen	115
Atembeschwerden	88
Atemstörungen	21, 25
Bauchverletzungen	83
Behelfsmäßige Bergrettung	112
Bewusstseinsstörungen	22
Biwaksackverschnürung	145
Blitz-Unfall	79
Blutungen	45
Bodycheck	41
Brustkorbverletzungen	76
Brustschmerz	86
Dreiecktuch-Krawatte	92
Dreiecktuchverbände	90
Druckverband	48
Ein-Mann-Bergetechnik	135
Erfrierungen	100
Erste-Hilfe-Set	12
Esmarch´scher Handgriff	26
Express-Flaschenzug	131
Feinsuche	157
Feucht-heisse Wärmepackung	96
Gelenkbrüche	74
Geschlossene Fraktur	63
Gletscherspaltenrettung	139
Grobsuche	156
Handfraktur	73
Hängetrauma	81
Herzdruckmassage	34

Herzinfarkt	87
Herz-Lungen-Wiederbelebung	24
Hitzeerschöpfung	106
Hitzschlag	105
Hocksitz	59
Höhenkrankheiten	110
Hubschrauber-Rettung	160
Innere Blutung	63
Jackentrage	144
Kardiogener Schock	53
Knöchelbruch	73
Knochenbrüche	62
Knoten	113
Kopfverletzungen	78
Kreislaufstillstand	33
Lagerungen	56
Lawinengefahrenskala	159
Lawinenverschüttung	108, 154
Lose Rolle	129
Luftrettung	19
Medikamente	12
Mund zu Mund Beatmung	30
Mund zu Nase Beatmung	28
Muskel-Sehnenverletzung	85
Notfallmeldung	17
Oberarmfraktur	72
Oberschenkelbruch	73
Offene Fraktur	64
Örtliche Erfrierungen	100
Prusiken	127
Pulsfrequenz	23, 33
Punktordung	23

8. Stichwortregister

Rückenlage	60
Rücklaufsperren	120
Rucksacksitz	143
Schienungen	65
Schlüsselbeinfraktur	72
Schneeblindheit	107
Schock	49
Schocklage	51, 59
Schockzeichen	50
Schweizer Flaschenzug	132
Seilbremsen	122
Seilklemmen	117
Seilsitz	141
Seiltrage	148
Seilverlängerung	124
Selbstseilrolle	138
Septischer Schock	54
Sofortmaßnahmen	16, 20
Sonnenbrand	103
Sonnenstich	104
Stabile Seitenlage	57
Standplatzwechsel	137
Sturz ins Seil	81
Sturzfixierung	116
Todeszeichen	40
Trage-Abseilsitz	151
Überlebenswahrscheinlichkeit	154
Umlenkungen	118
Unterarmfraktur	72
Unterschenkelbruch	73
Unterzucker	89
Verletztentransport	141
Verschüttetensuche	156
Vitalfunktionen	20
Wirbelsäulenverletzung	75

Zu den Autoren

Günter Durner

Jahrgang 1965, lebt in Garmisch-Partenkirchen. Er liebt Herausforderungen und stellt sich gerne neuen Aufgaben. Das spiegelt sich in seinen umfangreichen beruflichen Qualifikationen wieder. Er ist Betriebswirt, Organisationsprogrammierer, staatlich geprüfter Berg- und Skiführer, Canyoning-Führer und zertifizierter Management-Trainer.

Seit 1995 leitet und führt er sehr erfolgreich seine eigene Firma AM-Berg Alpines Managertraining. Um Bücher nach seinen eigenen Vorstellungen zu schreiben und zu vertreiben, gründete er den AM-Berg Verlag.

Als staatlich geprüfter Bergführer war er bereits im gesamten Alpenraum unterwegs und kann darüber hinaus auf eine Reihe von Erstbegehungen bis zum 9. Schwierigkeitsgrad zurückblicken.

Während seiner Zeit als Ausbilder für Militärbergführer arbeitete er mit vielen verschiedenen Nationen in unterschiedlichen Ländern und konnte dadurch seinen Erfahrungsschatz im Bezug auf Bergrettung maßgeblich erweitern.

Alexander Römer

Jahrgang 1969, lebt in Oberhaching bei München. In seiner freiberuflichen Tätigkeit als staatlich geprüfter Berg- und Skiführer führt er u. a. bergbezogene Erste-Hilfe-Kurse für das Sportzentrum der Technischen Universität München durch. Hauptberuflich leitet der Sport-Physiotherapeut eine ambulante Praxisklinik in München.

Seit 1994 führt er zahlreiche extreme Fels-, Eis- und Skitouren in den Ost- und Westalpen, sowie in Süd- und Nordamerika durch.

Während seiner Zeit bei den Gebirgsjägern in Mittenwald absolvierte der Autor zahlreiche Ausbildungen im medizinischen Bereich, die er später in seiner Funktion als Rettungssanitäter und Heeresbergführer für die Ausbildung vieler, an der Bergrettung und Ersten-Hilfe Interessierter nutzte.

Alexander Römer organisiert und leitet regelmäßig Sicherheitstrainings im Hochgebirge.

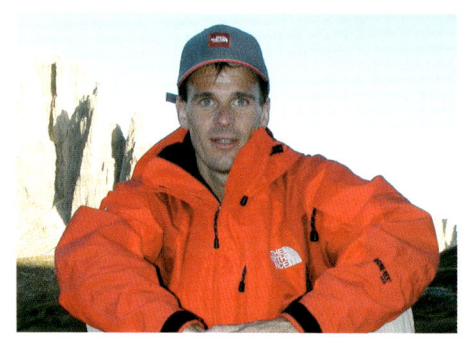

Günter Durner, www.am-berg.de

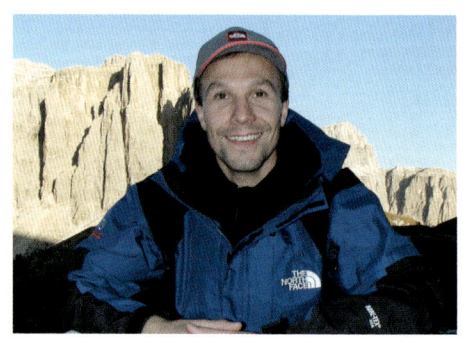

Alexander Römer, www.personaltrain.de

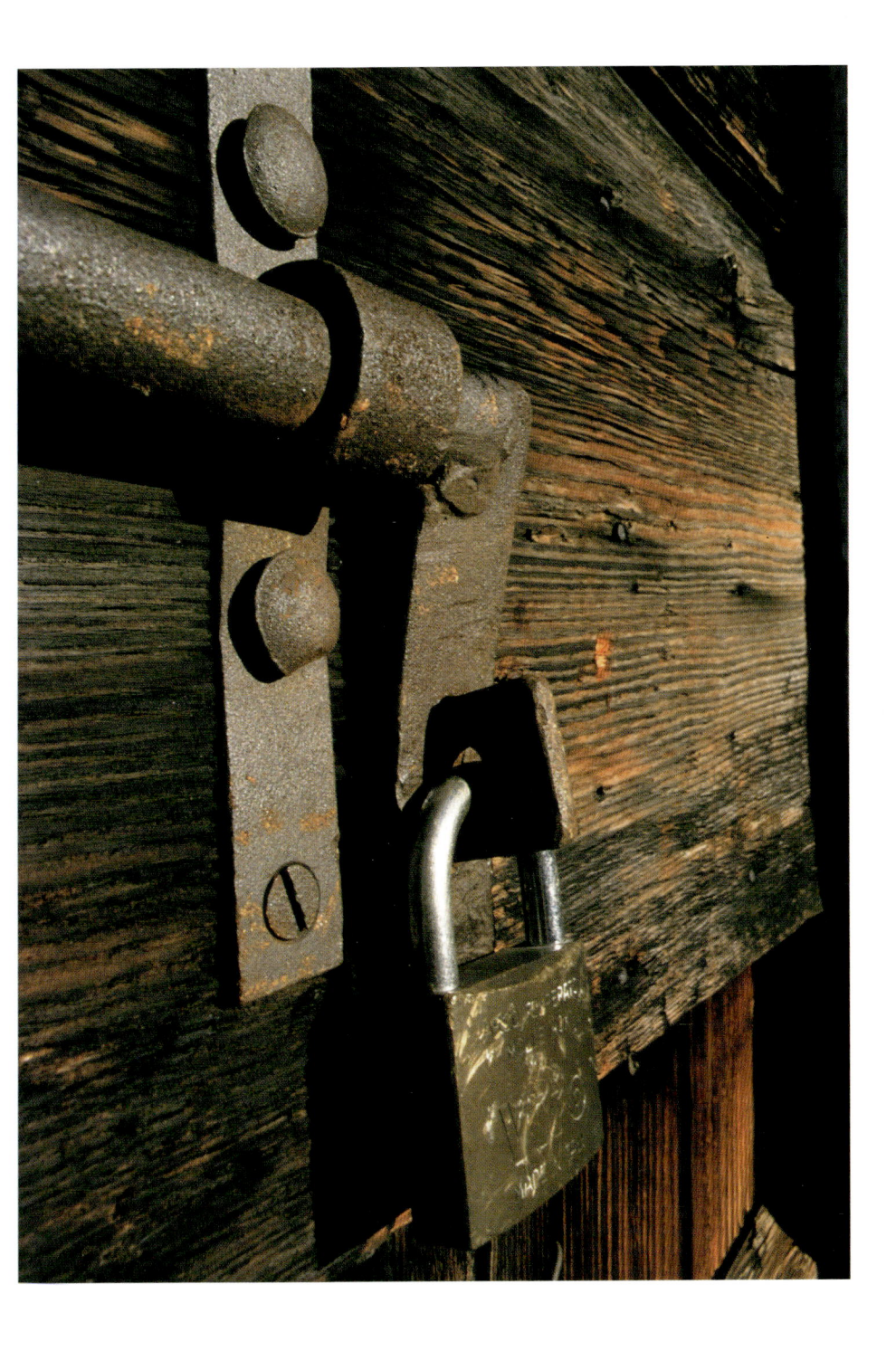

Ausserdem im AM Berg Verlag erhältlich

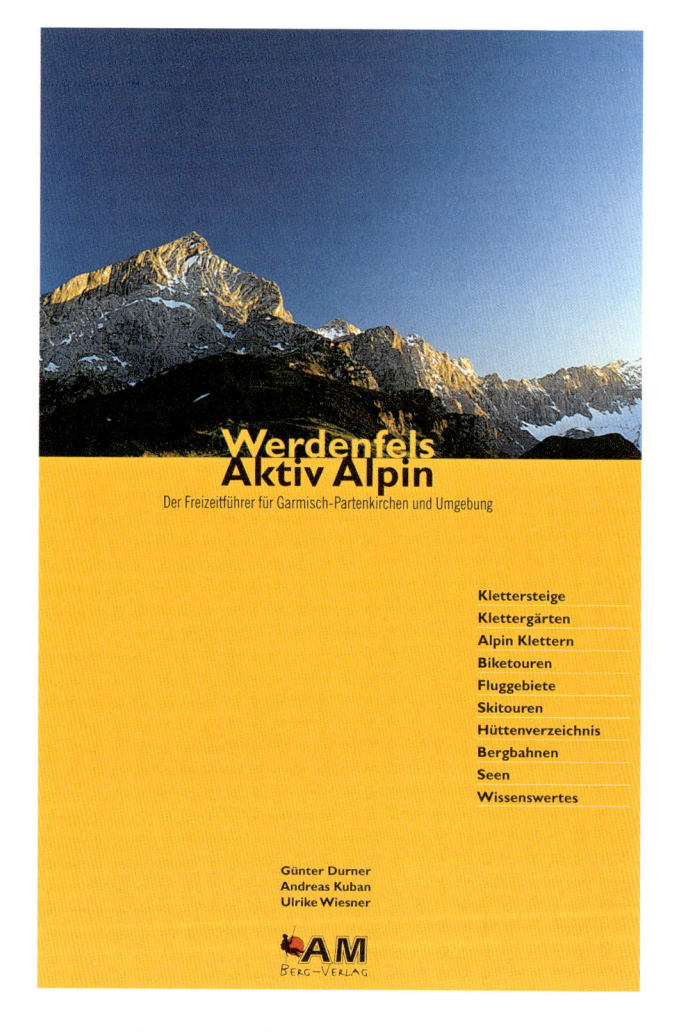

Werdenfels Aktiv Alpin
Der Freizeitführer für Garmisch-Partenkirchen und Umgebung

- Klettersteige
- Klettergärten
- Alpin Klettern
- Biketouren
- Fluggebiete
- Skitouren
- Hüttenverzeichnis
- Bergbahnen
- Seen
- Wissenswertes

Günter Durner
Andreas Kuban
Ulrike Wiesner

AM Berg-Verlag

In diesem Buch werden die schönsten Klettersteige- und routen, Bike- und Skitouren aufgeführt, die es rund um das Wettersteingebirge gibt. Routenkarten und Topos helfen bei der Planung. Ebenso finden die Seen und Fluggebiete der Gegend Erwähnung. Für die Tagesplanung sind die Kapitel über Hütten und Bergbahnen von Bedeutung, sowie der allgemeine Teil mit nützlichen Telefonnummern und Internetadressen rund um das Wetter und Ihre Sicherheit. Werfen Sie einen Blick in die Region.

Zu beziehen ist das Buch auch unter www.am-berg-verlag.de
ISBN 3-9807101-0-6
EUR 15,24

Sport Klettern

Allgäu Oberland Tirol

Vils
Zams
Füssen
Reutte
Nassereith
Martinswand
Oberammergau
Leutaschtal
Mittenwald
Brauneck
Garmisch
Scharnitz
Imst
Zirl

ca. 1600 Routen

AM Berg-Verlag

Günter Durner

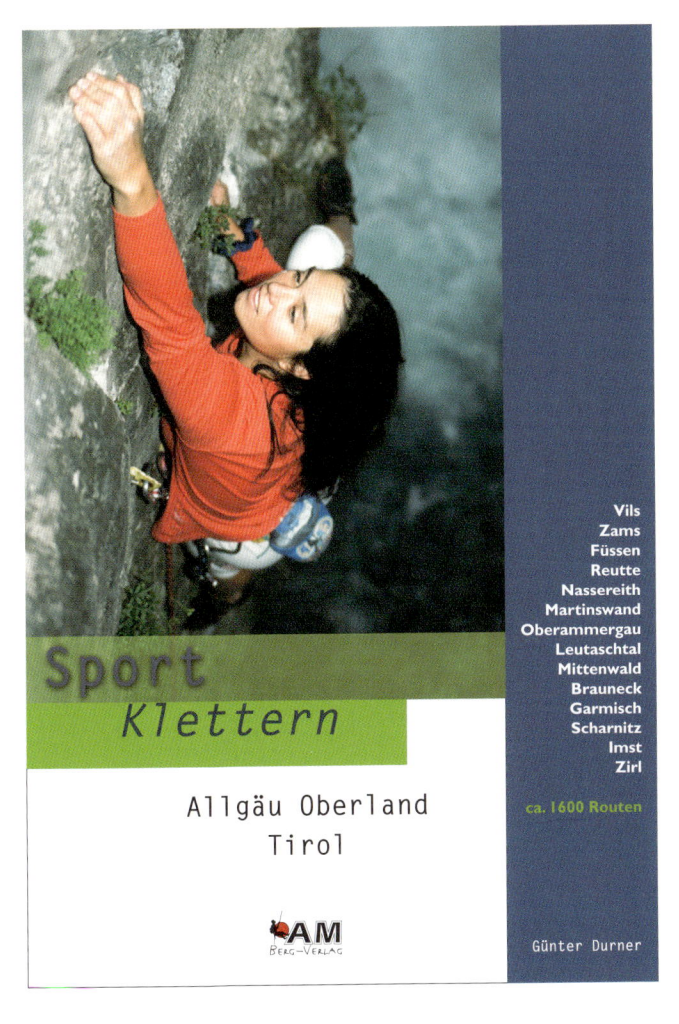

Fünf Bücher in einem... Der vorliegende Kletterführer erfasst alle wichtigen Klettergärten im Allgäu, im Oberland und in Tirol. Eine sehr willkommene Abwechslung stellt auch das neue Gebiet am Brauneck dar. Für die allgegenwärtigen Regentage sind ergänzend die Kletterhallen der Regionen mit Öffnungzeiten, Preisen, Specials und Telefon aufgelistet. Bei der Gestaltung haben wir uns um Verständlichkeit bemüht. Viele tolle Bilder runden das Buch ab.

Zu beziehen ist das Buch auch unter www.am-berg-verlag.de
ISBN 3-9807101-1-4
EUR 17,79

...wir begleiten Sie auf dem Weg *nach oben...*

AM-BERG
Alpines Managertraining
● Gruppendynamik ● Erlebnisvermittlung ● kooperative Schulung

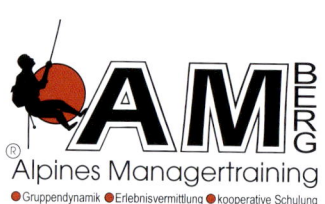

- Seminare
- Trainings
- Mobiler Hochseilgarten

AM-Berg
Alpines Managertraining
Günter Durner
Burgfeldstraße 71
82467 Garmisch-Partenkirchen

Tel. 08821 / 5 93 93
Fax 08821 / 96 91 09
info@am-berg.de
www.am-berg.de

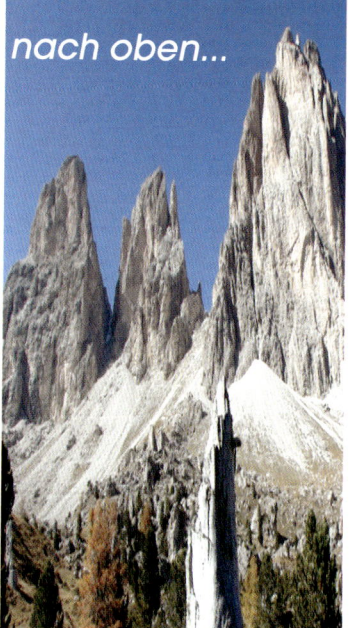

Agentur für Graphik-Design und Werbung **GRAPHI** XS.

Buchgestaltung
Geschäftsausstattungen
Präsentationsunterlagen
Anzeigengestaltung
Plakatgestaltung
Bildbearbeitung
Broschüren
Magazine
Diascan
Booklets
Flyer
dtp

Ulrike Wiesner
T: +49 (0) 88 21 . 72 74 90
www.graphixs.de
office@graphixs.de